新世纪全国高等中医药院校创新教材

# 小儿推拿学

主 编 邰先桃 熊 磊

U0335654

中国中医药出版社
·北 京·

**图书在版编目（CIP）数据**

小儿推拿学/邰先桃，熊磊主编. —北京：中国中医药出版社，2011.9（2022.1 重印）

新世纪全国高等中医药院校创新教材

ISBN 978 - 7 - 5132 - 0509 - 2

Ⅰ.①小…　Ⅱ.①邰…　②熊…　Ⅲ.①小儿疾病 - 按摩疗法（中医）　Ⅳ.①R244.1

中国版本图书馆 CIP 数据核字（2011）第 115938 号

中 国 中 医 药 出 版 社 出 版

北京经济技术开发区科创十三街 31 号院二区 8 号楼

邮政编码 100176

传真　010 64405721

三河市同力彩印有限公司印刷

各地新华书店经销

\*

开本 850×1168　1/16　印张 13　字数 300 千字

2011 年 9 月第 1 版　2022 年 1 月第 9 次印刷

书　号　ISBN 978 - 7 - 5132 - 0509 - 2

\*

定价　39.00 元

网址　www. cptcm. com

# 编写说明

小儿推拿学是研究和阐述小儿推拿疗法的基础知识、基本理论、基本技能及其临床应用的一门学科，是在中医推拿学和中医儿科学基础上形成和发展起来的一门交叉学科。随着人们对抗生素、激素等药物毒副作用认识的深入，小儿推拿疗法这种廉便效验、无毒副作用的自然疗法正越来越受到人们的广泛关注。因此，编写能够充分体现系统性、特色性、实用性和时代性的小儿推拿学教材显得尤其必要和迫切。

随着学科的发展，小儿推拿学的理论及临床运用范围也在不断拓展与更新，2007年3月云南中医学院推拿教研室和儿科教研室的教师结合教学内容和临床实践，在参阅大量文献书籍的基础上联合编写了供针灸推拿学专业试用的院内教材，使用4年反响良好。本教材根据院内教材使用后的反馈意见和建议，进行重新修订和完善，力求全面准确地反映小儿推拿学的学科体系，突出小儿推拿在临床应用、预防保健方面的特色和优势。本教材全面系统、简明精炼、突出进展、图文并茂，具有较好的科学性、先进性和实用性，可供针灸推拿学专业及其他专业选修该门课程的学生使用，也可供其他专业学生及推拿爱好者自学参考。

本教材在继承原沿用教材精华部分的基础上，按照学科体系分为基础篇、治疗篇和保健篇，然后进行逐一论述。基础篇主要介绍小儿推拿学的概念、特点、发展简史，小儿推拿辨证论治概要，小儿推拿常用穴位，小儿推拿常用基本手法及复式操作法等，并配合大量图表以增加信息量，增强实用性和可读性；治疗篇根据推拿治疗儿科疾病的特点分为常见脏腑病证、常见筋伤病证和其他病证进行阐述，以概述、诊断要点、治疗、注意事项、按语的编写体例体现了小儿推拿治疗特色及研究进展；保健篇主要介绍儿童保健要点、常用保健推拿方法及相关古籍文献，以突出"治未病"的中医特色。为方便学习者查阅，本教材还用附录的形式列出了儿科常用检验参考值及计划免疫程序等内容。

本教材编写过程中，得到云南省教育厅及中国中医药出版社的大力支持。云南中医学院推拿教研室和儿科教研室的其他教师为本书的编写和定稿提出了许多宝贵意见，在此一并致谢！由于编者水平有限，不足和错漏之处在所难免，敬请广大师生在使用过程中提出宝贵意见和建议，以便再版时修订。

《小儿推拿学》
编委会
2011年8月

# 目　录

下篇　保健篇

# 上篇　基础篇

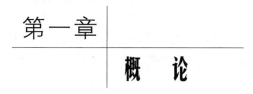

## 第一节　概　述

### 一、小儿推拿学的基本概念

小儿推拿疗法是以中医理论为指导，根据小儿的生理病理特点，在其体表特定的穴位或部位，以推拿手法为主，防治疾病、强身健体及助长益智的一种外治疗法。小儿推拿学是研究和阐述小儿推拿疗法的基础知识、基本理论、基本技能及其临床应用的一门学科，是在中医推拿学和中医儿科学的基础上形成和发展起来的一门交叉学科。学习小儿推拿学对防病治病及儿童保健具有十分重要的意义。

### 二、小儿推拿学的基本内容

小儿推拿学的基本内容分三个部分。第一部分为基础篇，主要介绍小儿推拿学的概念、特点、发展简史，小儿推拿辨证论治概要，小儿推拿常用穴位，小儿推拿常用基本手法及复式操作法等。第二部分为治疗篇，主要介绍儿科常见疾病的推拿治疗，鉴于小儿推拿的特点，主要从小儿常见脏腑病证、常见筋伤病证及其他病证三个方面进行介绍。第三部分为保健篇，主要介绍儿童保健的要点、常用的保健推拿方法及历代古籍中的相关文献描述。

### 三、小儿推拿学的基本特点

小儿推拿疗法根据小儿的生理病理特点，选用特定的手法来防治疾病，具有自身的特点。第一，小儿推拿特别讲求理、法、方、推的结合。遵循"外治之理即内治之理"的原则，强调在"治病求本，扶正祛邪，调整阴阳，调理气血，因人、因时、因地制宜"等中医基本治疗原则的指导下，恰当运用"汗、吐、下、和、温、清、消、补"等具体治法，合理拟订小儿推拿处方，并严格按手法操作要领实施治疗。第二，强调根据小儿生理病理特点选择推拿特定穴位。由于小儿具有"脏腑娇嫩、形气未充，生机蓬勃、发育迅速"的生理特点和"发病容易、传变迅速，脏气清灵、易趋康复"的病理特点，十四经的发育不完善，经穴的选用没有成人普遍，故多选用推拿特定穴。第三，小儿推拿治疗范围广，疗效明显。小儿生机蓬勃，脏气清灵，随拨随应，故可用于治疗内、外、五官、神经、骨伤科等多种疾病，对常见病和多发病具有较好疗效，尤其是消化道疾病。对小儿某些慢性病及疑难病证也有独到的效果。第四，小儿推拿操作简便，经济安全。小儿脏腑娇嫩，肌肤疏薄，从生理和心理上惧怕打针服药，运用推拿手法治病，不需要复杂的医疗设备，只要娴熟的手法技术，让孩子在轻松舒适的状态下接受治疗，不仅免去了小儿打针、吃药之苦，而且经济安全，无毒副作用，易被患儿及家长接受。因此，小儿推拿作为一种绿色自然疗法正被越来越多的人认同并广泛运用于临床实践，在预防和治疗儿科疾病及增强儿童抗病能力等方面发挥着重要的作用。

### 四、小儿推拿学的学习方法

学习小儿推拿学要抓住两个要点。一是要掌握中医儿科学和中医推拿学的基础理论；二是要掌握小儿推拿常用操作法的基本技能，要苦练手法和熟记常用穴位。手法是力的运用和技巧的完美结合，小儿推拿的常用手法种类不多，但每种手法在结合不同穴位应用时，手法的力度、方向不同则所起到的作用也不一样，尤其是手法作用于不同特定穴时，故在小儿推拿中，我们强调治病的手段是操作法而不是单纯的手法。手法必须经过艰苦训练，才能由生到熟，熟而生巧，才能使各种操作法达到既让患儿感觉舒适，又起到相应治疗作用的目的。

## 第二节　小儿推拿发展简史

小儿推拿古称小儿按摩，它的起源可以追溯到远古。首先，按摩是人类最早的医疗方法之一，当人们在生产劳动和日常生活中，遇到损伤或寒冷时，会去抚摩，以促进损伤修复或消除寒冷。这种自发的医疗行为通过长期、反复的医疗实践，逐渐形成了人类早期的医疗模式。其次，随着人们对儿科疾病认识的不断深入，形成了中医儿科学的独特理论体系。小儿推拿学即是在中医推拿学和中医儿科学的基础上逐渐融合发展而形成的。它的建立和发展大致经历了四个阶段。

### 一、明代以前：推拿法的应用为小儿推拿学的形成奠定了基础

在长沙马王堆三号汉墓中出土的《五十二病方》中，即有推拿治疗"婴儿病痫"和"婴儿瘛"的记述，这是应用推拿治疗儿科疾病的最早记载。至晋代，葛洪在《肘后备急方》中记述了严重危及小儿生命的"天行发斑疮"（天花）的典型症状和流行特点，并提出用指甲掐刺人中的方法"救卒中恶死"。他还首次提出了目前治疗儿科疾病常用的捏脊法："卒腹痛……拈取其脊骨皮，深取痛引之，从龟尾至项乃止，未愈更为之。"

隋唐时期的"太医署"不仅在四个医学部门中设置了按摩科，将从事推拿（按摩）的医师分为按摩博士、按摩师、按摩工和按摩生等级别进行系统的教学和诊疗工作，还开设了体疗（内科）、疮肿（外科）、少小（儿科）、耳目口齿（五官科）、角法（拔火罐）和按摩等专科，对推拿治疗儿科疾病有了进一步的认识，并将膏摩广泛用于防治小儿疾病。唐代著名医家孙思邈所著的《千金要方》记载了许多用于儿科疾病的膏摩方，如"治逆死方"、"除热丹参赤膏方"、"治少小腹胀痛方"、"治小儿鼻塞不通及涕出方"等。书中还提到："小儿虽无病，早起常以膏摩囟上及手足心，甚辟寒风"，可谓开创了小儿推拿保健之先河。

宋代我国第一部儿科专著《颅囟经》问世，其中论述了小儿"纯阳"的观点，小儿脉法及小儿惊、疳、癫、痫等的证治法。北宋著名的儿科之圣钱乙，遵《颅囟经》之旨，结合自己的临床经验，著成《小儿药证直诀》，创立了五脏证治法则。至此，儿科理论体系的建立和广泛的推拿临床实践，为小儿推拿学的形成奠定了坚实的基础。

## 二、明清时期：小儿推拿学的形成

随着推拿手法种类的不断增多，手法分类的渐趋合理化，手法治疗疾病的范围不断扩大，"按摩"、"按跷"等开始规范为"推拿"称谓。此期，小儿推拿名家和名著的不断涌现，标志着小儿推拿已经形成了较独立的学科体系。

早在公元1413年成书的我国第一部儿科临床手册《补要袖珍小儿方论》（徐用宣编著，又经庄应琪增补）第十卷"秘传看惊掐筋口授手法诀"可谓最早记载小儿推拿疗法的专题文献。其中指出："凡看惊掐筋之法，看在何穴，当令先将主病证之穴其手掐三遍，然后诸穴俱做三遍，就揉之。每日掐三次或四次其病即退。"认为急惊应"内服镇惊清痰之剂，外用掐揉按穴之法，无有不愈之理"；慢惊则"宣中为主，仍以掐揉按穴之法，细心运用，可保十全矣"。以上观点和方法至今在临床仍具有重要的指导作用。

《小儿按摩经》（又名《保婴神术》、《四明陈氏按摩经》，相传为四明陈氏编著）为我国第一部小儿推拿专著，也是我国现存最早的推拿专著。于公元1601年被杨继洲收载于《针灸大成》，故又称《针灸大成·按摩经》。该书从诊法、辨证、穴位、手法、治疗方法等方面对小儿推拿作了全面系统的论述，提出治病当"视病之虚实，虚则补其母，实则泻其子"。在诊法上当"先观形色，切脉次之"。在辨证上要"先别五脏，各有所主，次探表里虚实之由"。治疗上推崇推拿疗法，记载了数十个小儿推拿特定穴和十余种小儿推拿手法，并认为"五脏六腑受病源，须凭手法推即痊"，还指出"以手代针之神求也，亦分补泻"。总之，该书总结了明代以前的小儿推拿成就，创立了小儿推拿学的理论体系，它的问世标志着小儿推拿学的形成。

明代另一本影响较大的小儿推拿专著是太医龚廷贤（字子才，号云林）所著的《小儿推拿方脉活婴秘旨全书》（1604年）。该书推崇钱乙之学术思想，简述了中医的理、法、方、药（推），并在详细论述小儿辨证、病因病机、推拿穴位、手法、治疗方法等的基础上，对小儿推拿十二手法论之尤详，是流传最早的单行本，曹炳章先生曾把此书誉为"推拿最善之本"。

公元1605年周岳甫（字于蕃）总结前人的手法成就，结合自己的临床经验编撰了《小儿推拿秘诀》，该书先后四次刻行，对后世影响很大。该书对手法、穴位和治疗，不只是单一地记叙，还有分析、归纳和总结。如提到"按而留之，摩以去之，揉以和之，搓以转之，摇则动之"，以及"急摩为泻，缓摩为补"等言简意赅的理论，对临床具有很强的指导性。此外，书中除记载诊法、推拿手法、穴位等之外，还有专门章节论述小儿推拿汗吐下说、节饮食说等内容。

及至清代，小儿推拿临床应用更为广泛，名医辈出，专著繁多。对后世影响较大的有：熊应雄的《小儿推拿广意》，骆如龙的《幼科推拿秘书》，徐崇礼的《推拿三字经》，夏云集的《保赤推拿法》，张振鋆的《厘正按摩要术》，夏禹铸的《幼科铁镜》，陈复正的《幼幼集成》，还有唐元瑞的《推拿指南》等。

《小儿推拿广意》首论治疗"当分六阴六阳，男左女右，外呼内应"，还提出"推拿一道，真能操造化夺天工"。次叙各种诊法，并强调望诊、闻诊的重要性。再则论推拿穴位和操作方法，图文并茂。该书还记载了 20 种儿科常见病证及其推拿治疗方法。

《幼科推拿秘书》是一部较好的小儿推拿入门书籍，该书在全面总结前人理论观点和临床经验的基础上，对取穴论述甚详，认为取穴应分主次，强调主穴先推、久推。指出："手法推之数目，即一定之一岁三百，不可拘也。又要审定主穴，某病证，以某穴为主，则该用者在前，而此主穴，多用功夫，从其重也。"

《推拿三字经》朗朗上口，通俗易记，易于流传。其治疗方法具有取穴少而精、操作时间长而次数较多的特点。

《保赤推拿法》简明实用，专论操作法，"语极浅近，义极明显，图极清晰"。后来出版的一些书籍，如《推拿抉微》、《增图考释推拿法》等就是以此书为蓝本编写的。

《厘正按摩要术》据周岳甫的《小儿推拿秘诀》厘定而成，是一部较为完备的集光绪十四年之前小儿推拿疗法之大成的专著，屡经翻印出版。该书首次提出了小儿推拿八法，即"按、摩、掐、揉、推、运、搓、摇"；介绍胸腹按诊法共 38 种；图绘详述儿科推拿常用的经络穴位；并介绍了 24 种常见疾病。

《幼科铁镜》主张"望面色，审苗窍，从外知内"，强调推拿要正确施行辨证论治，并说明推拿补泻的重要性。书中的"推拿代药赋"将各类手法类比于中药，便于更多的中医师理解和掌握。该书提倡的"九恨"、"十三不可学"、"十传"等观点对今天倡导树立高尚的医德医风仍有现实意义。

《幼幼集成》对指纹在儿科疾病中的诊断价值作了较正确的评价，认为既不可全盘否定，也不可夸大其作用，"当以浮沉分表里、红紫辨寒热、淡滞定虚实"。其创立的"神奇外治法"即为行之有效的小儿推拿法。该书主张"小儿勿轻易服药，应取综合治疗"。

《推拿指南》详细论述了 61 种眼疾的推拿手法，如："凡眼不能远视者，水盛而火衰也。宜补心经，补脾土，掐离宫，清肾经，掐肾节。"为推拿手法治疗眼病提供了文献支持。

### 三、近代：艰难的发展阶段

近代有一些小儿推拿专著陆续问世，如《推拿捷径》、《推拿抉微》、《增图考释推拿法》、《小儿推拿补正》等，对小儿推拿的治疗原则及其适应证等方面作了较为系统的阐述，使小儿推拿在理论及临床应用方面有一定的发展。"民国"时期，由于政府出台了一些不利于中医发展的卫生政策，采取排斥和歧视中医，甚至妄图取缔中医的态度，使中医濒于绝境，小儿推拿作为中医学的一部分也深受影响，可以说这一时期是小儿推拿学发展史上的低谷。但缘于其疗效独特、经济安全、简便易行等优势，小儿推拿扎根于民间，形成了多种各具特色的学术流派。

### 四、现代：鼎盛发展时期

新中国成立后，全国各中医药院校开设了推拿专业，开始设置小儿推拿学课程，许多省市还举办了小儿推拿师资进修班。在校订、整理明清时期小儿推拿专著的基础上，出版了相应的《小儿推拿学》教材。

各地中医院陆续开设了推拿科或小儿推拿专科，扩大了小儿推拿的治疗范围。现在推拿不仅用于治疗小儿内、外、骨伤、五官科疾病，还应用于一些初生儿疾病的治疗及儿童保健康复领域。

近年来，有关小儿推拿的论文论著增多，许多国家和地区的推拿爱好者之间的交流合作不断广泛深入。这些都有力地推动了小儿推拿学临床、教学和科研的发展。

小儿推拿学作为一门既古老而又年轻的学科，其独特的临床疗效和优势，必将吸引越来越多的医务工作者来研究和运用，小儿推拿学的蓬勃发展将对我国及世界儿童的健康事业作出更加重要的贡献。

## 第三节 小儿的生理病理特点

小儿自出生到成人，始终处于不断的生长发育过程中，年龄越小，生长发育越快。无论是在形体、生理方面，还是在病因、病理及其他方面，都与成人有着显著的不同，因此，不能简单地将小儿看成是成人的缩影。有关小儿的生理病理特点，归纳起来有：生理方面主要表现为脏腑娇嫩，形气未充；生机蓬勃，发育迅速。病理方面主要表现为发病容易，传变迅速；脏气清灵，易趋康复。掌握这些特点，对于指导疾病防治和儿童保健，具有重要的意义。

### 一、生理特点

#### （一）脏腑娇嫩，形气未充

脏腑，指五脏六腑；形，指形体结构，即四肢百骸，骨骼筋肉，精血津液等；气，指的是生理功能活动；未充，指不成熟、未完善。脏腑娇嫩，形气未充，说明小儿时期机体各系统各器官的形态发育不成熟，各种生理功能不完善。

清代医家吴鞠通在前人有关小儿体质学说的启发下，从阴阳学说理论出发，创立了

"稚阴稚阳"学说，将小儿的生理特点概括为"稚阳未充，稚阴未长"。这里的阴指有形之质；阳为功能活动；稚，指幼稚、不完善。稚阴稚阳是指小儿时期机体的形态发育和功能活动是幼稚的、不成熟的。

### （二）生机蓬勃，发育迅速

生机即是生发之机能，发育即是机体的长势，这和上述特点是一个问题的两个方面。一个方面，小儿脏腑娇嫩，形气未充，阴与阳都处于幼稚的阶段；另一方面，小儿不是停滞在稚阴稚阳阶段，而是处在不断的生长发育过程中。在此过程中，体格、智力以及脏腑功能均不断向着成熟和完善的方向发展，年龄越小，生长发育的速度越快。古人将这种蓬勃生机、迅速发育的生理特点概括为"纯阳"。

## 二、病理特点

### （一）发病容易，传变迅速

基于小儿脏腑娇嫩、形气未充的生理特点，决定了小儿对病邪侵袭、药物攻伐的耐受力都较低，一旦调护失宜即容易发病，且具有病情多变而易恶化的特点。

发病容易，以肺、脾、肾系疾病及传染病发病率较高。传变迅速，则表现在患病后疾病的寒热虚实迅速转化，也即"易虚易实，易寒易热"。

易虚易实，指正气易虚而邪气易实。实证可以转瞬之间变为虚证或虚实夹杂之证，虚证也可转化为实证。

易寒易热则指小儿患病以热证多见，但外感寒湿阴冷之邪致阳气受损的阴寒证也不少，同时，寒热之间转变迅速。

小儿寒热虚实的变化，比成人更为迅速而错综复杂。

### （二）脏气清灵，易趋康复

小儿生机蓬勃，活力充沛，组织的再生和修复能力较强，且病因单纯，只要治疗及时正确，病情好转的速度较成人快，治愈的可能性也较成人大。

# 第四节　小儿的生长发育规律

小儿从成胎、出生到青春期，一直处于不断生长发育的过程中。生长发育是小儿不同于成人的重要特点。小儿在遵循一定生长发育规律的前提下，迅速地成长。

## 一、生长发育的阶段性

整个小儿时期机体的生长发育是不断进行的，但也存在着明显的阶段性。各年龄段生长发育并非匀速进行。在体格方面，年龄越小，生长越快。除新生儿初期外，出生后前半年是生长最快时期，尤其是在前 3 个月。出生后半年生长速度减慢，到青春期又增快。

## 二、各系统发育的不平衡性

脑的生长发育先快后慢；生殖系统发育先慢后快；皮下脂肪的发育是先快后慢，以后再稍加快；肌肉系统到青春期才开始迅速增长。在同一系统的各个器官生长发育也不一致，脑和脊髓的生长发育速度各不相同。运动和语言等的发育也不是平行的。

## 三、运动发育的一般规律

1. **由头到尾（由上到下）** 先抬头再抬胸，然后会坐、站、走。
2. **由近到远** 从臂到掌再到手指、从腿到脚的活动。
3. **由粗到细** 动作的发育先粗大运动后到精细运动，如先以手掌握物到以手指捏物。
4. **由低级到高级** 先用眼、耳等直接感受事物，再用大脑思考事物。
5. **由简单到复杂** 先会画直线，再会画圈、图形。

## 四、生长发育的个体差异

生长发育的标准不是绝对的，不但有一定的范围，而且有个体差异。在正常标准范围内，体格生长变异情况随着年龄而逐渐加大，到青春期后期则差异更大。因此，标准值不是绝对的、不变的，不可生搬硬套用数字来判断生长发育是否正常。

# 第二章

# 小儿推拿辨证论治概要

辨证论治是中医治疗疾病的精髓，小儿推拿作为中医外治法的一种，遵循"外治之理即内治之理"的原则，根据儿科疾病的特点，将望、闻、问、切四诊所收集来的资料加以综合分析和判断，作出正确的辨证。同时与辨病有机地结合起来，确定相应的治则和治法，拟订小儿推拿处方，并严格按手法操作要领实施治疗，才能取得较好的治疗效果。

## 第一节　病因概要

基于小儿的生理病理特点，小儿疾病发生的原因主要有先天、外感和内伤因素。了解这些因素的致病特点，可以预知疾病的转归，有效地指导推拿治疗。

### 一、先天因素

先天因素即禀赋胎产因素，是指小儿出生之前已作用于胎儿的致病因素。遗传因素是小儿先天因素中的主要病因，父母的基因缺陷可导致小儿先天畸形、生理缺陷或代谢异常等。妇女受孕以后，不注意养胎护胎，也是导致小儿出现先天性疾病的常见原因，如妊娠妇女饮食失节、情志不调、劳逸失度、感受外邪、房事不节等，都可能影响胎儿的发育而导致相应的疾病。诚如《格致余论·慈幼论》所说："儿之在胎，与母同体，得热则俱热，得寒则俱寒，病则俱病，安则俱安。"

### 二、外感因素

小儿具有"肺常不足"的生理特点。肺常不足则卫外机能不固，对外界的适应能力较差，且寒暖不知自调，因此易为六淫所伤。而外邪无论由口鼻而入，或从皮毛侵袭均内侵于肺。故万密斋说："天地之寒热伤人也，感则肺先受之。"所以，在临床上小儿肺系疾患多见。

小儿初生如嫩芽，肌肤嫩弱，身体柔弱，抗病力低下。半岁以后，从母体所获得的抗体逐渐消失，因此小儿时期易患麻疹、水痘、小儿麻痹症、流行性腮腺炎、猩红热等传染病，需加强防护。

### 三、内伤因素

小儿"脾常不足"，饮食又不能自调，故内伤常与饮食失宜有关。饥饱失常则损伤脾胃，"太饱伤胃，太饥伤脾"，易患呕吐、泄泻、积滞、腹痛和疳证等；饮食不洁，肠胃乃伤，易发生呕吐、泄泻、痢疾及肠道寄生虫病；饮食偏嗜，脾胃不和，无以化生气血，易导致营养不良诸证。由此可见，脾胃病为小儿时期的常见病和多发病。

此外，小儿年幼无知，因而容易受到意外伤害。例如：溺水、触电、烫伤，以及跌打损伤、误食毒物、不慎吸入异物等。须加强防范，并在辨证论治的过程中"审因论治"，方能"手到病除"。

# 第二节　诊法概要

运用望、闻、问、切的方法，将四诊所得来的资料进行综合归纳和分析，才能辨证、立法、处方和施术。由于小儿处于生长发育阶段，生理病理有一定的独特性，疾病的表现形式也常与成人有所不同，所以儿科的四诊方法有其自身的特点。四诊之中，望诊具有最重要的意义。

## 一、望诊

望诊是医生运用视觉，通过对患儿全身或局部的观察，获得与疾病有关辨证资料的一种诊断方法。儿科望诊可以分为总体望诊和分部望诊两个方面，总体望诊包括望神色、望形态，分部望诊包括审苗窍、辨斑疹、察二便、看指纹。

### （一）望神色

观察小儿的精神面貌和面部气色，可了解五脏气血盛衰、病情轻重及预后好坏。

有神者，病情轻浅，预后好；无神者，病情重，预后较差。

面呈红色，主热证。多为实热证，少数也可能是虚热证。

面呈白色，主寒证、虚证。多为表寒证，也可能是里寒证。面白无华，唇白色淡，注意血虚证。

面呈黄色，多为脾虚证或湿浊困阻中焦。

面呈青色，多与寒、痛、惊风、瘀血等有关。

面呈黑色，多与寒、痛、水饮、瘀血等关系密切。

### （二）望形态

观察患儿的形体和动态可推断病情的轻重。

凡发育正常，神态活泼，毛发润泽，肌丰肤润，筋骨强健，活动自如，多属健康无病，或病势轻浅；反之，凡发育迟滞，神态呆板，毛发稀少干枯，肌瘦肤槁，筋骨软弱，活动受限，多属有病，且病势较重。

### （三）审苗窍

**1. 察舌** 主要观察舌体、舌质和舌苔三个方面。

正常小儿舌体柔软、伸缩自如，舌质淡红润泽，舌面有干湿适中的薄苔。新生儿舌红无苔和哺乳婴儿的乳白苔为正常舌象。

**2. 察目** 主要观察眼神变化，还应注意眼睑、眼球、瞳孔、巩膜和结膜等。

黑睛等大等圆，神采奕奕，开合自如，是肝肾气血充沛之象。若目无光彩，二目无神为病态。寐时眼睑张开而不能闭合，是脾虚气弱之露睛；两目呆滞，转动迟钝，是肾精不足，或为惊风之先兆；眼泪汪汪，须防麻疹；瞳孔缩小或不等或散大，对光无反应，病情危殆。

**3. 察鼻** 主要观察鼻内分泌物和鼻形的变化。

鼻塞流清涕，为风寒犯肺；鼻流黄浊涕，为风热客肺；长期鼻流浊涕，气味腥臭，为肺经郁热所致之鼻渊；鼻衄多为肺经有热，迫血妄行。鼻翼煽动，伴气急喘促，为肺气郁闭。

**4. 察口** 主要观察口唇、口腔、齿龈、咽喉的颜色、润燥及外形变化。

唇色淡白为气血不足；唇色淡青为风寒束表；唇色红赤为热；唇色红紫为瘀热互结。

口腔黏膜色淡白为虚为寒，色红为实为热；口腔破溃糜烂，为心脾积热之口疮；口内白屑成片，为鹅口疮；两颊黏膜有针尖大小的白色小点，周围红晕，为麻疹黏膜斑；颊黏膜上下臼齿间腮腺管口红肿如粟粒，按压后腮腺管口无脓液流出者为痄腮，有脓液流出者为发颐。

齿龈红肿疼痛或兼出血，为胃热上冲；牙齿逾期不出，为肾气不足。

咽喉为肺胃之门户。咽红、恶寒、发热是外感之象；咽红、乳蛾肿痛为外感风热或肺胃之火上炎；乳蛾化脓，是热壅肉腐导致的烂乳蛾；咽痛微红，有灰白色假膜，不易拭去，为白喉。

**5. 察耳** 小儿耳壳丰厚，颜色红润，是先天肾气充沛的表现，反之是先天肾气未充的证候；耳内疼痛流脓，为肝胆火盛之证；以耳垂为中心的腮部漫肿疼痛，是腮腺炎的表现；耳背脉络隐现，眼泪汪汪，为麻疹先兆。

**6. 察二阴** 男孩阴囊不紧不松，稍有色素沉着是肾气充沛的表现。阴囊松弛淡白，为体虚或发热；女孩前阴部潮红灼热，常因湿热下注所致；小儿肛门潮湿红痛，多属尿布皮炎。

### （四）辨斑疹

斑和疹是小儿常见的一种疾病体征，在儿科多见于外感时行疾病，如麻疹、奶麻、风痧、丹痧、水痘等；也见于杂病，如紫癜等。

### （五）察指纹

小儿指纹指食指桡侧的浅表静脉。小儿皮肤薄嫩，脉络易于显露，尤以乳婴儿较显，故3岁以下常用。指纹分三关，从虎口至指端，第一节为风关，第二节为气关，第三节为命关。察指纹时应将小儿抱于光亮处，固定食指，医者用右手拇指在小儿食指桡侧缘从命关向风关轻轻推几次，使指纹显露再看。正常指纹应淡紫隐隐于风关以内。若发生疾病，则指纹的浮沉、色泽、部位等均会发生变化。

指纹的辨证要点，可以归纳为"浮沉分表里，红紫辨寒热，淡滞定虚实，三关测轻重"。"浮"为指纹浮现显露，易于观察，主病邪在表；"沉"为指纹沉伏不显，主病邪在里。指纹色红浮露，多为外感风寒；指纹色紫红，多为邪热郁滞；指纹色淡红，多为内有虚寒；指纹色青紫，多为瘀热内结或惊风。指纹色淡，推之流畅，主气血亏虚；指纹色紫，推之滞涩，复盈缓慢，主实邪内滞，如瘀热、痰湿、积滞等。纹在风关，示病邪初入，病情轻浅；纹达气关，示病邪入里，病情较重；纹在命关，示病邪深入，病情加重；纹达指尖，称透关射甲，若非一向如此，则示病情危重。

察指纹时，应结合患儿健康状态的指纹状况，以及患病后的证候特点，全面分析。当指纹与病证不相吻合时，可"舍纹从证"或"舍纹从脉"，不必拘泥。

## （六）看排泄物

排泄物包括痰涎、呕吐物、二便，通过观察这些排出物的量、色、质的变化，可判断疾病的寒热虚实。凡排出物具有"清、稀、淡、白、薄"特征的均为虚证或寒证；相反，具有"浊、稠、深、黄、厚"特征的可判断为热证或实证。

胎儿出生后 3~4 天内，大便呈黏稠糊状褐色，无臭气，日行 2~3 次，是为胎粪。乳婴儿正常大便和喂养方式有关，单纯母乳喂养儿大便呈金黄色，质稠糊状，气味酸臭，日行 2~3 次；牛乳、羊乳喂养儿，大便淡黄，便质较干，臭气明显，日行 1~2 次。当小儿饮食过渡到与成人接近时，大便亦与成人相似。

## 二、闻诊

闻诊是运用听觉和嗅觉来辅助诊查疾病的一种诊断方法。闻诊包括听声音与嗅气味两个方面。

### （一）听声音

**1. 啼哭声** 啼哭是婴儿的语言，也是新生儿的一种本能。正常小儿哭声洪亮而长，并有眼泪。若哭声绵长无力，口作吮乳之状，得乳哭止，为饥饿引起的啼哭；啼哭声音尖锐，忽缓忽急，时作时止，多与腹痛有关。

**2. 呼吸声** 小儿正常的呼吸均匀调和。乳儿呼吸稍促，用口呼吸者，常因鼻塞所致；呼吸气粗有力，多属外感而致的肺蕴痰热实证；呼吸急促，喉间哮鸣，多属哮喘；呼吸急迫，甚则鼻煽，咳嗽频作者，是为肺气闭郁。

**3. 咳嗽声** 咳嗽是肺系疾病的主症之一，从咳嗽声和痰鸣声可辨别其表里寒热。干咳无痰或痰少黏稠，多为燥邪犯肺，或肺阴受损；咳声清高，鼻塞声重，多为外感；咳嗽频频，痰稠难咯，喉中痰鸣，多为肺蕴痰热，或肺气闭塞。咳声嘶哑如犬吠者，常见于白喉、喉炎。连声咳嗽，夜咳为主，咳而呕吐，伴鸡鸣样回声者为百日咳。

**4. 语言声** 小儿语言以清晰响亮为佳。语声低弱为气虚的表现；呻吟不休，多为身体不适；突然语声嘶哑，多为外感；高声尖叫，多为剧痛所致；谵语妄言，声高有力，兼神志不清，多为热闭心包。

## （二）嗅气味

嗅气味包括嗅病儿口气、呼吸之气及大小便、呕吐物等的气味。注意排除因吃某些食物后引起的特殊气味。

口鼻之气秽臭，多为肺胃有热；口气酸腐，多责之于伤食积滞，浊气上蒸；口气血腥，多见于齿龈、肺胃出血；口气腐臭，兼吐浓痰带血，多属肺痈。

大便酸腐，多因伤食；臭味不著，完谷不化，多为脾肾虚寒。小便气味臊臭，多因湿热下注；小便清长如水，多为脾肾阳虚。

吐物酸腐，多因食滞化热；吐物臭秽如粪便，多因肠结气阻，秽粪上逆。

## 三、问诊

问诊是医生通过询问，了解病情的一种重要方法。由于婴幼儿不会说话，较大儿童也难以用语言准确表达自己的病情，除年长儿可由自己陈述外，儿科问诊主要询问平时与小儿接触密切的人，如父母、爷爷、奶奶、外公、外婆或保育员。小儿问诊的内容除与成人相同之处外，要注意询问年龄、个人史等，并结合儿科疾病的发展特点进行询问。

### （一）问年龄

询问年龄对诊断疾病具有重要意义，儿科某些疾病往往与年龄有密切关系，儿童用药的剂量也依据年龄大小而定。

问年龄要询问实足年龄，新生儿应问明出生天数；2岁以内的小儿应问明实足月龄；2岁以上的小儿，应问明实足岁数及月数。

### （二）问病情

主要询问病情的发生、发展、持续时间，病情变化，发病的原因及主要治疗经过等。重点询问就诊时的主要症状，可以借鉴何廉臣儿科问诊十法歌，即"一问寒热二问汗，三问头身四问胸，五问饮食六睡眠，七问饥渴八溲便，九问旧病十遗传"。必要时还要问既往接种史及过敏史。

### （三）问个人史

主要询问胎产史、喂养史、生长发育史、预防接种史等。

胎产史要注意问胎次、产次，是否足月，顺产或难产，接生方式，出生地，出生情况，孕期母亲的营养和健康状况等。

喂养史包括喂养方式和辅助食品的添加情况，断乳时间和断乳后患儿的变化。对年长儿还应询问饮食习惯，目前的食物种类和食欲状况等。

生长发育史包括体格生长和智能发育，如身高、体重的增长情况，爬、坐、立、行、齿、语等出现的时间，囟门闭合情况，与人沟通能力等。

预防接种史包括卡介苗、麻疹减毒活疫苗、脊髓灰质炎减毒活疫苗、白喉类毒素、百日咳菌苗、破伤风类毒素混合制剂、乙型脑炎疫苗、流行性脑脊髓膜炎菌苗、甲型肝炎减毒活疫苗、乙型肝炎血清疫苗、伤寒副伤寒甲乙三联死菌苗等疫苗的预防接种情况。记录接种年龄和反应等。

必要时还要询问既往史、家族史及过敏史等。

### 四、切诊

切诊包括脉诊和按诊两个方面，也是诊断儿科疾病的重要手段之一。由于患儿就诊时每多紧张害怕，甚至啼哭叫喊，影响气息脉象，所以，为了保证切诊的准确性，脉诊和按诊均应尽可能在患儿安静愉快的状态下进行。

#### （一）脉诊

因小儿寸口部位较短，容不下成人三指，故对7岁以下儿童采用"一指定三关"的方法。即医者用食指或拇指同时按压寸、关、尺三部，再根据指力轻、中、重的不同，取浮、中、沉三候来体会小儿脉象的变化。7岁以上的患儿可采用成人三指定寸关尺的切脉方法，视患儿寸关尺脉位的长短来调节三指的距离。切脉时间一般不少于1分钟。

健康小儿脉象平和，较成人软而稍数，年龄越小，脉搏越快。如按成人正常呼吸定息计算：出生婴儿一息七八至，1～3岁六七至，4～7岁约六至，8～14岁约五至。情绪紧张、啼哭、活动等可使脉搏加快，不属病态，应予排除。

小儿的病理脉象，主要分浮、沉、迟、数、有力、无力六种，即"六纲脉"，以浮、沉、迟、数四种脉象辨别表、里、寒、热，以有力、无力分疾病虚实。同时，还应注意结、代、细、弦、滑、不整脉等病脉。

浮为病在表，沉为病在里；迟为寒，数为热；有力为实，无力为虚。结脉为心气伤，代脉为脏气损；细脉为阴血亏虚，弦脉为肝病或疼痛、惊风，滑脉为痰食中阻；不整脉表现为脉律不齐，时数时缓，常提示心血不足、气血失和。

#### （二）按诊

按诊包括触摸和按压头囟、颈腋、胸背、腹部、四肢、皮肤等部位，一般按自上而下的顺序进行。

**1. 头囟**　小儿囟门逾期不闭或颅骨按之不坚似有弹性感者为肾气不足；前囟凹陷为囟陷，属虚证，多见于吐泻失水伤津；前囟高突隆起者为囟填，属实热证；囟门宽大，头缝开解者为解颅。

**2. 颈腋**　正常小儿在颈项、腋下部位可触及少许绿豆大小之淋巴结，活动自如，不硬、不痛，不属病态。若淋巴结肿大疼痛，为痰热之毒聚集；若大而不痛，质坚成串，则为瘰疬。

**3. 胸背**　胸廓前凸状如鸡之胸者为鸡胸，脊背后凸状如龟之背者为龟背，肋骨串珠、肋外翻、漏斗胸等都为佝偻病体征。

**4. 腹部** 正常小儿腹部柔软，不胀不痛。腹痛喜按，为虚为寒；腹痛拒按，多为实为热。

**5. 四肢** 高热时四肢厥冷为热深厥甚；平时肢末不温为阳气虚弱；手足心热多为食积内热，亦可见于阴虚内热。

**6. 皮肤** 肤冷汗多为阳气不足；肤热无汗为热闭于内；肤热汗出为热蒸于外。

# 第三节　治疗概要

## 一、辨证特点

中医辨证的方法很多，诸如八纲辨证、脏腑辨证、三焦辨证、六经辨证、卫气营血辨证、气血津液辨证等，根据小儿的生理病理特点及推拿操作法的特点，小儿推拿在选用操作法时特别强调八纲辨证和脏腑辨证中的"五脏辨证"。从八纲辨证来看，小儿疾病以阳证、实证、热证居多；从五脏辨证来看，小儿疾病可按五脏所主，加以分析归纳，辨别各脏的寒、热、虚、实证。其中心、肝常有余，以实证、热证为多。脾、肺常不足，以虚证、寒证多见；脾实常为"湿困脾胃"，肺实多为"痰热壅盛"。肾常虚，故通常情况下，肾多见虚证或寒证，而有"肾无实证"之说。

## 二、小儿推拿论治特点

### （一）治则治法特点

小儿推拿治疗疾病遵循"外治之理即内治之理"的原则，强调在"治病求本，扶正祛邪，调整阴阳，调理气血，因人、因时、因地制宜"等中医基本治疗原则的指导下，恰当运用"汗、吐、下、和、温、清、消、补"等内治法，结合"脏腑经脉五行相关证治法"，拟订合理的治疗处方进行施治。

脏腑经脉五行相关证治法：将小儿疾病的临床表现，系统地归纳到相关脏腑、经脉，然后根据脏腑经脉五行的关系（表1-1）决定治疗方法。

表1-1　　　　　　　　　　　　脏腑经脉五行相关表

| 五脏 | 肝 | 心 | 脾 | 肺 | 肾 | （心包） |
|---|---|---|---|---|---|---|
| 阴经 | 足厥阴 | 手少阴 | 足太阴 | 手太阴 | 足少阴 | 手厥阴 |
| 六腑 | 胆 | 小肠 | 胃 | 大肠 | 膀胱 | 三焦 |
| 阳经 | 足少阳 | 手太阳 | 足阳明 | 手阳明 | 足太阳 | 手少阳 |
| 五行 | 木 | 火 | 土 | 金 | 水 | （相火） |

临床应用时，首先要辨清疾病处于何脏、何经，辨清疾病的性质，再决定选取哪一种操作法。如病在脾胃，属脾经，为虚证，则选补脾经和清胃经。

其次，可根据五行相生相克的原理，在治疗时合理选用补或泻的操作法。如治疗肺虚咳嗽，可选取补肺经、补脾经以"培土生金"；或采用补肺经、脾经、肾经（即补本经、母经和子经），泻其相克之经即泻肝经的方法进行治疗，即补三抑一法。

小儿推拿治病的主要手段是操作法，即手法加穴位。要提高疗效除了选择适宜的治则治法，还必须注意手法的技术要求及穴位的恰当选用。

## （二）手法应用特点

小儿肌肤柔嫩、腠理疏松、神气怯弱，故在手法操作时应特别强调轻快柔和、平稳着实，即轻而不浮，重而不滞，快而不乱，轻柔和缓，柔中带刚，刚柔相济，并注重手法的补泻。有些手法应用时，操作要领虽然和成人推拿手法相似，但应用的力度不同，且操作中还有一些值得注意的事项，如按法有指按、掌按和肘按之分，小儿推拿临床多用指按，很少用掌按法，基本不用肘按法；抖法在成人推拿中常用于四肢部，而在小儿推拿中除用于四肢部以外，还常在胁肋部和脐部使用抓抖的方法；有的手法为小儿推拿所特有，如直推、旋推，一般在成人推拿中不用或少用。

## （三）穴位应用特点

首先，因为小儿特殊的生理病理，十四经的发育尚不完备，推拿穴位不仅按治则治法选用经穴、经外奇穴、经验穴和阿是穴等常见的几类穴位，还尤其多用特定穴位。其次，小儿推拿特定穴为小儿所特有，其表面形态不仅有点状，还有面状和线状之分，且多集中在两手肘关节以下，被广泛应用于小儿推拿临床。

# 第四节　小儿推拿注意事项

## 一、小儿推拿的适应范围和禁忌证

小儿推拿的适应范围较广，不仅可用于治疗小儿腹泻、呕吐、厌食、积滞、疳证、便秘、腹痛、脱肛、发热、咳嗽、哮喘、遗尿、夜啼、肌性斜颈、桡骨小头半脱位、臂丛神经麻痹、佝偻病、斜视等内、外、五官、神经、骨伤科等病证，还用于一些新生儿疾病，并广泛应用于小儿保健。

禁忌证：诊断不明确的疾病；正在出血或具有出血倾向的疾病；骨与关节结核和化脓性关节炎；各种恶性肿瘤的局部；烧、烫伤及各种皮肤病皮肤破损的局部；骨折早期和截瘫初期；极度虚弱的危重病及严重的心、肝、肾疾病患儿。急性传染病需要治疗时，应注意隔离治疗。

## 二、小儿推拿处方的组成原则

小儿推拿处方的组成原则和中药处方的组成原则是一样的，即按君、臣、佐、使的处方原则组织各种操作法。其中的君穴是针对疾病的主症，起主要治疗作用；臣穴可加强君穴的治疗作用；佐穴或加强君穴的治疗作用或协助君穴治疗一些次要证候；使穴可起到"引经"作用，能使所有的操作法达到应有的效果。其表示方法是将手法、穴位、操作次数（或时间）结合在一起书写。如脾虚泄泻的基本处方组成为补脾土 300 次，补大肠 100 次，板门推向横纹 100 次，清小肠 100 次；摩腹 2 分钟，揉脐、气海及关元 100 次，振腹 1 分钟；捏脊3～5 遍，按揉脾俞、胃俞、血海、足三里，每穴约半分钟；揉龟尾 100 次，推上七节骨 100次；擦腰骶部，以热为度。补脾土、补大肠共为君穴，具有健脾益气、助运止泻的作用；清小肠，摩腹，揉脐、气海及关元，按揉脾俞、胃俞、血海、足三里加强君穴的治疗作用，共为臣；板门推向横纹、揉龟尾、推上七节骨、擦腰骶部能涩肠止泻，相当于佐；捏脊可调阴阳、理气血、和脏腑、通经络、培元气，起到使药的作用。

### 三、小儿推拿常用介质

小儿肌肤娇嫩，在推拿临床中常选用一些介质，既可保护皮肤，又能通过介质的透皮吸收，加强治疗作用。早在唐代医家孙思邈的《千金方》中就有使用膏剂作介质的记载："治少小新生肌肤柔弱，喜为风邪所中，身体壮热……五物甘草膏摩方。"一般来说，病属表证，多选用解表剂，如葱姜汁、薄荷汁等；血瘀证，则宜选用活血化瘀类药剂，如麝香液、红花鸡油膏等；若病属热证，宜选用寒凉药物作介质，如薄荷汁、猪胆汁、淡竹叶浸液等。介质的剂型通常有汁剂、乳剂、水剂、粉剂、油剂、膏剂等。

### （一）汁剂

挤压新鲜药物取汁，亦可配加少量清水制成水剂。

大葱汁：将新鲜大葱白（带根）洗净，挤压捣烂取汁，加少量清水。其性辛、温，有发汗透表、通阳利水的作用。

生姜汁：将生姜捣烂取汁，加少量清水。其性辛、微温，有温中止呕、祛风散寒的作用。

大蒜汁：将大蒜剥皮洗净捣烂取汁，加少量清水。其性辛、温，有温中健脾之功，并能杀虫止痒。

薄荷汁：取新鲜薄荷叶、茎捣烂取汁。其性辛、凉，有疏风清热、解郁透表之效。

荸荠汁：将荸荠洗净捣烂取汁。其性甘、微寒，功能清热明目、消积化痰。

藿香汁：将新鲜藿香叶、茎捣烂取汁。其性甘、微寒，功能解暑化湿、理气和中。

荷叶汁：取新鲜荷叶捣烂取汁。其性苦、涩、平，功能升发清阳、清热解暑、散瘀止血。

瓜蒌汁：将新鲜瓜蒌去皮、仁，取其汁。其性甘、寒，有润肺化痰、润肠散结、润泽肌肤之功效。

嫩藕汁：取藕之嫩厚根茎绞汁。其性甘、寒，功能清热凉血、活血化瘀。

猪胆汁：取新鲜猪苦胆一只，取其胆汁。其性苦、寒，功能清热通便、消肿散结。

鸡蛋清：用新鲜鸡蛋取其蛋清。其性甘、咸、平，功能补益脾胃、润泽肌肤、消肿止痛。

## （二）乳剂

母乳：取健康哺乳期妇女之乳汁，亦可用鲜牛奶代替。其性甘、咸、平，有补益气血、清热润燥、滋阴血、益心气、和肠胃的功能。

## （三）水剂

用温热清水或酒精浸泡某些药物制成水溶液。根据不同的药物，确定浸泡的时间。一般来说，花、草、叶类药物如麻黄、菊花、金银花、荆芥、防风、淡竹叶等，浸泡时间较短，20～30分钟；木质类药物浸泡时间较长，约1小时左右或更长。

麻黄浸液：其性辛、微苦、温，具有发汗解表、平喘利尿的作用。

桂枝浸液：其性辛、甘、温，有解肌发汗、温经通阳之功能。

荆芥浸液：取荆芥、防风各半浸泡而成。其性辛、温，能解表祛风、化湿止痛。

菊花浸液：其性甘、苦、平，功能清热散风、明目。

竹叶浸液：其性甘、淡、寒，功能清心除烦、利尿解渴。

茶水：其性苦、甘、微寒，功能醒神明目、清热止渴、消食利尿。

葱姜水：用新鲜大葱白（带根）、生姜各半，洗净挤压捣烂，加适量75%酒精浸泡而成。其性辛、温，具有发汗解表、温经散寒的作用。此剂在小儿推拿临床运用最为广泛。

## （四）粉剂

用一定药物研磨成的极细粉末。最常用的是滑石粉或以滑石粉为主的粉剂，如婴儿痱子粉、爽身粉等，功能清热渗湿、润滑皮肤、杀虫止痒。

## （五）油剂

芝麻油：其性甘、淡、微温，功能补虚健脾、润燥。可适用于小儿身体各个部位。

清凉油：具有消肿止痛、祛风止痒、提神醒脑的作用。

## （六）膏剂

冬青膏：将冬青油、薄荷油与凡士林按一定比例配制而成的膏剂。具有清凉散邪、润滑肌肤、活血通络之功效。

红花鸡油膏：取少许红花于鸡黄油中，搅拌熬开，冷却成膏。有活血散瘀、润滑肌肤之效。

甘草摩膏方：甘草（炙）、防风（去叉）各30g，白术、桔梗各9g，雷丸75g，共五味，捣碎成粗末。用不入水猪脂500g，放锅内先炼过，去渣入诸药末，再煎汁液成膏去渣，入瓷罐内储之备用。常用于小儿保健，即使小儿无病，每日以膏摩囟上及手足心，可祛风散寒，增强抗病能力。

## 四、小儿推拿常用热敷法

热敷法是根据病情将相应的药物装入袋内，煎汤用毛巾热敷或炒热置于患部的一种外治法，前者称湿热敷，后者称干热敷。小儿推拿临床常用热敷法作为辅助疗法，有时亦可单独使用。主要起到温经通络，加强推拿疗效的作用；或根据透皮吸收的原理将药物通过皮肤渗透，起到药物应有的作用。常用于小儿肌性斜颈、小儿积滞和疳证等疾病的辅助治疗。

## （一）湿热敷

一般多用于小儿肌性斜颈、踝关节扭伤等小儿筋伤类疾病，在手法操作后使用，既可加强手法疗效，也可减轻手法的不适感。

**1. 操作方法**

（1）将中药装入布袋，扎紧袋口放入锅内，加适量清水煮沸 10 ~ 15 分钟，取其汤汁，趁热将毛巾浸透后拧干，根据治疗部位需要折成方形或长条形敷于患处，毛巾凉后即行更换。一般换 2 ~ 3 次即可，一日敷 1 ~ 2 次。敷前可在患部先行手法治疗，以增强疗效。

（2）将中药用水或酒或醋拌湿软，入袋封口，隔水蒸 15 ~ 20 分钟。先在患处施用按揉法或擦法，再垫上热毛巾，将蒸热药袋置毛巾上热敷。为了延长透热时间，药袋上可覆盖塑料布及衣被，一般敷 20 分钟左右，一日敷 1 ~ 2 次。

**2. 注意事项**

（1）室内要保持温暖，避免感受风寒。

（2）毛巾须消毒干净，避免发生交叉感染。

（3）热敷部位须暴露，但要注意将毛巾折叠平整，以使透热均匀。

（4）热敷温度应以患儿能够忍受为度，要注意避免烫伤皮肤，尤其是对皮肤感觉迟钝者。

（5）热敷后局部不能再施用其他手法，以免损伤皮肤。

**3. 常用湿热敷方**

（1）乳香、没药、宣木瓜、钻地风各 10g，桂枝、紫草、伸筋草、路路通、千年健各 15g，苏木、香樟木各 30g。适用于小儿肌性斜颈、产伤麻痹、臀肌挛缩等疾病。

（2）桑枝 50g，豨莶草 30g，虎杖根 50g，杜仲 15 g，续断 15 g，桂枝 15g。适用于小儿脑瘫、功能性脊柱侧弯证等疾病。

## （二）干热敷

一般多用于积滞、疳证等脏腑病证及其他病证，可单独使用，也可于推拿前或后使用以增强疗效。

**1. 操作方法** 将中药炒热装袋，或用布包好后置于微波炉中加热 2 ~ 3 分钟，趁热将布袋置于腹部、腰背部或相应治疗部位，可根据病情移动布袋位置。一般每次敷 20 ~ 30 分钟，一日 1 ~ 2 次。

**2. 注意事项**

（1）室内要保持温暖，避免感受风寒。

（2）干热敷可隔衣服操作，但衣服必须是棉织品，以免损坏衣物。

（3）温度要以患儿能够忍受为度，避免烫伤皮肤，尤其是对皮肤感觉迟钝者。

（4）单独使用时，热敷时间宜稍长；推拿前或后应用可适当缩短时间。

### 3. 常用干热敷方

（1）理气止痛方：食盐 500g。主要用于治疗非器质性疾病引起的胸闷、脘腹胀满疼痛。先热敷胸部，再缓慢由胸移向腹部，反复 3～5 遍。

（2）祛积滞方：枳壳、莱菔子各 30g，大皂角 1 个，食盐 15g，共研末装袋。主要用于治疗内伤乳食、积滞胃脘之证。

（3）暖痰方：生附子 1 枚，生姜 30g，共捣烂后炒热入袋。先敷背部，再敷胸部。主要用于治疗痰湿咳嗽或寒性哮喘，尤以胸有寒痰、咯痰不爽为佳。

## 五、影响小儿推拿疗效的主要因素

### （一）处方组成恰当与否

小儿疾病的病因较为单一，很容易给人以错觉，认为小儿疾病单纯，不需辨证或无证可辨。其实，辨证论治是小儿推拿的精髓，必须先辨证，再按君、臣、佐、使的原则组织操作法。用推即是用药，主要的操作法一般有 1～3 个，其作用是针对病因或主症起主要治疗作用，故为君；配伍的操作法起到三方面的作用，即加强主要操作法的治疗作用、对主要操作法具有制约作用或协助主要操作法治疗一些兼症，起到臣、佐或使药的作用。正如骆如龙在《幼科推拿秘书》中所指出："盖穴有君臣，推有缓急，用数穴中有一穴为主者，而一穴君也，众穴臣也，相为表里而相济者也。"否则，乱投手法，选穴不精、不准或穴位选用搭配不当等是影响疗效的主要因素之一。

### （二）手法操作到位与否

手法是治病的关键，小儿推拿常用手法看似简单，其实有其深刻的内涵。正如《推拿捷径》中所说："推拿纯凭手法，施治需察病情，宜按宜摩，寓有寒热温平之妙，或揉或运，同一攻补汗下之功。"不掌握手法的操作要领，随心所欲，乱推一气，是影响治疗效果的又一主要因素。此种情形，《幼科铁镜》曾言及"不谙推拿揉掐，乱用须添一死"。

### （三）治疗时机选择得当与否

由于小儿具有特殊的生理和病理特点，施行治疗时必须选择恰当的时机。如患儿处于饥饿、饱胀状态，操作室内的温度过冷或过热，患儿哭闹不止等均会影响气机运行，从而影响治疗效果。故实施治疗时，应让患儿处于身心愉悦舒适状态。首先，环境要舒适。室内安静，保持一定温度，不可过冷或过热，空气既要流通，又要避免风吹着凉；医者态度要和蔼，语言要亲切，指甲要剪平，天气寒冷时，要先将手搓热再操作。其次，要不饥不饱。一般选择进食后 1 小时左右进行。再次，体位要舒适。患儿体位的选择要以其自然舒适为要，可选择父母抱坐位、仰卧位或俯卧位，手法操作的顺序也应视患儿的具体情况而定，原则是既能让其愉快舒适地坚持一段时间，又能让其体位的变动越少越好。尽量应用玩具、图书、音乐等辅助器具使患儿保持清醒、愉快、感应灵敏的状态，这是取得疗效的关键因素。

# 第三章

# 小儿推拿手法

## 第一节  概  述

用手或肢体的其他部分，按照各种特定的技巧和规范化的动作，以力的形式在患者体表进行操作，称推拿手法。由于小儿特殊的生理和病理特点，有些手法常用于防治小儿疾病，我们将这类手法称为小儿推拿手法。随着小儿推拿的发展，许多成人推拿常用手法也变化运用到小儿疾病的防治中，成为小儿推拿的常用手法，如一指禅推法、按法、摩法、擦法、捏法、振法等，这些手法虽然在名称、操作方法、注意事项等方面和成人相似，但在运用时，手法的刺激强度、节律、频率、操作步骤和要求却有差异。有些手法只用于小儿，成人基本不用，如直推法、旋推法、运法、复式操作法等。故小儿推拿常用手法有基本手法和复式操作法之分。小儿常用基本手法有"小儿推拿八法"即"按、摩、掐、揉、推、运、搓、摇"和捏法、拿法、捻法、擦法、抖法、振法、捣法、刮法等。常用复式操作法有黄蜂入洞、开璇玑、按弦走搓摩、揉脐及龟尾并擦七节骨、打马过天河、水底捞明月、运水入土、运土入水、二龙戏珠、凤凰展翅等。

在临床运用中，小儿推拿手法经常是和穴位放在一起论其具体作用的，即我们所说的"操作法"。如果说成人推拿治病的主要手段是推拿手法的话，那么，小儿推拿治病的主要手段就是操作法。如拇指直推法作用于腰背部的穴位七节骨，这种操作法称为推七节骨。同时，很多操作法的作用效果跟手法运用的刺激强度、操作方向及作用时间的长短等有密切的关系。如推上七节骨（直推的方向自下而上）具有较好的温阳止泻作用，常用于治疗虚寒性泄泻；推下七节骨（直推的方向自上而下）具有泻热通便的作用，常用于治疗热结便秘。

小儿推拿手法的基本技术要求着重强调轻快柔和，平稳着实。要达到这样的技术要求，手法的练习须分两个阶段进行。第一阶段，应在米袋和正常成人人体上刻苦练习成人推拿使用较多的一指禅推法、滚法等各类手法，达到"持久、有力、均匀、柔和、渗透"的基本技术要求，并能深刻体会其中的内涵。第二阶段，应在模拟人或正常人体穴位上反复练习各种常用操作法，尤其是仔细体会均匀、柔和及平稳着实的含义。均匀，指手法动作要有节律性，幅度不可时大时小，快慢始终如一，用力轻重得当，每个方位的力量均匀一致；柔和，指手法用力要轻柔和缓，灵活协调，做到"轻而不浮，重而不滞"；平稳着实，指手法操作柔和但不是软弱无力，而是力量和技巧的完美结合，稳柔灵活，实而不滞，使力量渗透，但又能适达病所而止，不能竭力攻伐。尤其是对新生儿，手法更要轻柔缓和，练习纯熟的手法才能"手随心转，法从手出"，变通在心。正如骆如龙在《幼科推拿秘书》中所言："初生轻指点穴，二三用力方凭，五七十岁渐推深，医家次第神明。"

　　手法的操作顺序一般为先头面，后上肢，次胸腹及下肢正面，再腰背及下肢后面；先重点后一般或先一般，后重点，最后用刺激量较大的手法，如捏脊法；特殊情况下，也可视患儿的具体情况调整顺序。推拿手法操作时常用葱姜水、滑石粉、冬青膏等作为介质（药摩、膏摩），一方面可滋润肌肤，防止皮肤破损；另一方面可借助手法，使药力渗透，提高疗效。

# 第二节　常用基本手法

## 一、按法

　　用拇指、中指指端或指面或手掌按住一定部位或穴位，逐渐用力下压，按而留之，称为按法。以手指着力的称指按法（图 3 - 1），以掌面着力的称掌按法（图 3 - 2）。

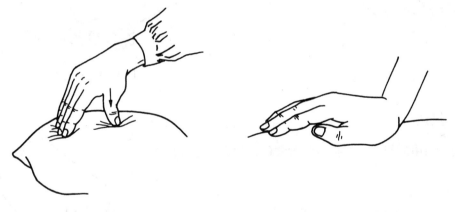

图 3 - 1　指按法　　　　　　　　　　　　　　　图 3 - 2　掌按法

【操作要领】

1. 以指或掌自然着力，用力方向尽可能垂直于体表。

2. 逐渐向下用力，并维持一定的时间，即所谓"按而留之"。

3. 用力平稳、持久，刺激量可因患儿的体质、病情、耐受力等进行加减。

　　按法的刺激量较强，故可与揉法一起使用，即按揉法。该法具有疏经通络、活血化瘀、散寒止痛的作用。常用于治疗头痛、胃脘痛、腹痛等各种痛症及急慢性软组织损伤、功能性脊柱侧弯及后凸畸形等。小儿推拿常用指按法，其中拇指按适用于全身各部穴位，如按丰隆、按脊柱等；中指按可起到"以指代针"的作用，如按天突。

## 二、摩法

　　用手掌面或食、中、无名指指面附着在体表一定部位，以腕关节连同前臂做环形而有节律的抚摩，称为摩法。以指面着力的称指摩法（图 3 - 3），以掌面着力的称掌摩法（图 3 - 4）。

【操作要领】

1. 肩、肘、腕关节放松，指面或掌面自然着力，不可用力下压。

2. 以前臂及腕关节带动掌面或指面在被操作部位做环形抚摩。

3. 动作缓和协调，频率为每分钟 100 次左右。

摩法轻柔缓和，刺激量较小，具有和中理气、消积导滞、散瘀止痛的作用。常用于胸腹、胁肋及颜面部，治疗脘腹胀痛、食积胀满、腹泻、便秘、胃肠功能紊乱、胸胁迸伤及软组织损伤等。摩法在临床应用时可借助一定介质，以增强疗效。

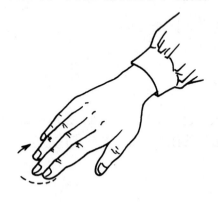

图 3 - 3　指摩法

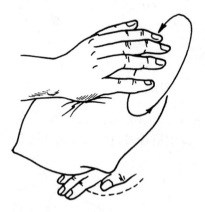

图 3 - 4　掌摩法

### 三、掐法

用拇指指甲或拇、食指指甲刺激穴位，称为掐法（图3 - 5）。

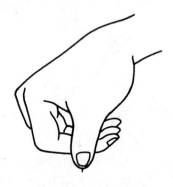

【操作要领】

1. 肩、肘、腕关节放松，垂直向下逐渐用力，防止抠动。

2. 本法刺激量较强，应适可而止。

掐法具有开窍、镇惊、息风的作用，常用于点状穴位，治疗惊风抽搐。

图 3 - 5　掐法

### 四、揉法

用手掌大鱼际、掌根部分或手指螺纹面部分，吸定于一定部位或穴位上，做轻柔缓和的回旋揉动，称为揉法。根据接触面的不同可分为掌揉法和指揉法。掌揉法又可分为大鱼际揉法（图3 - 6）、掌根揉法（图3 - 7）；指揉法又分为单指揉法（图3 - 8）、双指揉法（图3 - 9）和三指揉法（图3 - 10）。

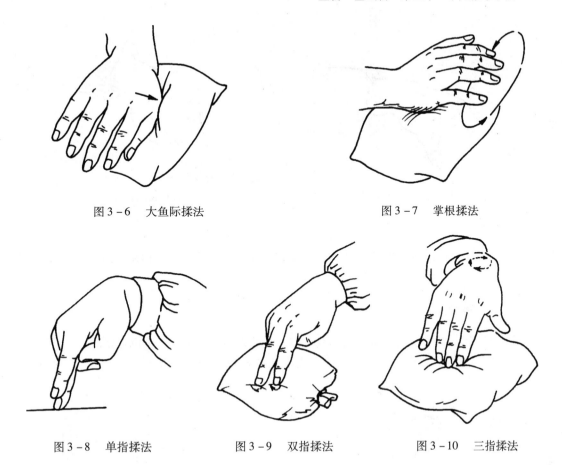

图 3 - 6 大鱼际揉法        图 3 - 7 掌根揉法

图 3 - 8 单指揉法        图 3 - 9 双指揉法        图 3 - 10 三指揉法

【操作要领】

1. 肩、肘、腕放松，以指面或掌面自然吸定于一定部位或穴位上。

2. 前臂做主动摆动，连同腕、掌、指的协调运动，带动吸定部位的皮肤及皮下组织。

3. 动作要灵活协调、缓和而有节律性，频率为每分钟 120～160 次。

揉法轻柔缓和，具有宽胸理气、健脾和胃、活血化瘀、缓急止痛的作用。常用于治疗胸闷胁痛、脘腹胀满、腹泻、便秘、急慢性软组织损伤、小儿脑瘫等。

## 五、推法

用指、掌或肘部在体表做单方向推动的手法称为推法。小儿推拿中常用指面着力即指推法，具体应用时，又根据需要分为直推法、旋推法、分推法和合推法。

### （一）直推法

用拇指桡侧缘或螺纹面，或食、中两指螺纹面在穴位上做单方向的直线推动，称为直推法（图 3 - 11，图 3 - 12）。直推法常用于线状穴位，如开天门、推坎宫、推大肠等。

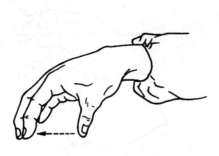

图 3 - 11　拇指直推法

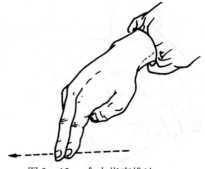

图 3 - 12　食中指直推法

## （二）旋推法

用拇指螺纹面在穴位上做顺时针方向的旋转推摩，称为旋推法（图 3 - 13）。旋推法常用于面状穴位，如旋推脾经、肺经、肾经等。

## （三）分推法

用双手拇指桡侧缘或螺纹面，或用双手食、中指螺纹面自穴位中间向两边做单方向的分向推动，称为分推法（图 3 - 14）。该法常用于线状穴位，如分推坎宫、分腕阴阳、分胸阴阳、分背阴阳等。

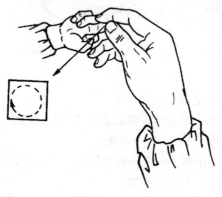

图 3 - 13　旋推法

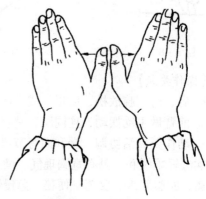

图 3 - 14　分推法

## （四）合推法（和法）

用双手拇指螺纹面从穴位两旁向中间做单方向的合向推动，称为合推法（图 3 - 15）。合推法常用于线状穴位，如合推坎宫、合腕阴阳、合胸阴阳、合背阴阳等。

【操作要领】

1. 肩、肘、腕自然放松，指间关节伸直。

2. 直推法为单方向直线推动；旋推法的运动轨迹是一个面；分推法为分向直线或弧形推动；合推法为合向直线或弧形推动。

3. 用力较揉法轻，不带动皮下组织（轻而不浮）。

4. 动作富有节律性，频率为每分钟 240～300 次。

指推法是小儿推拿常用手法之一，施术时需要借用一定的介质，但蘸药汁干湿应适宜。具有清热散结，疏经通络，理气止痛等作用，配伍其他操作法用于治疗儿科各种常见病和多发病。

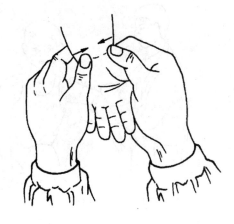

图 3－15　合推法

## 六、运法

用拇指螺纹面或中指螺纹面由此穴向彼穴或在穴周做弧形或环形推动，称为运法，又称运推法（图 3－16）。该法宜轻不宜重，宜缓不宜急，频率为每分钟 80～120 次。主要用于点状或面状穴位，如运内劳宫、运内八卦等。

## 七、搓法

用双手掌面夹住一定部位，相对用力搓揉，并同时做上下往返移动，称为搓法（图 3－17）。操作时双手用力要对称，搓动要快，移动要慢，一般作为结束手法使用。在小儿推拿中，用手指指面在小儿经穴上往来搓摩，也称搓法，如搓脐。

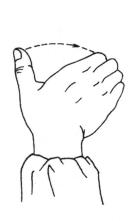

图 3－16　运法

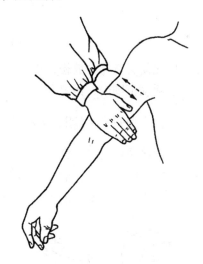

图 3－17　搓法

## 八、摇法

一手托住关节近端，一手握住关节远端，做一定幅度的环转运动，称为摇法。小儿推拿中，摇法常作为结束手法作用于四肢关节，如摇肩法（图 3－18）、摇肘法（图 3－19）、摇腕法（图 3－20）。

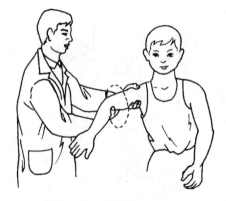

图 3 - 18　摇肩法

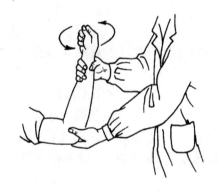

图 3 - 19　摇肘法

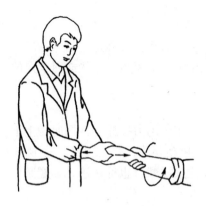

图 3 - 20　摇腕法

　　操作时应先使关节充分放松，以关节近端为中心做环转活动，环转的方向及幅度应在被摇关节的生理活动范围内，因势利导，适可而止。对关节畸形或关节本身有病变者应慎用。

## 九、捏法（捏脊，捏积，翻皮肤）

　　用拇指桡侧缘顶住皮肤，食、中二指前按，三指同时用力提拿肌肤，双手交替捻动向前推行 [图 3 - 21（1）]；或食指屈曲，用食指中节桡侧缘顶住皮肤，拇指前按，二指同时用力提拿肌肤，双手交替捻动向前推行 [图 3 - 21（2）]，称为捏法。

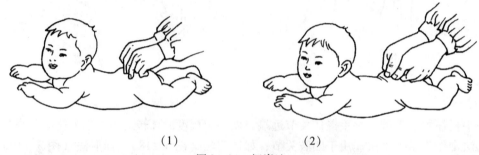

（1）　　　　　　　　　　　　　（2）

图 3 - 21　捏脊法

【操作要领】

1. 捏起患儿肌肤多少要适当。

2. 手法操作轻重要适度，过轻不易"得气"，过重则欠灵活。

3. 切忌拧转肌肤。

4. 动作灵活协调，向前推动时须沿直线，不可歪斜。

捏法主要用于脊柱，故称为"捏脊"。又因主治疳积，故又称"捏积"。具有调阴阳、理气血、和脏腑、通经络、培元气的作用，能强身健体、防治多种病证。在临床应用时通常自下而上，先捏脊三遍，第四遍行"捏三提一"。

## 十、拿法

用大拇指和食、中两指，或大拇指和其余四指做对称性用力，提拿一定部位和穴位，进行一紧一松的拿捏，称为拿法（图3-22）。

属按、捏、掐、揉的综合性临床应用手法，即"提而捏之谓之拿"。该法操作时用力需由轻到重，缓和而有连贯性。

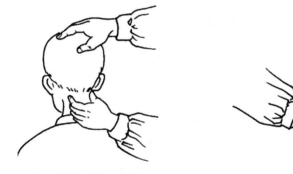

图3-22　拿法

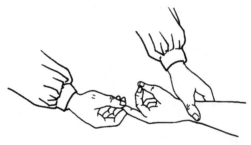

图3-23　捻法

## 十一、捻法

用拇、食指螺纹面捏住一定部位，做状如捻线的快速搓捻动作，称为捻法（图3-23）。捻动时动作要灵活快速，用劲不可呆滞。一般适用于四肢小关节。具有滑利关节、消肿止痛的作用。

## 十二、擦法

用指、掌紧贴一定部位做快速直线往返摩擦，称为擦法。小儿推拿中常使用掌擦法（图3-24）、大鱼际擦法（图3-25）和小鱼际擦法（图3-26）。

【操作要领】

1. 上臂或前臂主动发力，带动掌根、大鱼际或小鱼际做直线往返摩擦。

2. 压力均匀适中，以摩擦感明显又不使皮肤褶皱为度。

3. 操作时往返距离尽量拉长，可在体表涂少许润滑剂，既可防止擦破皮肤，又可使热力渗透。

4. 动作连续不断，操作时间以局部皮肤轻度充血为度。

擦法温热之性较强，具有温经通络、活血止痛的作用。常用于治疗急慢性软组织损伤及脾肾阳虚所致的慢性腹泻、遗尿等病证，也常用于小儿保健。该法操作后，因局部皮肤可出现潮红、灼热，为避免皮肤损伤，不能再在该部位使用其他手法。

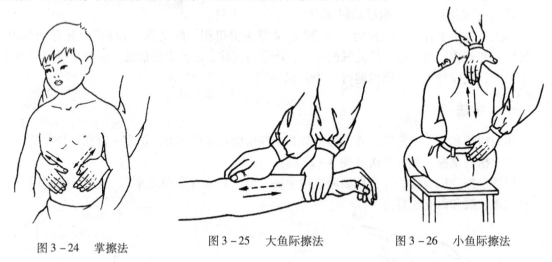

图 3 - 24　掌擦法　　　　图 3 - 25　大鱼际擦法　　　　图 3 - 26　小鱼际擦法

## 十三、抖法

以手握住肢体远端，做连续的小幅度上下抖动，称为抖法。根据抖动的部位、姿势、体位的不同，可分为抖上肢（图 3 - 27）和抖下肢（图 3 - 28）。

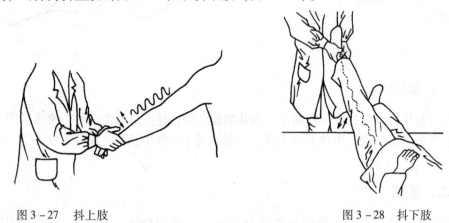

图 3 - 27　抖上肢　　　　　　　　　　　　　　图 3 - 28　抖下肢

【操作要领】

1. 以上臂静止性发力，带动腕关节做小幅度抖动。

2. 抖动时应适度牵拉被抖动的肢体，使之相对伸直，便于抖动的传导。

3. 操作连续不断，抖动的幅度要小，频率要快。

抖法具有舒筋活络、滑利关节的作用。常用于急慢性损伤或小儿脑瘫引起的肢体疼痛、功能障碍等疾患。在小儿推拿中，用五指抓住脐部，进行快速的抖动，又称为抖脐，用于治疗蛔虫团肠梗阻等引起的腹痛、腹胀等。

## 十四、振法

以指或掌在一定的部位或穴位上，做高频率小幅度振动的手法称为振法。以中指指端为着力部位的称指振法（图3-29），以掌面为着力部位的称掌振法（图3-30）。

【操作要领】

1. 前臂和手部的肌肉强烈地静止性用力。

2. 振动的幅度要小，频率要高（每分钟600~800次）。

振法具有温中散寒，理气活血的作用。常用于治疗虚寒性腹痛、胃肠功能紊乱等病证。

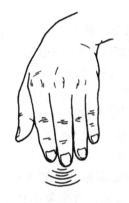
图3-29 指振法

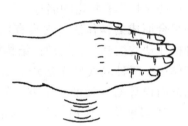
图3-30 掌振法

## 十五、捣法

以腕、指间关节着力，用中指端或食、中指端有节奏地叩击穴位的手法称为捣法，相当于指击法（图3-31）。

【操作要领】

1. 肩、肘、指间关节要自然放松，以腕关节屈伸为主动。

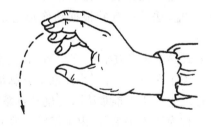
图3-31 捣法

2. 捣击穴位要准确，富有弹性。

捣法具有安神宁志的作用，常用于治疗慢惊风、急惊风等病证。

## 十六、刮法

用汤匙、钱币或玉器的光滑边缘，或用拇指的桡侧缘，或食、中指指面，紧贴皮肤由上往下或向两旁用力移动的手法称为刮法（图3-32）。民间称为刮痧。

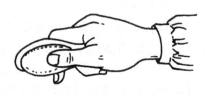
图3-32 刮法

【操作要领】

1. 使用器具必须光滑。
2. 刮动时需紧贴皮肤，用力适中。
3. 紧刮慢移，至皮下充血，见紫红色即可。

刮法刺激较重，可蘸取水或油质作润滑剂，施于眉心、颈项、胸背肋间、肘弯、膝弯等处，具有散发郁热的作用，常用于治疗中暑、痧症等。

# 第三节　常用复式操作法

某种手法或复合手法应用于某一穴位，即手法加穴位称为"操作法"，是推拿治疗小儿疾病的主要手段。其名称即操作名，往往是手法名加穴位名，如推法作用于坎宫穴，称推坎宫。

复式操作法是指具有特定的名称，特有的治疗作用，两种或两种以上的操作法按一定的操作程序组合而成的操作法。它具有以下三大特点：第一，规范化的动作结构与操作程序。每种操作法均按其固有的动作结构施术，并按照规定的操作程序依次施用。第二，特有的治疗作用。每种复式操作法均具有特定的医疗效果，可以把它看成是古代医家为治疗某种病证而设计的一种推拿验方。如：开璇玑具有开通脏腑、理气化痰、消积导滞之功效，专治痰邪壅盛、食积不化引起的胸闷气促、咳痰不畅、食积腹痛等证。第三，形象而朴实的特定名称。复式操作法的名称直接来源于临床，故形象而朴实。有的根据手法、穴位及操作要求命名，如运水入土、运土入水等；有的根据功效命名，如打马过天河、总收法等；有的根据动作形态命名，如黄蜂入洞、凤凰展翅、二龙戏珠、按弦走搓摩等。

复式操作法多数始见于明清时代的小儿推拿专著中。《按摩经》将18种复式操作法归在"三关·手诀"中，《小儿推拿方脉活婴秘旨全书》称之为"十二手法"，《小儿推拿秘诀》称之为"手上推拿法"，《幼科推拿秘书》中则称为"十三大手法"，《窍穴图说推拿指南》中称为"大手术"。由于年代、师承经验等原因，历代医家总结创造的复式操作法术式繁多，名称各异。本节归纳总结临床上常见的11种复式操作法介绍如下。

## 一、黄蜂入洞

【位置】两鼻孔。

【操作】先用食、中二指揉两侧迎香穴，再用食、中二指指端在患儿两鼻孔下缘做揉法（图3-33），各50～100次。

【临床应用】黄蜂入洞能开肺窍，通鼻息，发汗解表。临床常用于治疗外感风寒所致的发热无汗，各种原因致鼻塞、呼吸不畅等证。

【文献摘录】《幼科推拿秘书》："黄蜂入洞，此寒重取

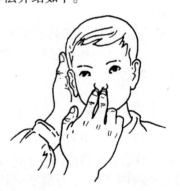

图3-33　黄蜂入洞

汗之奇法也。洞在小儿两鼻孔，我食将二指头，一对黄蜂也。其法屈我大指，伸我食将二指，入小儿两鼻孔揉之，如黄蜂入洞之状。"

## 二、开璇玑

【位置】胸部、腹部。

【操作】先用两手拇指自璇玑穴沿胸肋间隙自上而下向左右两旁分推至季肋，再用食、中二指自鸠尾穴向下直推至脐部，再用摩揉复合手法摩挪患儿腹部，用食、中二指从脐部推至小腹，最后两手拇指交替直推七节骨（图3-34）。上述操作各50~100次。

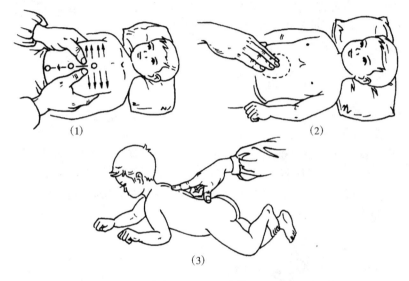

(1)　　　　　　　　(2)

(3)

图3-34　开璇玑

【临床应用】开璇玑为开通上焦、宣通中焦之法，具有开通脏腑、理气化痰、消积导滞之功效。它包括分推胸胁、直推胸部、摩挪神阙、直推下腹、直推七节骨五种操作法。临床上常用于痰邪壅盛、食积不化引起的胸闷气促、咳痰不畅、食积腹痛、积滞胀满、呕吐、泄泻、发热不退等实热证。临证操作时直推七节骨可根据病证虚实的不同选用不同的直推方向。推下七节骨具有泻热通便的作用，常用于实证便秘；推上七节骨具有温阳止泻的作用，常用于脾虚泄泻。

【文献摘录】《幼科集要》："开璇玑：璇玑者，胸中、膻中、气海穴是也。凡小儿气促胸高、风寒痰闭、夹食腹痛、呕吐泄泻、发热抽搐、昏迷不醒，一切危险急症。置儿于密室中，解开衣带，不可当风，医用两手大指蘸姜葱热汁，在病儿胸前左右横推至两乳上近胁处，三百六十一次……再从心坎推下脐腹六十四次，次用热汁入右手掌心合儿脐上，左挪六十四次，右挪六十四次，挪毕，用两手自脐中推下小腹，其法乃备。虚人泄泻者，逆推尾尻穴至命门两肾间，切不可顺推。"

## 三、按弦走搓摩

【位置】胁肋部。

【操作】医者在小儿身后，用双掌按于患儿两腋下胁肋处，自上而下边搓摩边移动直至肚角处（图3－35）。操作50～100次。

【临床应用】本法具有理气化痰、健脾消积的作用。主要用于治疗积痰积气引起的胸闷痞满、咳嗽气急、痰喘不利诸症。

【文献摘录】《幼科推拿秘书》："按弦走搓摩，此法治积聚，屡试屡验。此法开积痰积气痞积之要法也。弦者，勒肘骨也，在两胁上。其法着一人抱小儿坐在怀中，将小儿两手抄搭小儿两肩上，以我两手对小儿两胁上搓摩至肚角下，积痰积气自然运化。若久痞则非一日之功，须久搓摩方效。"

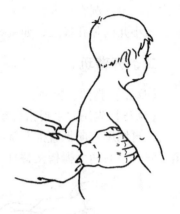

图3－35　按弦走搓摩

### 四、揉脐及龟尾并擦七节骨

【位置】腹部、腰骶部。

【操作】先用一手掌或食、中、无名三指揉脐或揉脐及天枢，另一手拇指或中指端托揉龟尾；再用拇指或食、中二指直推上七节骨或下七节骨（图3－36）。各操作100～300次。

【临床应用】本法能通调任督二脉之经气，并能调理肠腑、止泻导滞。用于治疗泄泻、痢疾、便秘等病证。揉脐及龟尾并推上七节骨为补，能温阳止泻；揉脐及龟尾并推下七节骨为泻，能泻热通便。

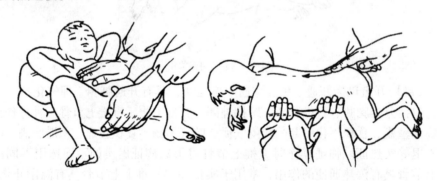

图3－36　揉脐及龟尾并擦七节骨

【文献摘录】《幼科推拿秘书》："此治痢疾之良法也。龟尾者，脊骨尽头闾尾穴也。七节骨者，从头骨数第七节也。其法以我一手三指揉，又以我一手，托揉龟尾，揉脐，自龟尾擦上七节骨为补，水泻专用补。若赤白痢，必自上七节骨擦下龟尾为泻。推第二次，再用补，盖先去大肠热毒，然后可补也。"

### 五、打马过天河

【位置】前臂内侧。

【操作】先用中指运内劳宫，50～100次；再用食、中二指指面蘸凉水从总筋穴起沿天

河水弹打至洪池穴，边弹打边吹气（图3-37），
10~20遍。

【临床应用】本法性凉大寒，能行气活血，
清解里热。用于治疗高热烦躁、神昏谵语、上肢
麻木、惊风抽搐等实热证。

【文献摘录】《按摩经》："打马过河，温凉。
右运劳宫毕，屈指向上弹内关、阳池、间使、天
河边，性凉退热用之。"

《小儿推拿广意》："打马过天河：此法性凉
去热，医用左大指掐儿总筋，右大、中指如弹琴，
当天河弹过曲池，弹九次。再将右大指掐儿肩井、
琵琶、走马之穴，掐下五次是也。"

《厘正按摩要术》："打马过天河：法主凉，能去热病。"

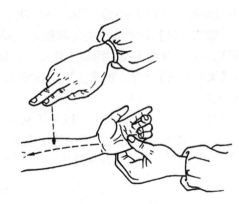

图3-37 打马过天河

## 六、水底捞明月

【位置】双手掌心。

【操作】医者一手拿患儿四指，使其掌心向
上，滴凉水于患儿内劳宫处，再用另一手拇指螺
纹面或中指指端蘸水由小指根推运起，经掌小横
纹、小天心至内劳宫，边推运边吹气。又称水底
捞月、水里捞月、水中捞月、水中捞明月（图
3-38）。50~100次。

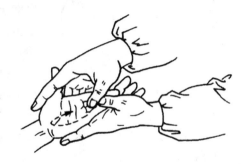

图3-38 水底捞明月

【临床应用】此法大寒大凉，能清热凉血，
宁心除烦。用于治疗高热烦躁、神昏谵语等邪入营血的各类实热病证。

【文献摘录】《幼科推拿秘书》："水底捞明月：此
退热必用之法也。水底者小指边也。明月者，手心内劳
宫也。其法以我手拿住小儿手指，将我大指自小儿小指
旁尖，推至坎宫，入内劳轻拂起，如捞明月之状。再一
法，或用凉水点入内劳，其热即止，盖凉入心肌，行背
上，往脏腑。大凉之法，不可乱用。"又曰："水底明
月最为凉，清心止热此为强。"

## 七、运水入土

【位置】双手掌心。

【操作】用一手握住患儿食指、中指、无名指和小
指，使其掌心向上，另一手拇指指端着力，自患儿小指
根（水底穴）推起，沿手掌边缘，经过掌小横纹、小天心，推运到拇指端脾土穴止，呈单

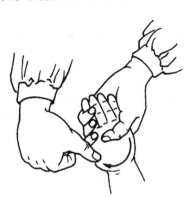

图3-39 运水入土

方向反复推运（图 3 - 39）。100 ~ 300 次。

【临床应用】运水入土能健脾助运，润燥通便。常用于久病、虚证，如因脾胃虚弱引起的消化不良、食欲不振、泻痢、便秘、疳证等。

【文献摘录】《保赤推拿法》："运水入土，从小儿指梢肾经推去……至大指梢脾经按之，补脾土虚弱。"

《按摩经》："运水入土，以一手从肾经推去，经兑、乾、坎、艮至脾土按之。脾土太旺，水火不能既济，用之，盖治脾土虚弱。"

《小儿推拿方脉活婴秘皆全书》："运水入土：能治脾土虚弱，小便赤涩。"

## 八、运土入水

【位置】双手掌心。

【操作】用一手握住患儿食指、中指、无名指和小指，使其掌心向上，另一手拇指指端着力，自患儿大指根推起，沿手掌边缘，经过小天心、掌小横纹，推运到小指端肾水穴止，呈单方向反复推运（图 3 - 40）。100 ~ 300 次。

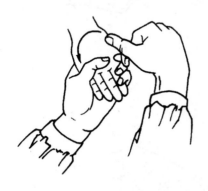
图 3 - 40　运土入水

【临床应用】运土入水能清利湿热，利尿止泻。常用于新病、实证，如因湿热内蕴而引起的少腹胀满、小便赤涩、小便频数、泄泻、痢疾等病证。

【文献摘录】《保赤推拿法》："运土入水，从大指梢脾经推去……至小指梢肾经按之，治小便赤涩。"

《按摩经》："运土入水，照前法反回是也（按：指运水入土法）。肾水频数无统用之，又治小便赤涩。"

## 九、二龙戏珠

【位置】食指、无名指端，阴池、阳池、曲池穴。

【操作】用一手拿捏患儿食指、无名指指端，另一手按捏患儿阴池、阳池两穴，并由此边按捏边缓慢向上移动至曲池穴。寒证重按阳池穴，热证重按阴池穴，最后一手拿捏阴池、阳池两穴，另一手拿捏患儿食指、无名指并摇动（图 3 - 41）。按捏 5 ~ 6 遍，摇动 20 ~ 30 次。

【临床应用】该法性温和，功能调理阴阳，既能通阳散寒，又能清热镇惊。常用于治疗寒热不和、四肢抽搐、惊厥等病证。

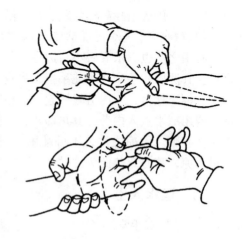
图 3 - 41　二龙戏珠

【文献摘录】《小儿推拿方脉活婴秘旨全书》："二龙戏珠法，用二大指、二盐指（食指）并向前，小指在两旁，徐徐向前，一进，一退，小指两旁掐穴，半表半里也。"又曰："二龙戏珠，利结止搐之猛将。"

《小儿推拿广意》："此法性温。医将右大、食、中三指捏儿肝、肺两指，左大、食、中指三指捏儿阴、阳二穴往上一捏一捏，捏至曲池五次。热证阴捏重而阳捏轻，寒证阳重而阴轻。再捏阴、阳，将肝、肺两指摇摆二九、三九是也。"

《幼科推拿秘书》："二龙戏珠，此止小儿四肢掣跳之良法也。其法性温，以我食将二指，自儿总经上，参差以指头按之，战行直至曲池陷中。重揉，其指头如圆珠乱落，故名戏珠，半表半里。"

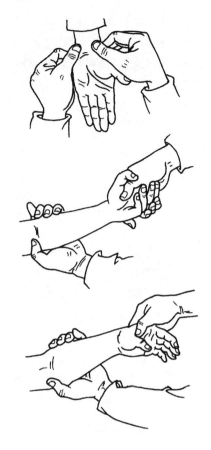

## 十、凤凰展翅

【位置】手背部。

【操作】用双手握住患儿腕部，两手拇指分别按捏在阴池、阳池穴上，然后向外摆动腕关节24次；再用一手托住患儿肘肘部，另一手握住患儿手背部，上下摆动腕关节24次；最后一手托住患儿肘肘，另一手握住手背，用拇指掐住虎口，屈伸腕关节24次（图3-42）。

图3-42　凤凰展翅

【临床应用】该法能祛寒解表，宣通气机。常用于治疗因风寒困扰而致的寒性咳喘、呃逆、惊悸等病证。

【文献摘录】《小儿推拿广意》："此法性温，治凉。医用两手托儿手掌向上，于总上些，又用两手上四指在下两边爬开，二大指在上阴、阳穴往两边爬开，两大指在阴、阳二穴，往两边向外摇二十四下，掐住捏紧一刻，医左大食中三指侧拿儿肘，手向下轻摆三四下，复用左手托儿肘肘上，右手托儿手背，大指掐住虎口，往上向外顺摇二十四下。"

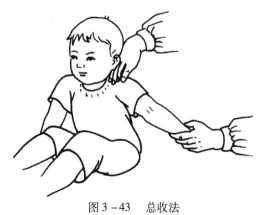

图3-43　总收法

## 十一、总收法

【位置】肩井穴、手指。

【操作】用一手中指或拇指按揉患儿肩井穴，另一手拇、食、中三指拿捏住患儿食指和无名指或中指，屈伸并摇动其同侧上肢（图3-43）。按揉5~10次，屈伸、摇各20~30次。

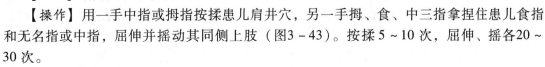

【临床应用】本法具有调阴阳，通经络，通行一身之气血的作用。常作为外感内伤诸证推拿治疗结束法使用，含关门之意，故称总收法。特别是久病体虚者更宜用此法。

【文献摘录】《幼科推拿秘诀》："总收法：诸症推毕，以此法收之，久病更宜用此，永不犯。其法以我左手食指，掐按儿肩井陷中，乃肩膊眼也。又以我右手紧拿小儿食指、无名指，伸摇如数，病不复发矣。"

《幼科铁镜》："肩井穴是大关津，掐此开通血气行，各处推完将此掐，不愁气血不周身。"

## 第四节　手法补泻

"补虚泻实"是中医辨证施治中"扶正祛邪"基本原则的具体体现。"补"乃补正气之不足，凡能补助气、血、津液等人体的基本物质和增强人体功能活动的治疗方法，均谓之"补"；"泻"则泻邪气之有余，凡能祛除邪气和抑制邪气亢盛的治疗方法，即谓之"泻"。手法补泻的特点是没有补药或泻药进入人体，但通过手法对机体各部位进行不同方式的刺激，使机体内部得到调整，同样达到扶正祛邪的目的。

小儿特殊的生理病理特点决定了机体感应的灵敏性，故临床非常重视小儿推拿手法的补泻。即所谓"推拿掐揉，性与药同，寒热温凉，取效指掌"。一般情况下，小儿推拿的补泻，与所选用手法的性质、手法的刺激量、手法的快慢、手法操作的方向等有关。

### 一、手法的性质

一般来说，从选用手法的性质来看，凡轻柔和缓的手法均为补，相对明快刚健的手法即为泻。如揉法、摩法、运法、振法、擦法、捻法等相对轻柔和缓，可以调阴阳、理气血、调和脏腑、温通经络，常起到补益脏腑、扶助正气的作用，可谓补法；按法、掐法、拿法、捏法、搓法、捣法等相对明快刚健，多有醒神开窍、通络止痛的作用，可谓之泻法。

### 二、手法的刺激量

手法的刺激量是衡量有效治疗量的标准之一，刺激量的大小取决于所选用手法的力度和操作次数（或操作时间）。恰当的力度和操作次数，可使刺激量适中，能促使疾病很快痊愈；相反，刺激量过大或过小，不能掌握好补或泻，就有可能出现"虚者更虚、实者更实"的现象。凡刺激量小的手法为补法；刺激量大的手法为泻法。刺激量的大小是一个相对的概念，相同力度的手法作用于同一个孩子的不同穴位所产生的刺激量不同，如指揉关元穴100次可以温补脾肾、增强机体抵抗力，属于补法，但作用于天突穴则起到催吐的作用，属于泻法；相同刺激的手法作用于不同年龄的孩子所产生的刺激量也不同，如摩腹3分钟作用于5～6岁的小儿是补法，作用于新生儿可能就是泻法。正如徐谦光在《推拿三字经》中所指出："大三万，小三千，婴三百，加减量，分岁数，轻重当。"

### 三、手法的频率

手法操作的频率从某种角度上说，也可以归为刺激量的问题，如同一个手法作用相同的时间，频率高则刺激量大，频率低则刺激量小。故频率高（速度快）者为补，频率低（速度慢）者为泻。如《厘正按摩要术》中说："急摩为泻，缓摩为补。"

### 四、手法操作的方向

小儿推拿特定穴往往以特定的操作方向决定补泻。如临床常用的脾经、肝经、心经、肺经、肾经等特定穴，遵循旋推为补、直推为清的规律。其他特定穴，遵循向上为补、向下为泻，向内为补、向外为泻，向心为补、离心为泻，顺时针操作为补、逆时针操作为泻的规律。如推大肠、推小肠，由指尖向指根方向直推为补、从指根向指尖方向直推为泻。又如《小儿推拿广意》中记载："运太阳，往耳转为泻，往眼转为补。"《小儿推拿秘诀》指出："寒证往里摇，热证往外摇。"

有时候需要选用经络上的穴位，即经穴，此时遵循顺经络走行方向操作为补、逆经络走行方向操作为泻的规律。如推上中脘，由下往上直推为顺经操作，具有健脾益气的作用，属于补法；推下中脘则具有消积导滞的作用，属泻法。

此外，小儿推拿手法的补泻，在许多文献中还提到与"性别"有关，如徐用宣《秘传看惊掐筋口授手法诀》记载："男子推上三关，为热为补，推下六腑为凉为泻；女子推下三关，为热为补，推上六腑为凉为泻。"而《小儿推拿广意》中则这样描述："男左三关推发汗，退下六腑谓之凉，女右六腑推上凉，退下三关谓之热。"目前临床上对此大多没加强调，但是否确有讲究，还有待进一步研究。

手法的补泻作用是客观存在的，但临床需要确定某一种操作法的补泻作用还应该综合以上影响因素，结合患儿的年龄、体质、选用穴位的性质和治疗时间的长短等进行综合分析，才能够得出较为确切的结论。选用操作法时，应辨病与辨证相结合、注意病证虚实、因人而施，这样才能取得预期的疗效。

# 第四章

# 小儿推拿常用穴位

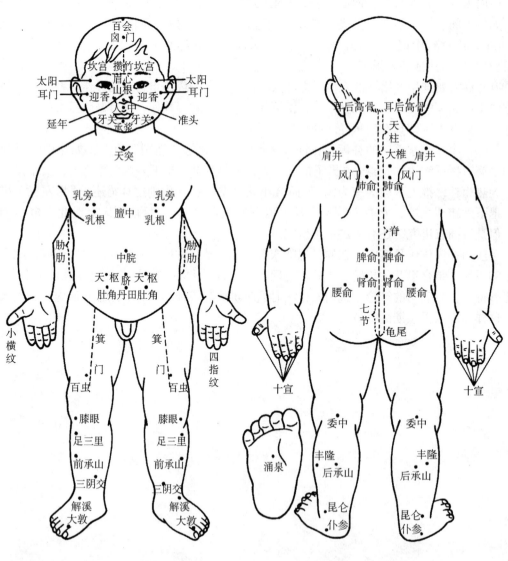

图4-1　正面穴位图　　　　　　图4-2　背面穴位图

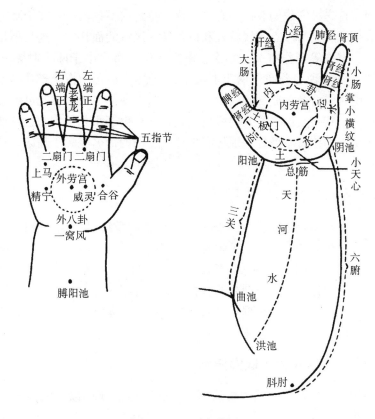

图4-3 上肢穴位图

# 第一节 概 述

## 一、小儿推拿常用穴位的分类

小儿推拿常用穴位根据临床应用的需要，通常分为五类：经穴、经外奇穴、经验穴、阿是穴和特定穴。经穴是指手足阳明经、太阳经、少阳经，手足少阴经、厥阴经、太阴经，任脉、督脉等十四经上的穴位，如手太阴肺经经穴尺泽、鱼际，足阳明胃经经穴足三里、丰隆等。由于小儿脏腑经脉发育未全，故小儿经穴的使用没有成人那么普遍。经外奇穴是指能找到古代文献依据，并有奇特效果的穴位，如印堂、太阳。经验穴是指有独特的治疗效果，但未完全得到公认的穴位，如桥弓、肾纹。阿是穴是指痛点或其他病理反应点。特定穴是指小儿推拿所特有的，具有较好疗效的穴位，如肝经、心经、脾经、肺经和肾经等。

## 二、小儿推拿特定穴的特点

小儿推拿特定穴为小儿所特有的穴位，在穴位的表面形态、分布、名称及内容方面与其他类的穴位不同。首先，穴位的表面形态多样化。特定穴不仅具有存在于肌肉纹理缝隙之中的点状穴，还有从一点到另一点的线状穴和覆盖某一区域的面状穴，这与小儿推拿手法常用直推法、旋推法、摩法等操作有关。其次，多数穴位分布集中于两手肘关节以下，有"小儿百脉皆汇于两掌"之说。分布于两手肘关节以下的特定穴约占全部推拿特定穴的半数，其次为头面部，胸腹腰背及下肢部则较少，这可能与严寒的冬天，患儿可免去脱衣之苦，方便治疗有关。再次，特定穴的名称及内容均比较朴素。由于小儿推拿的独特理论体系直接来源于临床，故特定穴的位置不像经穴那样有规律，它们的命名也源于临床，具有自然天成的味道，非常朴素。

### 三、小儿推拿特定穴的命名原则

小儿推拿特定穴在命名过程中也遵循了非常朴素的辩证唯物论，按照"取类比象"的方法，使用了多种命名方法。如根据脏腑命名的有脾、肝、大肠、小肠等；根据穴位的作用命名的有精宁、端正、睛明、止泻等；根据古代哲学命名的有八卦（内、外）、阴池、阳池、肝木、肺金等；根据人体部位命名的有腹、胁、乳根、乳旁等；根据江海河流命名的有山根、天河水、洪池、水底等；根据动物名称命名的有老龙、黄蜂、百虫、龟尾等；根据建筑物体命名的有天庭、天门、三关等。

### 四、小儿推拿常用穴位的取穴原则

小儿推拿常用穴位的取穴方法主要依据体表解剖标志（即以人体体表的骨节、肌肉的突起和凹陷、皮肤的皱纹、乳头、发际、脐、唇、眉等作为定穴的主要标志），结合人体的骨度分寸法而确定。临床应用选穴时，采用近取、远取、随症取穴的原则。近取是指选取病痛局部和邻近的穴位。远取是指选用远隔病痛部位的穴位。随症取穴即指选取对某些病证有特殊疗效，可起到对症治疗作用的穴位。

### 五、小儿推拿常用穴位的配穴原则

小儿推拿的配穴法可采用传统意义上的前后、上下、左右、表里、远近等配穴法。由于小儿疾病的辨证强调脏腑辨证，故还常应用经脉五行相关配穴法。小儿的特定穴中，肝、心、脾、肺、肾、大肠、小肠等脏腑均分布于两手，如五指分属五脏，五脏与五行相配，故可根据五行的生克制化原理进行配伍应用。如肺虚咳嗽，可根据五行中母子相生、相乘相侮的原理，采用"补三抑一"法，即补脾经、肺经、肾经，泻肝经的配穴方法。

## 第二节　头面颈项部穴位

头面颈项部穴位在临床应用中的特点是十四经穴较多，其中有手三阳经、足三阳经、任脉和督脉经穴。推拿特定穴共有 30 多个，仅次于上肢，位居第二。其次还有著名的经外奇穴如太阳，经验穴如桥弓，这些穴位易与特定穴相混淆。本节重点讲述临床上常用的 14 个穴位。

## 一、天门（攒竹）

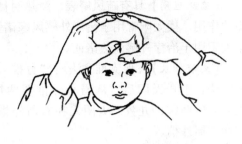

图 4 - 4　推攒竹

【位置】两眉中间至前发际成一直线。

【穴位类别】推拿特定穴。

【操作】两拇指自下而上交替直推，称开天门，又称推攒竹（图 4 - 4）。若用两拇指自下而上交替推至囟门为大开天门。开天门 30 ~ 50 次。

【临床应用】具有疏风解表、醒脑明目、镇静安神的作用。常用于治疗风寒感冒、头痛、发热等证，多与推坎宫、揉太阳合用；若治疗惊惕不安、烦躁不宁，多与清肝经、捣小天心、掐揉五指节、按揉百会等合用。

【文献摘录】《小儿推拿广意》："推攒竹，医用两大指自儿眉心交替往上直推是也。"

《厘正按摩要术》："推攒竹法：法治外感内伤均宜。医用两大指，春夏蘸水，秋冬蘸葱姜和真麻油，由儿眉心，交互往上直推。"

《保赤推拿法》："开天门法：凡推，皆用葱姜水，浸医人大指；若儿病重者，须以麝香末，粘医人指上用之。先从眉心向额上，推二十四数，谓之开天门。"

## 二、坎宫

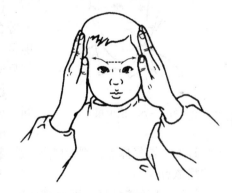

图 4 - 5　分推坎宫

【位置】自眉头起沿眉至眉梢成一横线。

【穴位类别】推拿特定穴。

【操作】两拇指自眉头向眉梢做分推，称推坎宫，又称分头阴阳（图 4 - 5）。推坎宫 30 ~ 50 次。

【临床应用】具有疏风解表、醒脑明目、止头痛的作用。用于治疗外感发热、头痛，常与开天门、揉太阳等合用；若用于治疗目赤肿痛，多与清肝经、掐揉小天心、揉肾纹、清天河水等合用。

【文献摘录】《小儿推拿广意》："推坎宫，医用两大指，自小儿眉心分过两旁是也。"

《厘正按摩要术》："推坎宫法：法治外感内伤均宜。医用两大指，春夏蘸水，秋冬蘸葱姜和真麻油，由小儿眉心上，分推两旁。"

## 三、太阳

【位置】眉梢后凹陷中。

【穴位类别】经外奇穴。

【操作】两拇指自前向后直推，称推太阳。用中指端揉，称揉太阳。用中指端自太阳穴向其周围运推，称运太阳（图 4 - 6）。揉太阳 100 ~ 300 次，推、运太阳 30 ~ 50 次。

【临床应用】具有疏风解表、清热明目、止头痛的作用。揉太阳常用于治疗外感风寒诸证，推、运太阳用于治疗外感风热诸证。

【文献摘录】《保赤推拿法》："分推太阴穴太阳穴法：于开天门后，从眉心分推至两眉外梢。太阴太阳两穴，九数。太阴穴在右眉外梢，太阳穴在左眉外梢。"

《厘正按摩要术》："推面部手部次第也，推坎宫二十四次，推攒竹二十四次，运太阳二十四次……为按摩不易之法。"

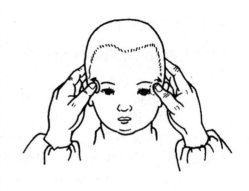

图 4-6　运太阳

## 四、山根

【位置】两目内眦连线中点（鼻根低洼处）。

【穴位类别】推拿特定穴。

【操作】用拇指甲掐，称掐山根（图 4-7）。掐山根 3~5 次。

【临床应用】掐山根能醒神开窍。常与掐人中、掐老龙等合用治疗各种原因引起的昏迷、惊风、抽搐等急症，能迅速缓解症状。山根穴还可用作望诊，如见山根处青筋显露，为脾胃虚寒或惊风、胆怯。

【文献摘录】《幼科推拿秘书》："山根，在两眼中间，鼻梁骨，名二门。"

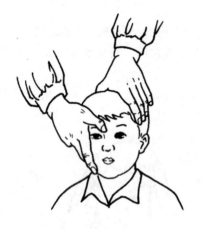

图 4-7　掐山根

《厘正按摩要术》："山根为足阳阴胃经之脉络，小儿乳食过度，胃气抑郁，则青黑之纹横截于山根，主生灾。"又："病人鼻尖山根明亮，目眦黄者病欲愈。"

《针灸大成·按摩经·面色图歌》："山根青隐隐，惊遭是两重，若还斯处赤，泻燥定相攻。"

## 五、人中

【位置】头面前正中线，人中沟上 1/3 与下 2/3 交界处。

【穴位类别】督脉经穴。

【操作】用拇指甲掐，称掐人中（图 4-8）。用食指或中指端揉，称揉人中。掐人中 3~5 次，揉人中 30~50 次。

【临床应用】掐人中能醒神开窍，常与掐山根、掐十王、掐老龙等配伍治疗各种原因引起的昏迷、惊风、抽搐等证。揉人中常与按揉牙关合用治疗口眼㖞斜。

【文献摘录】《肘后备急方》："令爪其病人人中，

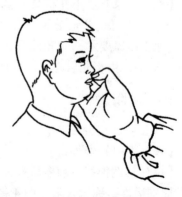

图 4-8　掐人中

取醒。"

《幼科推拿秘书》："水沟：在准头下，人中是也。"

## 六、迎香

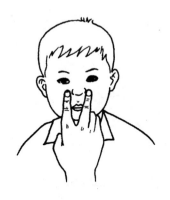

图 4 - 9 揉迎香

【位置】鼻翼外缘，鼻唇沟陷中。

【穴位类别】手阳明大肠经经穴。

【操作】用食、中二指指端按揉，称揉迎香（图 4 - 9）。用食、中指两指指面或双手拇指桡侧缘在两侧迎香穴，自上而下推擦，称分推迎香。揉迎香 50 ~ 100 次，分推迎香 30 ~ 50 次。

【临床应用】鼻为肺窍，能宣肺气、通鼻窍。揉迎香常配伍清肺经、拿风池等治疗外感风寒引起的鼻塞、流清涕等证。分推迎香常用于治疗外感风热引起的呼吸不畅、鼻塞、流浊涕。

【文献摘录】《针灸大成·按摩经·认筋法歌》："急惊……口眼俱闭，迎香泻。"

## 七、牙关

【位置】耳下 1 寸，下颌骨陷中。

【穴位类别】推拿特定穴。

【操作】用拇指和中指同时用力按拿，称按牙关。用中指揉，称揉牙关（图 4 - 10）。按牙关 5 ~ 10 次，揉牙关 50 ~ 100 次。

【临床应用】按牙关能开窍，常用于治疗急惊风引起的牙关紧闭。揉牙关可牵正，配伍揉人中治疗各种原因引起的口眼㖞斜。

【文献摘录】《厘正按摩要术·立法·按法》："按牙关：牙关在两牙腮尽近耳处，用大中二指，对过着力合按之，治牙关闭者即开。"

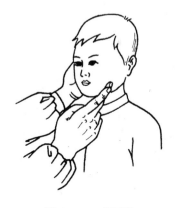

图 4 - 10 揉牙关

《类经图翼》："一名曲牙，一名机关。"又："主治中风牙关不开，失音不语，口眼㖞斜，颊肿牙痛，不可嚼物，头强不得回顾。"

## 八、耳风门（耳门）

【位置】耳屏上切迹之前方与下颌骨髁状突上方凹陷处，张口有孔。

【穴位类别】手少阳三焦经经穴。

【操作】用拇指或中指按揉，称按揉耳风门。按揉耳门 30 ~ 50 次。

【临床应用】能聪耳明目，配伍按揉听宫、听会、翳风等穴治疗耳鸣、耳聋。配伍按拿风池及眼周的穴位可治疗眼疾。还可作望诊。

【文献摘录】《厘正按摩要术》:"风门即耳门,在耳前起肉当耳缺陷中"。"风门在耳前,少阳经所主,色黑则为寒为疝,色青为燥为风"。

《窍穴图说推拿指南》:"风门穴,在耳心旁陷中,开口取之。"

## 九、百会

【位置】头顶正中线与两耳尖连线的交叉点。

【穴位类别】督脉经穴。

【操作】用拇指或中指指端按揉,称按或揉百会(图4-11)。用拇指指甲掐,称掐百会。按百会30~50次,揉百会50~100次,掐百会5~10次。

【临床应用】百会为诸阳之会,具有安神镇惊、升阳举陷的作用。按或掐百会与清肝经、清心经、掐揉小天心等配合用于治疗高热惊风、烦躁。揉百会与补脾经、补肾经、推三关、揉丹田等配合治疗遗尿、脱肛。

【文献摘录】《幼科推拿秘书》:"百会穴,在头顶毛发中。以线牵向发前后,左右重。"

《幼科铁镜》:"百会由来在顶心,此中一穴管通身,扑前仰后喎斜痛,艾灸三九抵万金,腹痛难禁还泻血,亦将灸法此中寻。"

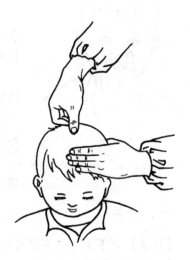

图4-11　揉百会

## 十、囟门

【位置】前发际正中直上,百会前骨陷中。

【穴位类别】推拿特定穴。

【操作】两拇指自前发际向该穴交替推之,称推囟门(囟门未闭时,仅推至边缘)。拇指端轻揉,称揉囟门(正常儿童前囟在出生后12~18个月闭合,故须轻揉,不可用力按压)。用掌面或食、中、无名、小指四指摩,称摩囟门(图4-12)。推囟门30~50次,揉囟门50~100次,摩囟门2~5分钟。

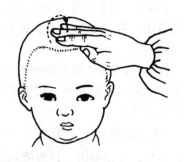

图4-12　摩囟门

【临床应用】推、揉囟门能镇静、安神、通窍。常与推坎宫、运太阳等配合治疗头痛、惊风、鼻塞等证。摩囟门能祛风散寒,常用于小儿保健。

【文献摘录】《千金要方》:"小儿虽无病,早起常以膏摩囟上及手足心,甚辟寒风。"

《幼科推拿秘书》:"囟门穴,在百会前,即泥丸也。"

## 十一、耳后高骨

【位置】耳后入发际高骨处。

【穴位类别】推拿特定穴。

【操作】用拇指或中指端揉耳后高骨下凹陷中，称揉耳后高骨（图4-13）。用两拇指分别推运耳后高骨处，称运耳后高骨。揉耳后高骨50~100次，运耳后高骨30~50次。

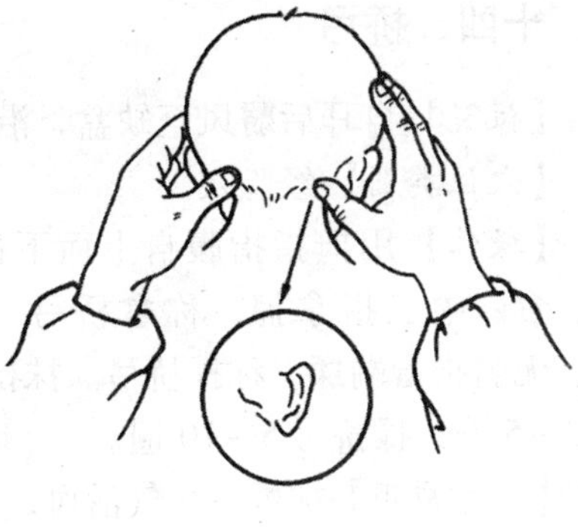

【临床应用】揉耳后高骨能祛风散寒。与推攒竹、推坎宫、揉太阳等合用治疗外感风寒引起的感冒头痛诸证。运耳后高骨疏散风热、安神除烦，治疗外感风热引起的头痛、惊风、神昏烦躁等。

【文献摘录】《厘正按摩要术》："运耳后高骨，用两手中指、无名指。揉运耳后高骨，二十四下毕，再掐三下，治风热。"

《推拿仙术》："拿耳后穴，属肾经能去风。"

图4-13　揉耳后高骨

## 十二、风池

【位置】乳突后方，项后枕骨下大筋外侧陷中。

【穴位类别】足少阳胆经经穴。

【操作】用拇指与食、中两指拿，称拿风池。用双手食指或中指端按揉，称揉风池。拿风池5~10次，揉风池50~100次。

【临床应用】拿风池能发汗解表、祛风明目。拿风池与开天门、推坎宫、揉太阳、掐揉二扇门合用治疗感冒、头痛、发热无汗等证。揉风池与眼周穴位合用可治疗青少年近视、斜视等。

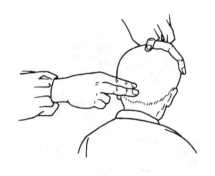

图4-14　推天柱骨

## 十三、天柱骨

【位置】颈后发际正中至大椎穴成一直线。

【穴位类别】推拿特定穴。

【操作】用拇指或食、中指自上而下直推，称推天柱骨（图4-14）。用汤匙边蘸油自上向下刮，称刮天柱骨（由于患儿皮肤娇嫩，可在局部先垫一层绢绸之物再刮）。用拇指自上而下按揉，称揉天柱骨。推天柱骨100~300次，刮至皮下瘀紫。揉天柱骨5~10遍。

【临床应用】推、刮天柱骨能降逆止呕、祛风散寒。与横纹推向板门、揉中脘等合用治疗恶心呕吐。与拿风池、掐揉二扇门等合用治疗外感发热、颈项强痛等证。揉天柱骨能强筋健骨，与按揉肩井、命门、肾俞等合用治疗脑瘫患儿出现的项强或项软等证。

【文献摘录】《幼科推拿秘书》："天柱，即颈骨也。"

### 十四、桥弓

【位置】自耳后翳风至缺盆，沿胸锁乳突肌成一斜线。

【穴位类别】经验穴。

【操作】用拇指指腹自上而下推抹，称抹桥弓。用拇、食、中三指拿捏，称拿桥弓（图 4 - 15）。用食、中、无名指指端揉，称揉桥弓。抹桥弓 10 ~ 30 次，拿桥弓 3 ~ 5 遍，揉桥弓 5 ~ 10 遍。

【临床应用】抹桥弓行气活血，拿桥弓软坚消肿，揉桥弓舒筋通络。三法合用配合颈项部的摇法、扳法治疗小儿先天性肌性斜颈。

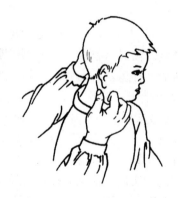

图 4 - 15　拿桥弓

# 第三节　胸腹部穴位

胸腹部穴位的特点是任脉、手三阴、足三阴的经穴较多，推拿特定穴较少。临床操作时，由于选用的手法不同，有时注重穴位，有时注重部位，如掌摩气海穴就是摩以气海为中心的一个区域。一般来说，操作胸腹部的穴位应让患儿取仰卧位，枕下不必垫枕头。但若患儿哭闹使腹肌紧张收缩，会降低治疗效果，此时可让患儿坐于家长膝上或取家长怀抱位，注意避免风寒侵袭。

### 一、天突

【位置】胸骨切迹上缘凹陷中。

【穴位类别】任脉经穴。

【操作】中指微屈，用中指端向下向里随小儿呼吸起落按压，称按天突。用食指或中指端轻揉，称揉天突（图 4 - 16）。按天突 5 ~ 10 次，揉天突 50 ~ 100 次。

【临床应用】揉天突具有理气化痰、降逆平喘的作用。常配合推揉膻中、揉中脘、运内八卦治疗由于气机不利，痰涎壅盛或胃气上逆所致的咳喘、呕吐等证。快速按天突可催吐、利尿，"开上窍而通下窍"，起到"提壶揭盖"的作用。

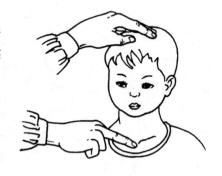

图 4 - 16　揉天突

### 二、膻中

【位置】前正中线上，平第四肋间隙，即两乳头连线的中点。

【穴位类别】任脉经穴。

【操作】中指端揉称揉膻中。用两拇指自穴中向两旁分推至乳头称分推膻中，又称开胸或分胸阴阳（图4－17）。用食、中两指自胸骨切迹向下推至剑突称直推膻中或推膻中。用食、中、无名指沿胸骨自上往下摩擦，称擦膻中。揉膻中50～100次，分推膻中50～100次，推膻中100～300次，擦膻中以热为度。

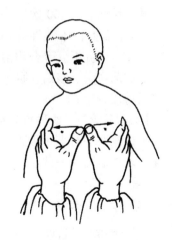

图4－17　分推膻中

【临床应用】膻中为气之会穴，居胸中。揉膻中能宽胸理气、止咳化痰，配合揉天突、揉丰隆等治疗由各种原因引起的胸闷、咳嗽、痰喘。推膻中能降逆止呕，与运内八卦、横纹推向板门、分腹阴阳等合用治疗嗳气、呕吐。分推膻中能宣肺清肺，与清肺经、揉肺俞、脾俞合用治疗热性咳喘。擦膻中则用于治疗寒性咳喘。

【文献摘录】《幼科推拿秘书》："揉膻中、风门：膻中，在胸前堂骨隆处。风门，在脊背下，与膻中相对。揉者，以我两手按小儿前后两穴，齐揉之。以除肺家风寒邪热，气喘、咳嗽之症。"

### 三、乳根

【位置】乳头直下2分，第五肋间隙。

【穴位类别】足阳明胃经经穴。

【操作】用中指端揉，称揉乳根。揉乳根50～100次。

【临床应用】宽胸理气、止咳化痰。常与揉乳旁、推或揉膻中合用治疗胸闷、咳嗽、痰喘等证。

【文献摘录】《幼科推拿秘书》："乳穴：在两乳下。"

### 四、乳旁

【位置】乳旁2分。

【穴位类别】推拿特定穴。

【操作】用中指端揉，称揉乳旁。以食指、中指同时按揉乳根、乳旁，称双指揉。揉乳旁50～100次，双指揉乳根及乳旁30～50次。

【临床应用】宽胸理气、止咳化痰。与揉乳根、推或揉膻中合用治疗胸闷、咳嗽、痰喘等证。

【文献摘录】《推拿仙术》："拿奶旁穴，属胃经能止吐。"

### 五、胁肋（胁）

【位置】从腋下两胁至天枢穴处。

【穴位类别】推拿特定穴。

【操作】用两手掌从腋下正中搓摩至天枢处，称搓摩胁肋（图4－18），又称按弦走搓摩。搓摩胁肋50~100次。

【临床应用】本穴性开而降，能宽胸理气、降气化痰。
与揉膻中、揉乳根乳旁合用治疗由于小儿食积、痰壅、气逆
所致的胸闷痞满、咳喘、腹胀等证。但对中气下陷、肾不纳
气者需慎用。

【文献摘录】《幼科推拿秘书》："将小儿两手抄搭小儿
肩上，以我两手对小儿两肋上搓摩至腹角下，积痰积气自然
运化，若久痞则非一日之功，须久搓摩方效。"

《厘正按摩要术》："摩左右胁，左右胁在胸腹两旁肋膊
处，以掌心横摩两边，得八十一次，治食积痰滞。"

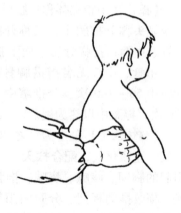

图 4 - 18　搓摩胁肋

## 六、中脘（胃脘，太仓）

【位置】前正中线，脐上4寸。

【穴位类别】任脉经穴。

【操作】用掌根或指端揉，称揉中脘（图4-19）。用掌心或四指摩，称摩中脘。用食、
中两指自中脘向上直推至喉，称推上中脘；或自喉往下推至中脘，称推下中脘。揉中脘50~
100次，摩中脘2~5分钟，推中脘100~300次。

【临床应用】中脘为胃之募穴。揉、摩中脘能健脾和胃、消食和中，与补脾经、摩腹、
按揉足三里合用治疗厌食、泄泻、呕吐、腹痛等证。推上中脘能催吐，与按天突合用治疗小
儿积食不化或误食异物需催吐者。推下中脘能降逆止呕，治疗嗳气、呃逆、呕吐。

【文献摘录】《素问·通评虚实论》："腹暴满，按之不下，取手太阳经络者，胃之募也。"

《幼科推拿秘书》："中脘穴：胃藏饮食处"。"揉中脘……左右揉则积滞食闷即消化矣"。

《厘正按摩要术》："推胃脘：由喉往下推，止吐。由中脘往上推，则吐。均须蘸汤。"

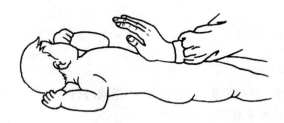

图 4 - 19　揉中脘

## 七、脐（神阙）

【位置】肚脐正中。

【穴位类别】任脉经穴。

【操作】用中指端或掌根揉，称揉脐（图4-20）。用食、中、无名指或掌根摩，称摩
脐。用食、中、无名指搓摩脐腹部，称搓脐。用拇指和食、中二指或五指抓肚脐并抖动脐
部，称抖脐。用食、中指两指自脐直推至耻骨联合上缘，称推下小腹。揉脐100~300次，

摩脐2~5分钟，搓脐2~3分钟，抖脐1~3分钟，推下小腹50~100次。

【临床应用】揉脐、摩脐能温阳散寒、补益气血、健脾和胃、消食导滞。与摩腹、揉龟尾、推七节骨合用治疗腹泻、便秘、腹痛、疳积等证。揉脐配合铜钱固定还可治疗脐疝。搓脐、抖脐、推下小腹能行气活血、理肠止痛，用于治疗蛔虫团或粪便肠梗阻。

【文献摘录】《按摩经》："揉脐法：掐斗肘毕，又以左大指按儿脐下丹田不动，以右大指周围搓摩之，一往一来。"

《幼科推拿秘书》："揉脐及龟尾并擦七节骨：此治泻痢之良法也。……自龟尾擦上七节骨为补，水泻专用补。若赤白痢，必自上七节骨擦下龟尾为泻。……若伤寒后，骨节痛，专擦七节骨至龟尾。"

《厘正按摩要术》："摩神阙：神阙即肚脐。以掌心按脐并小腹，或往上，或往下，或往左，或往右，按而摩之，或数十次数百次。治腹痛，并治便结。"

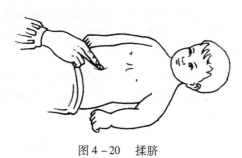

图4-20　揉脐

## 八、腹

【位置】腹部。

【穴位类别】推拿特定穴。

【操作】用四指指面或掌根摩，称摩腹（图4-21）。沿肋弓角边缘或自中脘至脐，由上而下，从中间向两旁分推，称分推腹阴阳或分腹阴阳（图4-22）。摩腹2~5分钟，分推腹阴阳100~300次。

【临床应用】摩腹、分推腹阴阳具有理气消食、健脾和胃的作用。与运内八卦、补脾经、揉板门、捏脊、按揉足三里等合用治疗小儿厌食，因乳食停滞、胃气上逆引起的恶心、呕吐、腹胀、腹痛、腹泻、便秘等证。摩腹还常与捏脊、按揉足三里合用作为小儿推拿保健常规操作法之一。

【文献摘录】《厘正按摩要术》："摩腹，用掌心团摩满腹上，治伤乳食。"

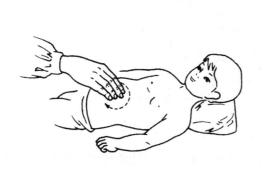

图4-21　摩腹

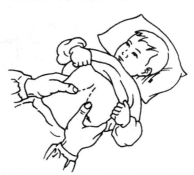

图4-22　分推腹阴阳

## 九、丹田

【位置】小腹部，脐下2~3寸之间。

【穴位类别】推拿特定穴。

【操作】用食、中、无名指指面或掌面摩，称摩丹田（图4-23）。用拇指或中指指端揉，称揉丹田。摩丹田2~5分钟，揉丹田50~100次。

【临床应用】摩、揉丹田能培肾固本、温补下元、分清别浊。配合补肾经、推三关、揉外劳治疗小儿先天不足诸证，寒凝少腹之腹痛、疝气、遗尿、脱肛等证。配合推箕门、清小肠可治疗尿潴留。

【文献摘录】《幼科推拿秘书》："丹田穴，即气海也。"

《厘正按摩要术》："摩丹田：丹田在脐下。以掌心由胸口直摩之，得八十一次。治食积气滞。"

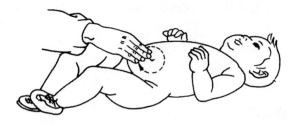

图4-23  摩丹田

## 十、肚角

【位置】脐下2寸，旁开2寸大筋处。

【穴位类别】推拿特定穴。

【操作】用拇、食、中三指做拿法，称拿肚角（图4-24）。用中指端按，称按肚角。拿肚角3~5次，按肚角5~10次。

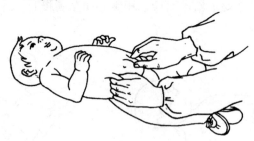

图4-24  拿肚角

【临床应用】按、拿肚角可消食导滞、理气止痛。作为止腹痛的要法，可治疗各种原因引起的腹痛，特别是寒痛、伤食痛。

【文献摘录】《厘正按摩要术》："按肚角：肚角在脐之旁。用右手掌心按之，治腹痛，亦止泄泻。"

## 十一、天枢

【位置】脐正中旁开 2 寸。

【穴位类别】足阳明胃经经穴。

【操作】用食、中指同时按揉，称揉天枢（图 4 - 25）。揉天枢 50 ~ 100 次。

【临床应用】揉天枢能疏调肠腑、理气消滞。与摩腹、揉脐、揉龟尾、推七节骨等合用治疗腹泻、呕吐、食积、便秘等证。若与清肺经、推板门合用还可协助治疗痰迷心窍引起的神昏。

【文献摘录】《幼科推拿秘书》："揉天枢：天枢穴在膻中两旁两乳之下，揉此以化痰止嗽。其揉法：以我大食两指八字分开，按而揉之。"

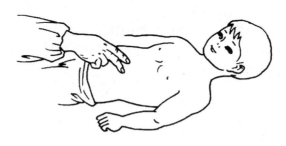

图 4 - 25 揉天枢

# 第四节 腰背部穴位

腰背部穴位的特点是足太阳膀胱经及督脉的经穴较多，推拿特定穴较少，但临床操作时，特定穴应用的机会较多。龟尾、七节骨、天柱骨等穴尽管位于后正中线上，但不属于督脉经穴，而为特定穴。

## 一、肩井

【位置】大椎与肩峰连线的中点。

【穴位类别】足少阳胆经经穴。

【操作】用拇指与食、中二指对称用力提拿肩井，称拿肩井（图 4 - 26）；用指端按或揉，称按肩井或揉肩井。拿、按肩井 5 ~ 10 次，揉肩井 50 ~ 100 次。

【临床应用】本法能宣通气血、发汗解表。拿或按肩井常与开天门、推坎宫、揉太阳等配合治疗外感发热无汗、肩臂疼痛、惊风抽搐等病证。揉肩井常与按揉肩贞、肩髃、曲池等穴配合治疗小儿脑瘫、产后麻痹或小儿麻痹症等原因引起的上肢瘫痪或活动不利。

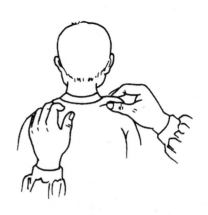

图 4 - 26 拿肩井

【文献摘录】《幼科铁镜》:"肩井穴是大关津,掐此开通血气行,各处推完将此掐,不愁气血不周身。"

## 二、大椎

【位置】第七颈椎棘突下。

【穴位类别】督脉经穴。

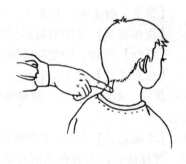

图 4-27  揉大椎

【操作】用中指端揉,称揉大椎(图4-27)。用双手拇指和食指对称用力将大椎穴周围的皮肤捏起,并进行挤捏,称捏大椎。用汤匙或钱币之光滑物边缘蘸水或麻油自上而下刮,称刮大椎。揉大椎50~100次,捏或刮至局部皮肤轻度充血为度。

【临床应用】本法具有清热解表、通经活络的作用。揉大椎配合开天门、推坎宫、揉太阳、按肩井治疗外感发热、颈项强直等。捏大椎配伍分胸阴阳及背阴阳,对治疗百日咳有特殊疗效。刮大椎常用于治疗中暑发热。

## 三、风门

【位置】第二胸椎棘突下,旁开1.5寸。

【穴位类别】足太阳膀胱经经穴。

【操作】用食、中两指指端或螺纹面着力按或揉双侧风门穴,称按风门或揉风门(图4-28)。按风门5~10次,揉风门50~100次。

【临床应用】具有疏风解表、止咳化痰、疏经通络的作用。与清肺经、揉肺俞、揉膻中等配伍治疗外感咳嗽、气喘等。与揉二人上马、揉肾顶、分手阴阳等配伍治疗骨蒸潮热、盗汗等。与拿委中、拿昆仑、推摩脊柱等配伍治疗腰背肌肉疼痛等。

【文献摘录】《幼科推拿秘书》:"肺经热清寒补……前揉膻中,后揉风门,两手一齐揉。"又:"咳嗽揉之,取热。"

## 四、肺俞

【位置】第三胸椎棘突下,旁开1.5寸。

【穴位类别】足太阳膀胱经经穴。

【操作】用两手拇指或一手食、中两指指端或螺纹面同时按揉两侧肺俞穴,称揉肺俞。用两手拇指桡侧缘自肩胛骨内缘从上而下向两侧分推,称分推肺俞或分推肩胛骨或分背阴阳。用食、中、无名指指面着力擦,称擦肺俞。揉肺俞50~100次,分推肺俞100~300次,擦至局部皮肤轻度充血为度。

【临床应用】揉肺俞、分推肺俞能调肺

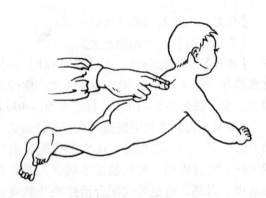

图 4-28  揉风门

气、补虚损、止咳嗽。揉肺俞、擦肺俞常配伍开天门、推坎宫、揉太阳、揉耳后高骨等治疗外感风寒发热、咳嗽或寒性喘咳。分推肺俞常用于外感风热或热性喘咳。

【文献摘录】《保赤推拿法》："此穴在肩膊之夹缝处，两边两穴，揉之化痰。"

《幼科铁镜·推拿代药赋》："肺俞重揉，漫夸半夏、南星。"

《厘正按摩要术》："推肺俞：肺俞在第三椎下，两旁相去脊各一寸五分，对乳引绳取之。须蘸葱姜汤。左旋推入属补，右旋推入属泻，但补泻须分四六数用之。治伤寒。"

### 五、脾俞

【位置】第十一胸椎棘突下，旁开1.5寸。

【穴位类别】足太阳膀胱经经穴。

【操作】用两手拇指或一手食、中两指指端或螺纹面同时按揉两侧脾俞穴，称揉脾俞。用手掌小鱼际着力擦，称擦脾俞。揉脾俞50~100次，擦至局部皮肤轻度充血为度。

【临床应用】揉脾俞能健脾胃、助运化、祛水湿。与补脾经、揉板门、摩腹等配伍治疗呕吐、泄泻、厌食、积滞等脾胃虚弱或失调之证。擦脾俞能温运脾阳，与擦肾俞、揉丹田等配伍治疗各种原因引起的全身气血亏虚、津液不足或脾阳虚寒诸证。

### 六、肾俞

【位置】第二腰椎棘突下，旁开1.5寸。

【穴位类别】足太阳膀胱经经穴。

【操作】用两手拇指或一手食、中两指指端或螺纹面同时按揉两侧肾俞穴，称揉肾俞（图4-29）。用掌根或手掌小鱼际着力擦，称擦肾俞。揉肾俞50~100次，擦至局部皮肤轻度充血为度。

【临床应用】揉肾俞能滋阴壮阳、补益肾气。配伍补脾经、揉二人上马、推三关治疗肾虚腹泻或阴虚便秘；配伍揉肺俞、揉脾俞

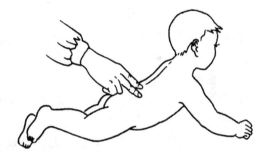

图4-29 揉肾俞

治疗阴虚哮喘；配伍揉腰俞、拿委中、按揉足三里等治疗慢性腰痛、下肢痿软乏力等病证。擦肾俞能温补肾阳，常用于治疗久病或他病及肾导致肾元虚寒、命门火衰诸证；也常作为能补肾益智的常规操作法之一，广泛应用于小儿保健推拿中。

### 七、腰俞

【位置】第三腰椎棘突下，旁开3.5寸凹陷中。

【穴位类别】经外奇穴。

【操作】用双手拇指指端或螺纹面着力，同时按揉两侧腰俞穴，称按腰俞或揉腰俞。按腰俞5~10次，揉腰俞50~100次。

【临床应用】按、揉腰俞能通经活络。配伍揉肾俞、拿委中、按揉足三里等治疗腰痛、下肢

瘫痪等病证。

【文献摘录】《幼科推拿秘书》："腰俞穴：对前腰旁。"

## 八、脊柱

【位置】大椎至长强成一直线（第七颈椎棘突到龟尾穴）。

【穴位类别】推拿特定穴。

【操作】用食、中二指指面自上而下直推，称推脊柱（图4-30）。用拇指指端自上而下按揉，称按脊柱。用指面或掌面自上而下摩，称摩脊柱。用捏法自下而上提捏，或捏三下将背脊皮提一下，即捏三提一，称捏脊柱（图4-31）。推脊100～300次，按脊、摩脊或捏脊一般操作3～5遍。

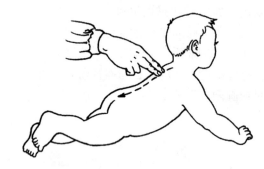
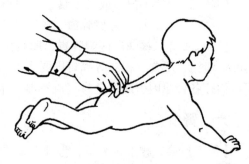

图4-30 推脊柱　　　　　　　　　　　　图4-31 捏脊

【临床应用】推脊柱能清热，配伍清天河水、退六腑可清解脏腑实热，配伍揉二人上马、推涌泉可清虚热。按脊柱具有较好的舒经通络作用，配伍揉肾俞、拿委中、按揉阳陵泉治疗小儿脑瘫、小儿麻痹后遗症或产伤麻痹等。

捏脊柱能调阴阳、理气血、和脏腑、通经络、培元气。配伍补脾、补肾经、推三关、摩腹、按揉足三里等治疗先、后天不足引起的一切慢性病证。本法单用称捏脊疗法，常用于治疗小儿厌食、积滞、疳证、腹泻等病证；也常作为主要操作法之一，广泛用于小儿保健。

【文献摘录】《肘后备急方》："拈取其脊骨皮，深取痛引之，从龟尾至顶乃止。未愈更为之。"

## 九、七节骨

【位置】第二腰椎（命门）至尾椎骨端（龟尾）成一直线。

【穴位类别】推拿特定穴。

【操作】用拇指或食、中指二指指面自上而下或自下而上做直推，称推下七节骨或推上七节骨，统称推七节骨（图4-32）。推七节骨100～300次。

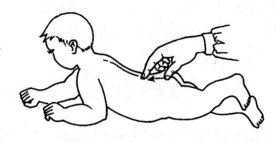

图4-32 推上七节骨

【临床应用】推上七节骨能温阳止泻，配伍按揉百会、揉丹田等治疗虚寒腹泻、久痢，或气虚脱肛、遗尿等证。推下七节骨能泻热通便，常配伍摩腹、揉天枢、揉龟尾等治疗肠热便秘、痢疾等证。

【文献摘录】《幼科推拿秘书》："七节骨：水泻，从龟尾向上擦如数，立刻即止；若痢疾，必先从七节骨往下擦之龟尾，以去肠中热毒，次日方自下而上也。"

## 十、龟尾（尾闾，长强）

【位置】尾椎骨端。

【穴位类别】推拿特定穴。

【操作】用拇指或中指端揉，称揉龟尾（图4-33）。揉龟尾100~300次。

【临床应用】揉龟尾具有"通调督脉之经气，调理大肠之功能"的作用，穴性平和，既能止泻，又能通便。配伍摩腹、揉脐、推上七节骨能温阳止泻，治疗泻痢、脱肛。配伍摩腹、揉天枢、推下七节骨能泻热通便，治疗肠热便秘、痢疾等证。用于小儿或成人保健中，称"收谷道"。

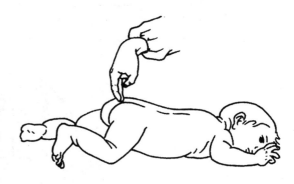

图4-33 揉龟尾

【文献摘录】《小儿推拿方脉活婴秘旨全书》："揉龟尾并揉脐，治水泻、乌痧、膨胀、脐风、月家盘肠等证。"

《小儿推拿广意》："龟尾：揉之，止赤白痢、泄泻之症。"

# 第五节 上肢部穴位

上肢部穴位的特点是特定穴数目最多，约占全部推拿特定穴的半数，而且多集中在两手肘关节以下，临床应用较为方便，故使用率较高。这些穴位的表面形态既有点状，又有面状和线状；点状穴有十四经的经穴，也有经外奇穴、经验穴和特定穴；而面状穴和线状穴基本上都属于推拿特定穴。

## 一、脾经（脾土，脾）

【位置】拇指末节螺纹面，或拇指桡侧缘，自指尖直至指根成一线。

【穴位类别】推拿特定穴。

【操作】旋推拇指末节螺纹面（图4-34），或将患儿拇指屈曲，循拇指桡侧缘自指尖向指根方向直推为补（图4-35），称补脾经；将患儿拇指伸直，从指根向指端方向直推为清，称清脾经（图4-36）。补脾经和清脾经统称推脾经。推脾经100~500次。

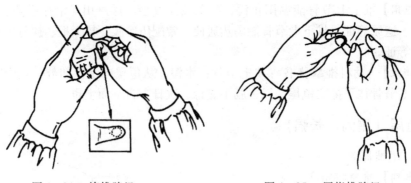

图 4 - 34　旋推脾经　　　　　　图 4 - 35　屈指推脾经

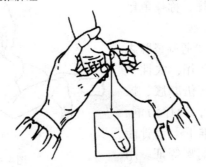

图 4 - 36　清脾经

【临床应用】补脾经能健脾胃、补气血，配伍摩腹、捏脊、揉足三里等治疗脾胃虚弱、气血不足引起的食欲不振、肌肉瘦弱、消化不良诸证。补脾经配伍开天门、推坎宫、清肺经等还可用于透疹。清脾经能清利湿热、化痰止呕，配伍揉中脘、分腹阴阳等治疗中焦湿热所致皮肤发黄、恶心呕吐、腹泻等证。

由于小儿具有"脾常不足"的生理特点，不宜攻伐太甚，故一般情况下，临床上多用补脾经，较少用清脾经。若需清脾经时则用清后加补，或以清胃经代替。

补脾经作为小儿常用保健操作法之一，与摩腹、捏脊、揉足三里配伍广泛用于小儿保健，具有促进小儿生长、增强体质、有效预防疾病的作用。

【文献摘录】《按摩经》："掐脾土：屈指左转为补，直推之为泻。饮食不进人瘦弱，肚起青筋，面黄，四肢无力用之。"

《幼科铁镜·推拿代药赋》："大指脾面旋推，味似人参、白术。泻之，则为灶土、石膏。"

《厘正按摩要术》："大指脾胃，宜多补，如热甚，可略泻。"

## 二、肝经（肝木，肝）

【位置】食指末节螺纹面。

【穴位类别】推拿特定穴。

【操作】旋推或自指尖向食指掌面末节指纹方向直推为补，称补肝经。自食指掌面末节指纹向指尖方向直推为清，称清肝经（图4-37）。补肝经和清肝经统称推肝经。用指甲掐，称掐肝经，又称泻肝经。掐肝经5～10次，推肝经100～500次。

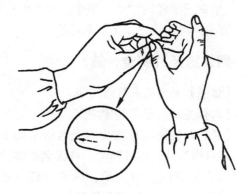

图4-37　清肝经

【临床应用】清肝经能平肝泻火、解郁除烦。配伍清心经、掐小天心治疗高热神昏、烦躁不安、五心烦热等证。泻肝经能息风镇惊，配伍掐十王、老龙等治疗惊风、抽搐。

由于小儿具有"肝常有余"的生理特性，故一般情况下，临床上多用清肝经或泻肝经，较少用补肝经。若肝虚应补时则需补后加清，或以补肾经代替，称为"滋肾养肝"法或"滋水涵木"法。

【文献摘录】《推拿三字经》："肝穴在食指端，为将军之官，可平不可补，补肾即补肝。"

《幼科铁镜·推拿代药赋》："食指泻肝，功并桑皮、桔梗。旋推止嗽，效争五味、冬花。"

《幼科推拿秘书》："推肝木：肝木在食指，肝属木，木生火，肝火动人，眼目昏闭，法宜清。诸病从火起，人最平者肝也，肝火盛则伤脾。退肝家之热，又必以补脾土为要。"

## 三、心经（心火，心）

【位置】中指末节螺纹面。

【穴位类别】推拿特定穴。

【操作】旋推或自指尖向中指掌面末节指纹方向直推为补，称补心经。自中指掌面末节指纹向指尖方向直推为清，称清心经（图4-38）。补心经和清心经统称推心经。用指甲掐，称掐心经，又称泻心经。掐心经5～10次，推心经100～500次。

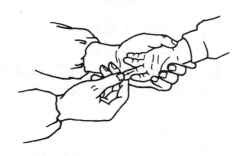

图4-38　清心经

【临床应用】清心经能清热退心火，配伍清天河水、清小肠等治疗心火旺盛引起的高热神昏、烦躁不安、面赤口疮、小便短赤等证。泻心经能息风镇惊，配伍掐肝经、掐精宁等治疗惊风、抽搐。

由于小儿具有"心常有余"的生理特性，一般情况下，临床上多用清心经或泻心经，较少用补心经。若气血不足而见五心烦热、睡卧露睛等证需用补法时，可补后加清，或以补脾经代替。

【文献摘录】《幼科推拿秘书》："凡心火动，口疮弄舌，眼大小眦赤红，小水不通，皆宜推而清之。"又曰："推心火：宜清不宜补，补则于人不利，宜切记。"

《推拿三字经》:"心、膻中二穴在中指端,心血亏者,上节来回推之,清补乃宜不可妄用,有火天河水代之,无虚不可补。"

## 四、肺经(肺金,肺)

【位置】无名指末节螺纹面。

【穴位类别】推拿特定穴。

【操作】旋推或自指尖向无名指掌面末节指纹方向直推为补,称补肺经。自无名指掌面末节指纹向指尖方向直推为清,称清肺经(图4-39)。补肺经和清肺经统称推肺经。推肺经100~500次。

【临床应用】补肺经能补益肺气,配伍补脾经、揉二人上马、推三关等治疗肺气虚损所致的咳嗽、气喘、遗尿、自汗、盗汗等肺经虚寒证。清肺经能宣肺清热、疏风解表、化痰止咳,配伍清天河水、退六腑、分推膻中等治疗感冒发热、热性咳喘等肺经实热证。清肺经还可调节皮肤毛

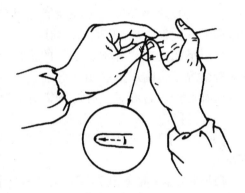

图4-39 清肺经

孔的开合,如清肺经配伍按揉肩井,可发汗;清肺经配伍退六腑,可止汗。

【文献摘录】《小儿推拿广意》:"肺金:推之止咳化痰,性主温和。"

《幼科推拿秘书》:"小指上一节名为无名指,属肺。肺气通于鼻,络联于无名指,通胸前膻中穴、背后风门穴。"

## 五、肾经(肾水,肾)

【位置】小指末节螺纹面。

【穴位类别】推拿特定穴。

【操作】旋推或自指尖向小指掌面末节指纹方向直推为补,称补肾经。自指根向指尖方向直推为清,称清肾经(图4-40)。补肾经和清肾经统称推肾经。推肾经100~500次。

【临床应用】补肾经能补肾益脑、温养下元,配伍补脾经、揉脾俞、擦肾俞治疗先天不足、久病体虚诸证或肾虚久泻、遗尿、虚性咳喘、自汗、盗汗等。清肾经能清利下焦湿热,配伍清小肠、推箕门等治疗下焦蕴热所致的小便短赤、尿急、尿频等。

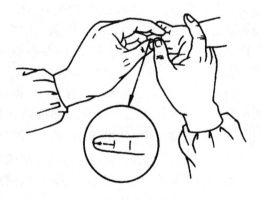

图4-40 清肾经

由于小儿具有"肾常不足"的生理特性,一般情况下,临床上多用补肾经,较少用清肾经。若需清肾经时则用清后加补,或以清小肠代替。

【文献摘录】《小儿推拿广意》："肾水：推之退腑脏之热，清小便之赤；如小便短，又宜补之。"

《按摩经》："掐肾经，二掐小横纹，退六腑，治大便不通、小便赤色涩滞、肚作膨胀、气急、人事昏迷，粪黄者，退凉用之。"

《幼科铁镜》："肾水：小指与后溪推上为清、下补之。小便闭赤清之妙，肾虚便少补为宜。小指正面属肾水。"

## 六、胃经

【位置】拇指掌面近掌端第一节。

【穴位类别】推拿特定穴。

【操作】旋推或自拇指掌面第一指间关节向指根方向直推为补，称补胃经。自拇指掌面掌指关节向指端方向直推为清，称清胃经。补胃经和清胃经统称推胃经。推胃经100～500次。

【临床应用】清胃经能清利中焦湿热、和胃降逆止呕，配伍清大肠、退六腑、揉天枢、推下七节骨治疗脘腹胀满、潮热烦渴、便秘、纳呆等证。清胃经还可配伍清肺经、清天河水治疗胃火上亢引起的衄血。

补胃经能健脾胃、助运化，配伍补脾经、揉中脘、摩腹、按揉足三里治疗脾胃虚弱所致的厌食、腹泻、纳呆、腹胀等证。但由于胃在藏象学说中属"腑"，"腑"的特性是"以通为用"，故一般情况下，临床上多用清胃经，较少用补胃经，若需补胃经则用补后加清，或以补脾经代替。

【文献摘录】《厘正按摩要术》："大指端脾，二节胃。"

《推拿三字经》："胃穴，自古无论之也，殊不知其治病甚良，在板门外侧黄白皮相毗乃真穴也，向外推治呕吐、呃逆、响呃、气噎等症甚速。"

## 七、大肠（大肠筋，大肠侧，指三关）

【位置】食指桡侧缘，自食指尖至虎口成一直线。

【穴位类别】推拿特定穴。

【操作】从食指尖沿食指桡侧缘向虎口方向直推为补，称补大肠（图4-41）。反之为清，称清大肠。补大肠和清大肠统称为推大肠。推大肠100～300次。

【临床应用】补大肠能涩肠固脱、温中止泻。配伍补脾经、推三关、摩腹、揉龟尾、推上七节骨治疗腹泻、脱肛等肠腑虚寒证。清大肠能清利肠腑、除湿热、导积滞。配伍清天河水、退六腑、揉龟尾、推下七节骨等治疗湿热、积食滞留肠道，身热腹痛，利下赤白，大

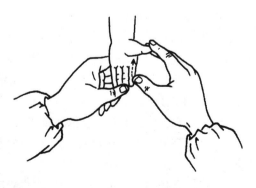

图4-41 补大肠

便秘结等肠腑实热证。大肠临床上称指三关时，还可用于小儿望诊。

【文献摘录】《小儿推拿方脉活婴秘旨全书》："大肠侧推到虎口，止泻止痢断根源。"

《幼科推拿秘书》："大肠筋在食指外边，络联于虎口，直到食指侧巅"。"向外正推泻肝火，左向里推补大肠。"

## 八、小肠（小肠筋）

【位置】小指尺侧边缘，自指尖至指根成一直线。

【穴位类别】推拿特定穴。

【操作】自指尖向指根方向直推为补，称补小肠（图4-42）。反之，自指根向指尖方向直推为清，称清小肠。补小肠和清小肠统称为推小肠。推小肠100～300次。

【临床应用】补小肠能温补下元，配伍补肾经、揉肾俞、横擦腰骶部治疗下焦虚寒引起的腹泻、多尿、遗尿等证。清小肠能清利下焦湿

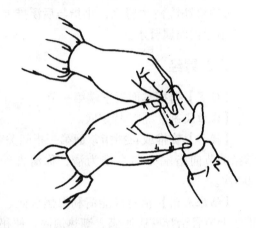

图4-42　补小肠

热、泌清别浊。配伍清大肠、清天河水、推下七节骨治疗小便短赤不利、尿闭、水泻或心火下移小肠引起的各种症状。

【文献摘录】《幼科推拿秘书》："小肠筋在小肠外边，络联于神门，直至小肠侧巅。"

《推拿三字经》："小便闭，清膀胱，补肾水，清小肠（小肠心之府，心气一动，肺气一行，化物出焉）。"又："小肠、膀胱二穴，俱在小指外侧，小便闭，膀胱气化不行，向外清之，老幼加减。"

《按摩经》："小肠经赤色，主小便不通，青色主气结。"

《小儿推拿学概要》："本穴治小儿泄泻最效，不但能利小便，同时尚能分清降浊。"

## 九、五经

【位置】拇、食、中、无名、小指五个手指的螺纹面。

【穴位类别】推拿特定穴。

【操作】用一手持患儿手掌，使患儿俯掌五指收拢，另一手拇指放在患儿掌背，四指并拢自掌指关节向指端做推法，称推五经。推五经50～100次。

【临床应用】推五经能清热解表，配伍清天河水、退六腑等治疗外感发热，尤其对6个月以内的患儿效好。

【文献摘录】《小儿推拿方脉活婴秘旨全书》："运五经纹，治五脏六腑气不和。"

《推拿三字经》："五经穴，即五指根纹，来往推之，能开脏腑寒火而腹中和平，肚胀良。"

《幼科推拿秘书》："运五经……此法能治大小便结，开咽喉胸膈中闷塞。"

《小儿推拿广意》："五经者，五指尖也，心肝脾肺肾也，如二三节即为腑。"

## 十、肾顶

【位置】小指顶端。

【穴位类别】经验穴。

【操作】用中指或拇指端按揉，称揉肾顶（图4-43）。揉肾顶100~500次。

【临床应用】揉肾顶能收敛元气、固表止汗。配伍补肾经、擦肾俞、揉二人上马等治疗肾虚所致自汗、盗汗或大汗淋漓不止，解颅等证。

【文献摘录】《小儿推拿学概要》："功用收敛元气，固表止汗。"

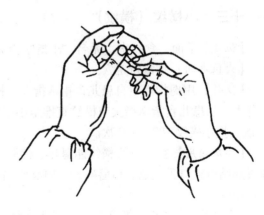

图4-43　揉肾顶

## 十一、肾纹

【位置】掌面，小指第二指间关节横纹处。

【穴位类别】经验穴。

【操作】用中指或拇指指端按揉，称揉肾纹。揉肾纹100~500次。

【临床应用】揉肾纹能祛风明目、散瘀消结。配伍清肝经、清心经、清天河水等治疗心脾积热所致的目赤肿痛、鹅口疮、高热等。

【文献摘录】《小儿推拿学概要》："本穴治结膜充血，眼前房出血，以及患儿高热，呼吸气凉，手足逆冷等，用之屡效。"

## 十二、掌小横纹

【位置】掌面小指根下，尺侧掌纹头。

【穴位类别】推拿特定穴。

【操作】用中指或拇指端按揉，称揉掌小横纹（图4-44）。揉掌小横纹100~500次。

【临床应用】揉掌小横纹能清热散结、宣肺化痰止咳。配伍分胸阴阳、分背阴阳、清肺经等治疗心肺热结所致喘咳、流涎。配伍清心经、清胃经、清天河水等治疗口舌生疮。揉掌小横纹配伍刮大椎对消除湿性啰音有一定作用。掌小横纹为治疗肺炎、百日咳要穴。

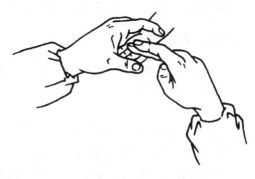

图4-44　揉掌小横纹

【文献摘录】《小儿推拿学概要》："本穴为治喘咳、口舌生疮等证的效穴。"

### 十三、小横纹（横纹）

【位置】掌面，食、中、无名、小指掌指关节横纹处。

【穴位类别】推拿特定穴。

【操作】用拇指指甲自患儿食指掌指关节横纹依次掐至小指，称掐小横纹。用拇指螺纹面着力，从患儿食指掌指关节横纹直推至小指掌指关节横纹，称推小横纹。掐小横纹各 5 ~ 10 次，推小横纹 100 ~ 300 次。

【临床应用】掐、推小横纹能退热、消胀、散结。配伍清胃经、清天河水、开璇玑治疗脾胃热结所致口舌生疮、口唇破烂、腹满胀痛等。推小横纹配伍清肺经对消除干性啰音有一定作用。

【文献摘录】《小儿推拿广意》："小横纹：掐之退热除烦，治口唇破烂。"

### 十四、四横纹（四横）

【位置】掌面，食、中、无名、小指第一指间关节横纹处。

【穴位类别】推拿特定穴。

【操作】用拇指甲掐，称掐四横纹。用拇指螺纹面着力，从患儿食指横纹推向小指横纹，称推四横纹。掐四横纹各 5 ~ 10 次，推四横纹 100 ~ 300 次。也可用毫针或三棱针点刺出血。

【临床应用】掐四横纹能清热除烦、散瘀消结。配伍补脾经、揉中脘、摩腹治疗积滞、疳证等。推四横纹能调中行气、和气血、消胀满。配伍揉中脘、开璇玑治疗胸闷、脘腹胀满等证。点刺出血治疗疳积，为治疳要穴。

【文献摘录】《按摩经》："推四横纹，和上下之气血，人事瘦弱，奶乳不思，手足常掣，头偏左右，肠胃湿热，眼目翻白者用之。"又曰："推四横纹：以大指往来推四横纹，能和上下之气，气喘腹痛可用。"

《小儿推拿广意》："四横纹：掐之退腑脏之热，止肚痛，退口眼喎斜。"

### 十五、大横纹

【位置】仰掌，腕后横纹，从阳池（相当于手太阴肺经的太渊穴）至阴池（相当于手少阴心经的神门穴）成一直线。

【穴位类别】推拿特定穴。

【操作】两拇指自掌后横纹中（总筋）向两旁分推，称分推大横纹（图 4 - 45），又称分腕阴阳；自两旁（阴池、阳池）向总筋合推，称合腕阴阳。分腕阴阳或合腕阴阳 30 ~ 50 次。

【临床应用】分腕阴阳能平衡阴阳、调和气血、行滞消食。配伍开天门、推坎宫、揉太阳、掐总筋等治疗

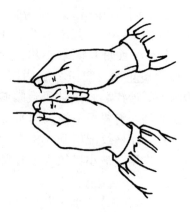

图 4 - 45　分推大横纹

阴阳不调、气血不和所致的寒热往来、烦躁不安。配伍补脾经、摩腹、揉板门等治疗乳食积滞而致的腹胀、腹泻、呕吐等证。合腕阴阳能行痰散结，配伍揉肾纹、清天河水治疗痰结喘嗽、胸闷胀满等证。

【文献摘录】《按摩经》："分阴阳，止泄泻痢疾，遍身寒热往来，肚膨呕逆用之。"又："合阴阳，从下合之，理气血用之。"

《小儿推拿方脉活婴秘旨全书》："横纹两傍，乃阴阳二穴。就横纹上，以两大指中分，望两傍抹，为分阴阳。肚胀，腹膨胀，泄泻，二便不通，腑脏虚，并治。"

《幼科推拿秘书》："分阴阳……能和气血。凡一切膨胀泄泻，如五脏六腑有虚，或大小便不通，或惊风痰喘等疾，皆可治之。至于乍寒乍热尤为对症。热多则分阳从重，寒多则分阴从午。"又："合阴阳……盖因痰涎涌甚。"

## 十六、总筋（黄筋）

【位置】掌后腕横纹中点。

【穴位类别】推拿特定穴。

【操作】用中指或拇指端按揉，称揉总筋。用拇指甲掐，称掐总筋（图4－46）。揉总筋100～300次，掐总筋5～10次。

【临床应用】掐总筋能清热散结，配伍清天河水、清心经等治疗口舌生疮、潮热、夜啼等实热证。配伍掐人中、拿合谷、掐老龙等治疗惊风抽搐。揉总筋能通调周身气机，配伍开天门、推坎宫、揉太阳、分推大横纹作为外感内伤常规操作使用。

【文献摘录】《按摩经》："掐总筋，过天河水，能清心经，口内生疮、遍身潮热、夜间啼哭、四肢常掣，去三焦六腑五心潮热病。"又曰："诸惊风，总筋可治。"

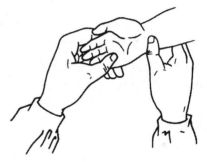

图4－46 揉总筋

《小儿推拿广意》："掐总筋，推天河，治口内生疮，吐热，人事昏沉。"

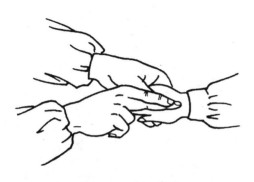

图4－47 揉一窝风

## 十七、一窝风（乙窝风）

【位置】手背腕横纹正中凹陷处。

【穴位类别】推拿特定穴。

【操作】用中指或拇指端按揉，称揉一窝风（图4－47）。揉一窝风100～300次。

【临床应用】揉一窝风能温中行气、止痹痛、利关节。配伍推三关、拿肚角、揉中脘治疗食积或受寒引起的腹痛、肠鸣。配伍按揉总筋、揉内关、摇腕关节治疗上肢或腕部痹痛。

【文献摘录】《推拿三字经》："一窝风穴在

掌背下腕窝处，仅在横纹中心，专治下寒肚疼。揉不计数，以愈为止。"

### 十八、膊阳池

【位置】手背一窝风后3寸。

【穴位类别】手少阳三焦经经穴。

【操作】用中指或拇指端按揉，称揉膊阳池。用拇指甲掐，称掐膊阳池。揉膊阳池50~100次，掐膊阳池5~10次。

【临床应用】掐、揉膊阳池能止头痛、通大便、利小便。配伍开天门、推坎宫、揉太阳治疗感冒头痛；配伍摩腹、揉脐、揉龟尾、推下七节骨治疗大便秘结；配伍揉丹田、推箕门、清小肠等治疗小便频数、赤涩短少。

【文献摘录】《按摩经》："掐阳池，止头痛，清补肾水，大小便闭塞或赤，眼翻白，又能发汗。"

《小儿推拿方脉活婴秘旨全书》："阳池穴，在掌根下三寸是。治风痰，头痛。"

### 十九、肘肘

【位置】屈肘，肘关节尺骨鹰嘴突起处。

【穴位类别】推拿特定穴。

【操作】用一手固定患儿肘臂，并用拇指或中指按住本穴，另一手握患儿腕部做摇法，称摇肘肘或运肘肘。摇肘肘20~30次。

【临床应用】摇肘肘能滑利关节、行气顺气。配伍按揉曲池、弹拨小海等治疗上肢痿痹或屈伸不利。

【文献摘录】《厘正按摩要术》："摇肘肘，左手托儿肘肘运动，右手持儿手摇动，能治痞。"

《保赤推拿法》："乌龙摆尾法：用左手拿儿肘肘，右手拿儿小指摇动，如摆尾之状，能开儿闭结。"

### 二十、板门（版门，昄门）

【位置】手掌大鱼际平面。

【穴位类别】推拿特定穴。

【操作】用拇指指端按揉，称揉板门（图4-48）。用拇指螺纹面或桡侧缘自患儿拇指指根推向腕横纹，称板门推向横纹，反之称横纹推向板门。揉板门50~100次，推板门100~300次。

【临床应用】揉、推板门能健脾和胃、消食导滞，可运达上下之气。揉板门配伍推脾经、揉中脘治疗食欲不振、乳食积滞、嗳气腹胀、

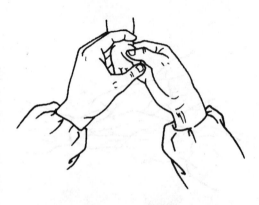

图4-48　揉板门

腹泻等证。推板门对胃肠的蠕动具有双向调节作用：板门推向横纹能止泻，横纹推向板门能止吐。临床上对于一些较为顽固的疳证，有时还可用"割治"板门的方法治疗。

【文献摘录】《按摩经》："揉板门，除气促、气攻、气吼、气痛、呕胀用之。"

《小儿推拿广意》："板门：揉之，除气吼、肚胀。"

## 二十一、小天心（天心）

【位置】手掌大小鱼际交接处凹陷中。

【穴位类别】推拿特定穴。

【操作】用一手固定患儿四指，使其掌心向上，用另一手拇指或中指指端按揉，称揉小天心（图4-49）；用拇指指甲掐，称掐小天心；用中指指尖或屈曲的指间关节捣，称捣小天心。揉小天心50~100次，掐小天心5~10次，捣小天心20~30次。

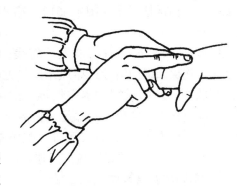

图4-49 揉小天心

【临床应用】揉小天心能清热、镇惊、明目、利尿，配伍清心经、清天河水、清肝经治疗心经有热所致目赤肿痛、口舌生疮、惊惕不安或心火下移小肠而致小便短赤等。掐小天心能镇惊安神，配伍掐人中、老龙、端正等治疗惊风抽搐。捣小天心具有牵正的作用，配伍眼周穴位治疗斜视。

【文献摘录】《按摩经》："掐小天心，天吊惊风，眼翻白偏左右，及肾水不通用之。"

《幼科铁镜》："儿眼翻上者，将大指甲在小天心向掌心下掐即平。儿眼翻下者，将大指甲在小天心向总筋上掐即平。"

《小儿推拿广意》："小天心，揉之，清肾水。"

## 二十二、内劳宫（内劳，内牢，内牢宫，牢宫）

【位置】掌心中，屈指时中指、无名指指端之间中点。

【穴位类别】手厥阴心包经经穴。

【操作】用拇指或中指端揉，称揉内劳宫（图4-50）。用拇指螺纹面自内劳宫向其周围推运，称运内劳宫。揉内劳宫100~300次，运内劳宫10~30次。

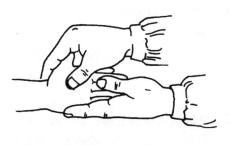

图4-50 揉内劳宫

【临床应用】揉内劳宫能清热除烦，配伍清心经、清小肠、揉小天心治疗心经有热所致口舌生疮、发热、烦渴等证。运内劳宫能清虚热，主要用于治疗心、肾两经虚热所致五心烦热、潮热盗汗。

【文献摘录】《按摩经》："揉劳宫：动心中之

火热，发汗用之，不可轻动。"

《小儿推拿方脉活婴秘旨全书》："一掐心经二劳宫，推推三关汗即通。"

《推拿仙术》："擦心经，揉内劳宫，推三关，发热用之，开毫窍出汗。"

## 二十三、外劳宫（外劳，外牢，外牢宫）

【位置】掌背，第三、四掌骨歧缝间，与内劳宫相对处。

【穴位类别】推拿特定穴。

【操作】用拇指甲掐，称掐外劳宫。用拇指或中指指端按揉，称揉外劳宫（图4-51）。掐外劳宫3~5次，揉外劳宫50~100次。

【临床应用】掐外劳宫能发汗解表，配伍开天门、推坎宫、掐揉二扇门治疗外感风寒发热无汗。揉外劳宫能温阳散寒、升阳举陷。本穴性温，揉之能治一切寒证，如配伍补脾、摩腹、按揉足三里治疗脏腑积寒、完谷不化、肠鸣腹泻、寒痢腹痛等。配伍补脾经、补肾经、推三关、揉丹田可治疗脱肛、遗尿。

【文献摘录】《按摩经》："掐外劳宫，和腑脏之热气，遍身潮热、肚起青筋揉之效。"

《小儿推拿方脉活婴秘旨全书》："外劳宫止泻用之，拿此又可止头疼。"

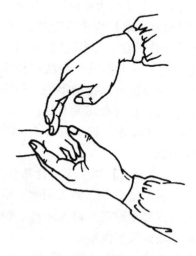

图4-51　揉外劳宫

《推拿三字经》："小腹寒（凡受寒风冷气小腹疼也），外劳宫（此穴属热，能去寒风冷气），不计次数，以愈为止。"

## 二十四、内八卦（八卦）

【位置】手掌面，以掌心为圆心，从掌心至中指根横纹的2/3为半径作圆圈（图4-52），八卦即指位于此圆圈上的八个方位：乾、坎、艮、震、巽、离、坤、兑（对小天心者为坎，对中指者为离，在拇指侧离至坎半圆的中心为震，在小指半圆的中心为兑）。

【穴位类别】推拿特定穴。

【操作】用一手持患儿四指以固定，使掌心向上，拇指按定离卦，用另一手拇指指面自乾卦推运至兑卦，称顺运内八卦；反之，自兑卦推运至乾卦，称逆运内八卦（图4-53）。根据临床需要，推运某一段，称分运内八卦。运内八卦100~500次。

【临床应用】顺运内八卦能宣肺利膈、理气化痰、行滞消食，配伍推脾经、推肺经、揉板门、揉中脘治疗痰结喘嗽、乳食内伤、胸闷、腹胀、呕吐及泄泻等证。逆运内八卦能降气平喘，配伍补肺经、开璇玑治疗呕吐、痰喘。

分运内八卦：乾经坎、艮至震顺运或巽经离、坤至兑顺运可镇静安神，离经坤、兑至乾顺运可止咳，坤经兑、乾至坎顺运可清热，坎经艮、震至巽顺运能止泻，巽经震、艮至坎逆运可止呕，艮经震、巽至离顺运能发汗。

【文献摘录】《按摩经》："运八卦，除胸肚膨闷，呕逆气吼噎，饮食不进用之。"

《保赤推拿法》："运内八卦法：从坎到艮，左旋推，治热，亦止吐。从艮到坎，右旋推，治凉，亦止泻。掌中：离南，坎北，震东，兑西，乾西北，艮东北，巽东南，坤西南。男女皆推左手。"

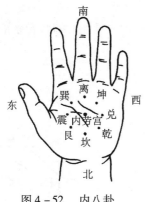

图 4 - 52　内八卦

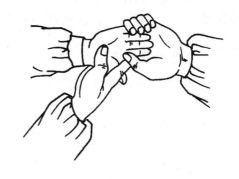

图 4 - 53　运内八卦

## 二十五、外八卦

【位置】掌背外劳宫周围，与内八卦相对处。

【穴位类别】推拿特定穴。

【操作】用一手持患儿四指令其掌背向上，另一手拇指做顺时针方向推运，称运外八卦。运外八卦 100 ~ 300 次。

【临床应用】运外八卦能宽胸理气、通滞散结。配伍揉板门、摩腹、分推膻中治疗胸闷、腹胀、便秘等证。

【文献摘录】《保赤推拿法》："运外八卦之法——运之能通一身之气血，开五脏六腑之闭结。"

## 二十六、三关（大三关，臂三关）

【位置】前臂桡侧，阳池至曲池成一直线。

【穴位类别】推拿特定穴。

【操作】用拇指面或食、中两指指面自腕推向肘，称推三关（图 4 - 54）。自拇指外侧推向肘称推大三关。推三关 100 ~ 300 次。

【临床应用】推三关性温热，能补气行气、温阳散寒、发汗解表。配伍补脾经、补肾经、摩腹、揉丹田、捏脊治疗气血虚弱、命门火衰、下元虚冷、阳气不足等引起的四肢厥冷、面色无华、食欲不振或吐、泻、积、疳等一切虚寒病证。配伍清肺经、开天门、掐揉二扇门治疗感冒风寒、发热无汗。临床上推三关

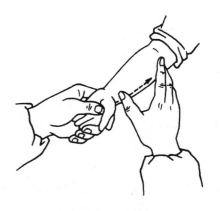

图 4 - 54　推三关

多用于虚证、寒证，若非虚寒病证，则宜慎用。

【文献摘录】《小儿推拿广意》："三关：男左三关推发汗，退下六腑谓之凉，女右六腑推上凉，退下三关谓之热。"

《幼科铁镜》："男左手直骨背面为三关，属气分，推上气行阳动，故为热为补。"又曰："推上三关，代却麻黄、肉桂。"

《厘正按摩要术》："推三关，蘸葱姜，由阳池推至曲池。主温性，病寒者多推之。"

## 二十七、天河水（天河）

【位置】前臂正中，自总筋到洪池（曲泽）成一直线。

【穴位类别】推拿特定穴。

【操作】用食、中二指指面自腕推向肘，称清天河水（图4-55）。清天河水100~300次。

【临床应用】清天河水能清热解表、泻火除烦。本法性微凉，主清卫分气分之热，具有清热而不伤阴的特点。常配伍开天门、推坎宫、揉太阳治疗感冒发热、头痛、恶风、咽痛等外感风热证；配伍清心经、退六腑治疗五心烦热、口燥咽干、唇舌生疮、夜啼等一切热证。

【文献摘录】《按摩经》："天河水，推者，自下而上也，按住间使，退天河水也。"

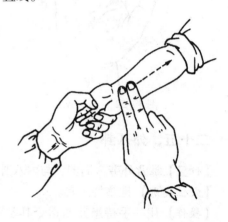

图4-55　清天河水

《厘正按摩要术》："推天河水，天河水在总筋之上，曲池之下，蘸水由横纹推至天河，为清天河水……由内劳宫推至曲池，为大推天河水……由曲池推至内劳宫，为取天河水，均是以水济火，取清凉退热之义。"

## 二十八、六腑

【位置】前臂尺侧，阴池至肘肘成一直线。

【穴位类别】推拿特定穴。

【操作】用拇指指面或食、中二指指面自肘推向腕，称退六腑或推六腑（图4-56）。退六腑100~300次。

【临床应用】退六腑能清热、凉血、解毒，本法性寒凉，主清营分血分之热，适用于一切实热病证。配伍清肺经、清天河水治疗温病邪入营血、脏腑郁热积滞、壮热烦渴、腮腺炎等。配伍补脾经可止汗。配伍推三关能平衡阴阳，防止大凉大热，清热而不伤正气。本法虚证慎用。

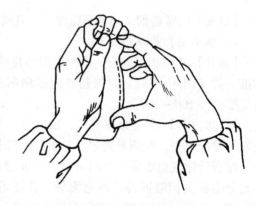

图4-56　退六腑

【文献摘录】《保赤推拿法》："推下六腑法，六腑在肱正面，男向下推之为加凉，女向下推之反为加热。"

《厘正按摩要术》："推六腑，蘸沸汤由曲池推至阴池，主凉性，病热者多推之。"

《幼科铁镜》："男左手直骨正面为六腑，属血分，退下则血行阴动，故为寒为凉……"

## 二十九、十王（十宣）

【位置】十指尖端赤白肉际。

【穴位类别】推拿特定穴。

【操作】用一手握患儿手，使掌心向外，指端向上，用另一手拇指指甲先掐患儿中指，然后逐指掐之，称掐十王。掐十王各3~5次或醒后即止。

【临床应用】掐十王能清热、醒神、开窍，常配伍掐老龙、掐人中、掐小天心等用于高热惊厥、神昏谵语、双目上视等急症的抢救。

【文献摘录】《小儿推拿广意》："五指甲伦为十王穴"。"十王穴：掐之则能退热。"

《厘正按摩要术》："十王，在五指甲侧，能退热。"

## 三十、老龙

【位置】中指甲根正中后1分处。

【穴位类别】推拿特定穴。

【操作】用拇指指甲掐，称掐老龙（图4－57）。掐老龙3~5次或醒后即止。

【临床应用】掐老龙能醒神开窍，常配伍掐十王、掐人中用于高热惊厥、四肢抽搐、不省人事等急症的抢救。掐老龙还可用于初步估计疾病的预后：掐之知痛有声者，易治；掐之不知痛无声无泪者，一般难治。

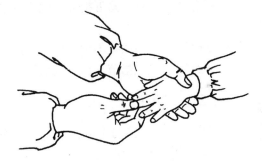

图4－57　掐老龙

【文献摘录】《保赤推拿法》："掐老龙穴法，此穴在中指背靠指甲处，相离如韭叶许。若儿急惊暴死，对拿精灵、威灵二穴。不醒，即于此穴掐之，不知疼痛难救。"

## 三十一、端正

【位置】中指甲根两侧近第二指间关节赤白肉际处，桡侧称左端正，尺侧称右端正。

【穴位类别】推拿特定穴。

【操作】用拇、食二指指甲对掐，称掐端正。用拇、食二指螺纹面对揉，称揉端正。掐端正3~5次，揉端正50~100次。

【临床应用】揉右端正可降逆止呕，配伍清胃经、横纹推向板门治疗胃气上逆引起的恶心、呕吐等证。揉左端正能升阳止泻，配伍补脾经、清大肠、揉龟尾、推七节骨治疗泄泻、痢疾等。揉端正还有牵正的作用，揉右端正治左斜视，揉左端正治右斜视。掐端正能醒神开窍，配伍掐老龙、清肝经治疗小儿惊风抽搐。临床还可用细绳在端正处进行绕扎中指（不可太紧），治疗鼻衄。

【文献摘录】《小儿推拿广意》："眼左视，掐右端正穴。右视，掐左端正穴。中指中节外边是。"

《厘正按摩要术》："掐端正，端正在左者，中指端左侧，掐之止泻；端正在右者，中指端右侧，掐之止吐。"

## 三十二、五指节

【位置】掌背，五指中节（第一指间关节）处。

【穴位类别】推拿特定穴。

【操作】用拇指指甲掐，称掐五指节。用拇、食指搓揉，称揉五指节。掐五指节各 3~5 次，揉五指节各 30~50 次。

【临床应用】掐五指节能镇惊安神，配伍掐老龙、掐人中治疗惊风抽搐、高热烦躁等证。揉五指节能祛痰平喘、滑利关节，配伍运内八卦、分推膻中等治疗胸闷、痰喘，配伍揉外一窝风、揉外关等治疗指间关节屈伸不利。搓捻五指节还有利于小儿的智力发育，可用于小儿保健。

【文献摘录】《幼科铁镜》："五指节重重揉捻以治惊吓。"

《小儿推拿广意》："揉五指节，化痰用之"。"五指节：掐之去风化痰，苏醒人事，通关膈闭塞。"

《推拿捷径》："治顽痰不化，应揉五指节。"

《按摩经》："掐五指节，伤风被水吓、四肢常掣、面带青色用之。"

## 三十三、二扇门

【位置】掌背，食指与中指、中指与无名指指根交接处。

【穴位类别】推拿特定穴。

【操作】用拇、食指指甲掐，称掐二扇门。用食指、中指指端揉，称揉二扇门（图 4-58）。掐二扇门 5~10 次，揉二扇门 100~500 次。

【临床应用】掐、揉二扇门能发汗解表、退热平喘，为发汗要法。配伍开天门、推坎宫、揉太阳、按风池等治疗风寒外感、发热无汗。治疗体虚外感可配伍揉肾顶、补脾经、补肾经等。

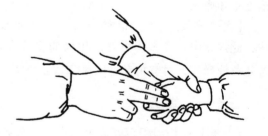

图 4-58　揉二扇门

【文献摘录】《按摩经》："掐两扇门，发腑脏之汗，两手掐揉，平中指为界。壮热汗多者，揉之即止。又治急惊，口眼㖞斜。左向右重，右向左重。"

《幼科推拿秘书》："一扇门，在食、中两指下夹缝处，威灵穴之上。二扇门，在无名指根两夹缝处。"

《推拿捷径》："发腑脏之热，且能出汗者，应揉二扇门。"

## 三十四、二人上马（上马）

【位置】手背，无名指及小指掌指关节后陷中。

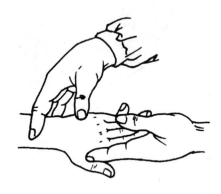

图4-59　掐二人上马

【穴位类别】推拿特定穴。

【操作】用拇指甲掐，称掐二人上马或掐上马（图4-59）。用拇指或中指指端揉，称揉二人上马或揉上马。掐上马3~5次，揉上马100~500次。

【临床应用】掐、揉二人上马能滋阴补肾、顺气散结、利水通淋，为滋阴补肾要法。配伍补肾经、补脾经、运内劳宫治疗潮热、烦躁、牙痛等阴虚阳亢之证；配伍清小肠、揉丹田、揉龟尾等治疗小便赤涩淋沥等证；配伍推小横纹治疗肺部干性啰音；配伍揉掌小横纹治疗肺部湿性啰音。

【文献摘录】《幼科推拿秘书》："二人上马：二人者，我之大、食两指也。上马者，以我大指尖，按儿神门外旁；又以我食指尖，按儿小指根横纹旁。掐之，清补肾水，治小肠诸气，最效。"

《按摩经》："掐二人上马：能补肾，清神顺气，苏醒沉疴，性温和。"

《推拿仙术》："揉掐二人上马，清补肾水用之，并治眼吊。"又曰："二人上马用大指钻掐（无）名小指界空处。"

## 三十五、威灵

【位置】手背，第二、三掌骨歧缝间。

【穴位类别】推拿特定穴。

【操作】用拇指指甲掐，称掐威灵（图4-60）。掐威灵5~10次或醒后即止。

【临床应用】掐威灵能开窍醒神，配伍掐人中、掐老龙等用于急惊暴死、昏迷不醒时的急救。

【文献摘录】《按摩经》："掐威灵穴，治急惊暴死。"

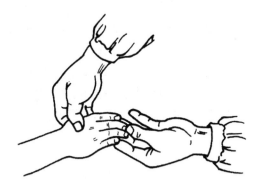

图4-60　掐威灵

《小儿推拿方脉活婴秘旨全书》："威灵穴在虎口下两傍歧，有圆骨处。遇卒死症，摇掐即醒。"

## 三十六、精宁

【位置】手背，第四、五掌骨歧缝间。

【穴位类别】推拿特定穴。

【操作】用拇指指甲掐，称掐精宁（图
4－61）。掐精宁5～10次或醒后即止。

【临床应用】掐精宁能行气、破结、化
痰，配伍摩腹、揉中脘、揉板门等治疗痰食
积滞、干呕、疳积等；配伍掐威灵可加强开
窍醒神的作用。体虚者为免克削太甚，常配
伍补脾、推三关、捏脊等操作法使用。

【文献摘录】《按摩经》："掐精宁穴，气
吼痰喘、干呕痞积用之。"

《小儿推拿广意》："掐精宁，治气喘、
口㖞眼偏、哭不出声、口渴。"

《万育仙书》："精宁在虎口下掌尽处。"又曰："掐精宁穴，治气急食积，痰壅。"

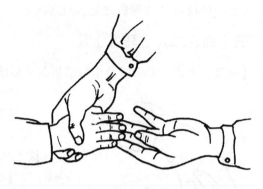

图4－61 掐精宁

# 第六节 下肢部穴位

下肢部穴位的特点是推拿特定穴较少，十四经经穴尤其是足太阳膀胱经和足阳明胃经的
应用机会较多。因为在清代及清代以前，小儿推拿非常注重上肢部穴位尤其是手部穴位的临
床运用。

## 一、足膀胱（箕门）

【位置】大腿内侧，膝盖上缘至腹股沟成一直线。

【穴位类别】推拿特定穴。

【操作】用食、中二指自膝盖内上缘至腹股沟部做直推法，称推足膀胱或推箕门（图
4－62）。用拇指与食指、中指相对用力提拿该处肌筋，称拿足膀胱或拿箕门（图4－63）。
推箕门100～300次，拿箕门3～5遍。

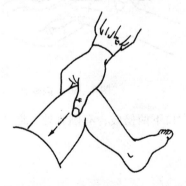

图4－62 推足膀胱

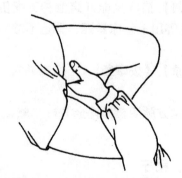

图4－63 拿足膀胱

【临床应用】推足膀胱性平和，有较好的利尿作用。配伍揉丹田、按揉三阴交治疗尿潴留；配伍补脾、揉小天心、清小肠治疗小便赤涩不利。拿箕门可行气活血、舒经通络，配伍按脊柱、按揉阳陵泉及足三里等治疗下肢痹痛或痿软无力。

【文献摘录】《幼科推拿秘书》："膀胱穴在左股上。"又："命门穴在右股上。"

## 二、百虫

【位置】膝上内侧肌肉丰厚处。

【穴位类别】推拿特定穴。

【操作】用拇指指端或螺纹面按揉，称按揉百虫（图4－64）。用拇指与食指、中指相对用力提拿，称拿百虫。按揉百虫50~100次，拿百虫5~10次。

【临床应用】按揉、拿百虫能通经络、止抽搐、利关节。按揉百虫配伍拿委中、按揉足三里等治疗下肢瘫痪及痹痛；拿百虫配伍掐精宁、掐老龙等治疗惊风抽搐。

【文献摘录】《幼科推拿秘书》："百虫穴：在大腿之上。"

《推拿仙术》："拿百虫穴：属四肢，能止惊。"

《厘正按摩要术》："百虫：在膝上以大指背屈按之，止抽搐。"

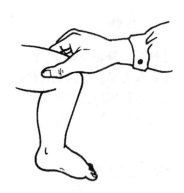

图4－64　按揉百虫

## 三、鬼眼（膝眼）

【位置】正坐屈膝，膝盖下髌韧带内、外侧凹陷中。外侧凹陷称外膝眼，内侧凹陷称内膝眼。

【穴位类别】推拿特定穴。

【操作】用双手拇指指端或单手拇指、食指指端同时按揉内膝眼和外膝眼，称按揉鬼眼。用拇指指甲掐一侧或两侧鬼眼，称掐鬼眼。按揉鬼眼50~100次，掐鬼眼5~10次。

【临床应用】按揉鬼眼能通经络、利关节，配伍按揉百虫、拿委中、按揉足三里等治疗下肢瘫痪、痹痛或膝关节活动不利。掐鬼眼能息风止搐，配伍拿百虫、掐精宁、掐老龙等治疗惊风抽搐。

【文献摘录】《保赤推拿法》："掐膝眼穴法：此穴在膝盖里旁，一名鬼眼穴。小儿脸上惊来，急在此掐之，若儿身后仰，即止。"

## 四、足三里

【位置】髌骨下缘下3寸，胫骨前嵴外一横指。

【穴位类别】足阳明胃经经穴。

【操作】用拇指指端或螺纹面按揉，称按揉足三里（图4－65）。按揉足三里50~

100 次。

【临床应用】该穴为足阳明胃经合穴，按揉足三里能健脾和胃、理气导滞、通经活络。配伍揉板门、补脾、摩腹、推七节骨治疗腹痛、腹泻、呕吐、泄泻等消化道病证。配伍按揉百虫、拿委中等治疗下肢瘫痪及痹痛。配伍摩腹、捏脊、揉龟尾还常用于小儿推拿保健。

【文献摘录】《小儿推拿广意》："三里：揉之治麻木顽痹。"又曰："三里属胃，久揉止肚痛，大人胃气痛者通用。"

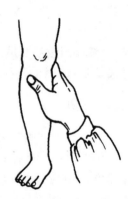

图 4 - 65　按揉足三里

## 五、丰隆

【位置】外踝上 8 寸，胫骨前缘外侧 1.5 寸，胫腓骨之间。

【穴位类别】足阳明胃经经穴。

【操作】用拇指或中指指端揉，称揉丰隆。揉丰隆 50 ~ 100 次。

【临床应用】揉丰隆能和胃气、化痰湿，配伍揉膻中、运内八卦治疗痰涎壅盛、咳嗽气喘等病证。

## 六、三阴交

【位置】内踝上 3 寸，胫骨后缘。

【穴位类别】足太阴脾经经穴。

【操作】用拇指或中指螺纹面揉，称揉三阴交（图 4 - 66）。用拇指螺纹面自上而下或自下而上直推，称推下三阴交或推上三阴交（图 4 - 67）。揉三阴交 50 ~ 100 次，推三阴交 100 ~ 300 次。

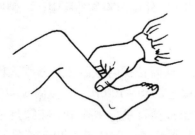

图 4 - 66　揉三阴交

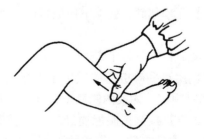

图 4 - 67　推三阴交

【临床应用】推、揉三阴交能健脾胃、助运化、利湿热、活经络、疏下焦、通调水道。揉三阴交配伍揉丹田、推足膀胱治疗小便不利、遗尿或癃闭等泌尿系疾病；配伍按揉足三里、阳陵泉等治疗下肢痿软无力或痹痛。推下三阴交配伍补脾经、横纹推向板门等可治疗呕吐；推上三阴交配伍补脾经、板门推向横纹能治疗泄泻。

【文献摘录】《厘正按摩要术》："按三阴交：三阴交在内踝尖上三寸，以右手大指按之，能通血脉，治惊风。"

## 七、前承山（中臁）

【位置】小腿前面胫骨旁，与后承山相对处。

【穴位类别】推拿特定穴。

【操作】用拇指指甲掐，称掐前承山。用拇指指端或螺纹面按揉，称按揉前承山。掐前承山 3~5 次，按揉前承山 50~100 次。

【临床应用】掐或按揉前承山能通经络、止抽搐，配伍掐鬼眼、拿百虫、掐精宁、拿后承山等治疗下肢痿痹无力、惊风抽搐。

【文献摘录】《小儿推拿方脉活婴秘旨全书》："前承山穴：小儿望后跌，将此穴久掐、久揉，有效。"

《小儿推拿广意》："前承山：掐之惊将急速者。"

## 八、后承山（承山，鱼肚，鱼腹，后水）

【位置】委中穴下 8 寸，腓肠肌肌腹下凹陷中。

【穴位类别】足太阳膀胱经经穴。

【操作】用拇指指端或螺纹面按揉，称按揉后承山。用拇指或食、中二指相对用力提拿，称拿后承山。按揉后承山 50~100 次，拿后承山 3~5 次。

【临床应用】按揉后承山能行气血、止痹痛，配伍按揉足三里、阳陵泉等治疗下肢痿软无力或痹痛。拿后承山能通经络、止抽搐，配伍掐鬼眼、拿百虫、掐精宁等治疗惊风抽搐。

【文献摘录】《小儿推拿方脉活婴秘旨全书》："后承山穴：小儿手足掣跳、惊风紧急，快将口咬之，要久，令大哭，方止。"

《幼科推拿秘书》："拿承山：承山在腿肚中，一名鱼肚穴。一把拿之，拿此穴，小儿即醒。"

## 九、委中

【位置】腘窝中央，半腱肌与半膜肌肌腱之间。

【穴位类别】足太阳膀胱经经穴。

【操作】用拇指指甲掐，称掐委中。用食、中指指端拘拔腘窝中筋腱，称拿委中（图 4 - 68）。掐委中 3~5 次，拿委中 5~10 次。

【临床应用】掐或拿委中能通经络、止抽搐，配伍按揉足三里、阳陵泉等治疗下肢痿软无力或痹痛；配伍掐鬼眼、拿百虫、拿后承山等治疗惊风抽搐。临床上在委中穴点刺放血，治疗中暑痧胀。

【文献摘录】《推拿仙术》："委中拿，脚不缩。"

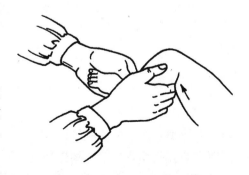

图 4 - 68　拿委中

《幼科推拿秘书》："委中穴，目下视，手足掣跳，拿之即止。"

《小儿推拿广意》："小儿望前仆者，委中掐之。亦能止大人腰背痛。"

《幼科铁镜》："惊时若身往前仆，即将委中穴向下掐住，身便直。若身后仰，即将膝上鬼眼穴向下掐住，身便即正。"

### 十、解溪

【位置】踝关节前横纹中点，趾长伸肌腱和拇长伸肌腱之间。

【穴位类别】足阳明胃经经穴。

【操作】用拇指指甲掐，称掐解溪（图4－69）。用拇指指端或螺纹面按揉，称按揉解溪。一手按解溪，一手握足摇踝关节，称摇解溪。掐解溪3～5次，按揉解溪50～100次，摇解溪20～30次。

【临床应用】掐或按揉解溪能通经络、止抽搐，配伍掐鬼眼、拿百虫、拿后承山等治疗下肢痿痹无力、惊风抽搐。摇解溪能滑利关节，配伍按揉后承山、按揉三阴交等治疗踝关节屈伸不利。

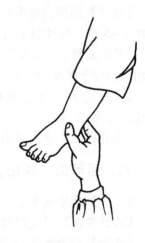

图4－69　掐解溪

【文献摘录】《按摩经》："解溪穴，治内吊惊（一名鞋带风），往后仰本穴掐之就揉。"

《小儿推拿方脉活婴秘旨全书》："解溪穴：又惊、又吐、又泻掐此即止。"

《保赤推拿法》："掐解溪穴法：此穴在足上腿下之弯，结鞋带处，儿惊风吐泻、往后仰，在此穴掐之。"

### 十一、昆仑

【位置】外踝后缘与跟腱之间凹陷中。

【穴位类别】足太阳膀胱经经穴。

【操作】用拇指指甲掐，称掐昆仑。掐昆仑3～5次。

【临床应用】掐昆仑能解肌通络、强腰补肾。配伍拿百虫、掐鬼眼、掐解溪等治疗惊风抽搐；配伍拿委中，按揉足三里、阳陵泉治疗腰痛、下肢痿软无力或痹痛、跟腱挛缩等证。

【文献摘录】《小儿推拿广意》："昆仑：灸之治急慢惊风、危急等证。"

### 十二、仆参

【位置】外踝下凹陷中。

【穴位类别】足太阳膀胱经经穴。

【操作】用拇指指甲掐，称掐仆参（图4－70）。用拇指与食指、中指相对用力拿捏，称拿仆参。掐仆参3～5次或拿仆参5～10次。

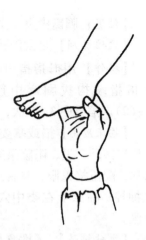

图4－70　掐仆参

【临床应用】掐或拿仆参能通经络、止抽搐，配伍掐鬼眼、掐解溪、拿后承山、掐昆仑等治疗下肢痿痹无力、惊风抽搐。

将干净绢布盖在患儿足解溪、昆仑和仆参穴上，用嘴隔绢咬之，以苏醒为度，称"老虎吞食法"，为常用于开窍醒脑、镇惊定志的复式操作法之一，治疗急惊风、癫痫发作、高热惊厥等证。

【文献摘录】《按摩经》："仆参穴：治脚掣跳，口咬，左转揉之补吐；右转补泻。又惊又泻又吐，掐此穴及脚中指效。"

《小儿推拿方脉活婴秘旨全书》："仆参穴：治小儿吼喘，将此上推下掐，必然苏醒。如小儿急死，将口咬之，则回生，名曰老虎吞食。"

## 十三、大敦

【位置】足大趾爪甲根外侧，距趾甲根角0.1寸。

【穴位类别】足厥阴肝经经穴。

【操作】用拇指指甲掐，称掐大敦（图4-71）。掐大敦3~5次。

【临床应用】掐大敦能解痉息风，配伍掐十王、老龙等用于惊风抽搐的急救。

【文献摘录】《按摩经》："大敦穴，治鹰爪惊，本穴掐之就揉。"

《小儿推拿广意》："大敦，掐之爪，惊不止，将大指屈而掐之。"

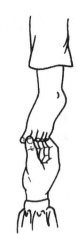

图4-71 掐大敦

## 十四、涌泉

【位置】足掌心前1/3与后2/3交界处的凹陷中。

【穴位类别】足少阴肾经经穴。

【操作】用拇指螺纹面旋推，或自涌泉穴向足趾方向直推，称推涌泉。用拇指指端或螺纹面揉，称揉涌泉（图4-72）。用拇指指甲掐，称掐涌泉。推涌泉100~300次，揉涌泉50~100次，掐涌泉3~5次。

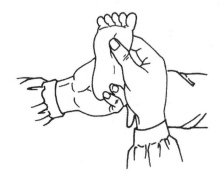

图4-72 揉涌泉

【临床应用】推涌泉能引火归原、滋阴清热。配伍揉二人上马、运内劳宫等治疗五心烦热、潮热盗汗、夜啼等阴虚内热诸证；配伍打马过天河、退六腑也可用于退实热。揉涌泉可止吐泻，有左揉止吐、右揉止泻之说。掐涌泉能止抽搐，配伍掐十王、老龙等用于惊风抽搐的急救。

【文献摘录】《按摩经》："涌泉穴：治吐泻，男左转揉之，止吐；右转揉之，止泻。女反之。"

《推拿仙术》："涌泉穴两足俱推，不分男女，但旋转不同。"

《幼科推拿秘书》："揉涌泉：久揉亦能治眼病……左揉止吐，右揉止泻。"

# 中篇　治疗篇

## 第五章

# 小儿常见脏腑病证治疗

　　鉴于小儿特殊的生理病理特点，因其"肺常不足"，容易罹患感冒、咳嗽等肺系病证；因其"脾常不足"，容易罹患泄泻、便秘等脾系病证；因其"肾常不足"，容易罹患尿频、遗尿等肾系病证；因其"心肝常有余"，容易罹患惊风、汗证等心肝病证。推拿治疗该类病证应建立"形神整体观"的指导思想，遵循"外治之理即内治之理"的治疗原则，强调八纲辨证和脏腑辨证，以"汗、吐、下、和、温、清、消、补"为主要治法，结合"脏腑经脉五行相关证治法"施治。

　　在实施治疗过程中，每种操作法的刺激量因患儿年龄、体质、病证性质的不同可临证变通，如能达到"手随心转，法从手出"的境界，则具有非常好的临床疗效。本教材为方便初学者学习，也为进行定量科学研究的需要，在本篇及保健篇中的"基本处方"和"辨证施治（或分型施治）"栏列出各种操作法的操作次数（或操作时间），是假设所用手法在均达到相应技术要求的前提下，以1~3岁小儿为例，对各种操作法临证刺激量的基本要求，其他年龄段患儿在选用操作法的刺激量时可在此基础上依据第四章"小儿推拿常用穴位"中各种穴位操作次数的参考值范围及在具体处方中处于君、臣、佐、使位置的不同进行适当调整。

## 第一节　感　冒

　　感冒是指因感受风、寒、暑、湿、燥、火及疫疠之气等外邪引起的一种常见的肺系疾病，以鼻塞、流涕、喷嚏、咳嗽、发热、咽痛为主要特征。本病一年四季均可发生，以气候骤变及冬春二季时节发病率较高。感冒可分为四时感冒和时行感冒两类，四时感冒由于感受六淫之邪而发病，一般无传染性，临床症状较轻；时行感冒由于感受时行疫疠之气而发，具有传染性，临床症状较重。婴幼儿脏腑娇嫩，肺、脾常不足，肝常有余，故患病后易出现夹痰、夹滞、夹惊等兼症。

西医学认为，该病主要是在患儿机体免疫力相对较低的状态下，受到病毒或细菌的侵袭而致，其中大部分为病毒感染。根据感染病毒类型的不同，可分为急性上呼吸道感染（简称上感）或流行性感冒（简称流感）。儿科常见的多种急性传染病早期，也可表现类似感冒的症状，临床须注意鉴别，避免误诊。

【诊断】

1. 常有气候骤变、冷暖失调、过度疲劳，或与感冒病人接触等病史。

2. 以鼻塞、流涕、喷嚏、咳嗽、发热、咽痛为主要临床表现。风寒感冒以恶寒，发热，无汗，头痛，鼻塞流清涕，喷嚏，咳嗽，痰稀白易咯，口不渴，舌淡红，苔薄白，脉浮紧或指纹浮红等风寒表证证候为主要特征；风热感冒以发热，恶风，有汗或少汗，头痛，鼻塞流浊涕，咳嗽，痰稠色白或黄，咽红肿痛，哭闹不安或烦躁不宁，口渴，舌质红，苔薄黄，脉浮数或指纹浮紫等风热表证证候为主要特征；暑邪感冒多在夏季发病，以发热，无汗或汗出热不解，头晕，头痛，鼻塞，身重困倦，纳呆，恶心呕吐，泄泻，小便短赤，舌质红，苔黄腻，脉数或指纹紫滞等为特征；时邪感冒起病急骤，全身症状重，可见高热寒战，无汗或汗出热不解，头晕，头痛，肌肉骨节酸痛，或有呕吐，泄泻，舌质红或红绛，苔黄燥或黄腻，脉数或指纹紫滞等证候；感冒伴有兼症者，可见夹痰、夹滞和夹惊等证候。

3. 某些特殊类型的感冒可见咽部充血，腭咽弓、腭垂、软腭等处直径 2～4mm、数量不等的疱疹，或滤泡性眼结膜炎及颈部、耳后淋巴结肿大等体征。血常规检查提示，病毒感染者白细胞总数正常或偏低，继发细菌感染者血白细胞总数及中性粒细胞比例增高。必要时可做病原学检查。

【治疗】

**1. 推拿治疗适应证**　非严重感染，未并发严重心、脑、肾病变的感冒患儿。

**2. 基本治法**　疏风解表。风寒感冒宜辛温解表，风热感冒宜辛凉解表，暑邪感冒宜清暑解表，时邪感冒宜清热解毒；夹痰者兼化痰止咳，夹滞者兼消食导滞，夹惊者兼清热镇惊。

**3. 基本处方**

（1）患儿取仰卧位：开天门 30 次，推坎宫 30 次，揉太阳 100 次；清肺经 100 次，清大肠 100 次。

（2）患儿取俯卧位：先用摩法轻摩患儿脊柱，自上而下 3～5 遍，再用食、中二指指腹直推脊柱穴 100 次。

**4. 辨证施治**

（1）风寒感冒：在基本处方基础上加具有辛温解表作用的操作法。如揉迎香 50 次，揉耳后高骨 100 次；拿风池 10 次，拿肩井 5 次，拿合谷 10 次；推三关 100 次，揉外劳宫 50 次；掐二扇门 5 次，揉二扇门 100 次；揉膻中 100 次，揉乳根及乳旁 50 次，擦膻中，以热为度。

（2）风热感冒：将基本处方中的揉太阳 100 次改为运太阳 50 次，再加上具有辛凉解表作用的操作法。如运耳后高骨 50 次；分推迎香 50 次，揉风池 100 次；按风门 10 次，分推肺俞 100 次；分推膻中 50 次，揉丰隆 50 次。

（3）暑邪感冒：在基本处方基础上加具有健脾益气、清暑解表作用的操作法。如补脾经 300 次，揉板门 100 次，顺运内八卦 100 次；揉膻中 100 次，推下中脘 100 次，揉脐及天枢 100 次；捏脊 3~5 遍，按揉风门、肺俞、脾俞、胃俞，每穴约半分钟。

（4）时邪感冒：在基本处方基础上加具有清热解毒作用的操作法。如揉板门 100 次，清胃经 300 次，清心经 100 次，清肝经 100 次；清天河水 200 次，退六腑 100 次；按弦走搓摩 50 次，逆时针方向摩腹 3 分钟，揉脐及天枢 100 次；揉龟尾 100 次，推下七节骨 100 次。

**【注意事项】**

1. 注意气候变化，及时增减衣服。
2. 保持居室空气流通，感冒流行期间，每日可用食醋熏蒸法进行室内空气消毒。
3. 避免与感冒患者接触，感冒流行期间少去公共场所。
4. 饮食宜清淡、易消化，忌食辛辣、冷饮、油腻及不洁食物。

**【按语】**

小儿感冒症状复杂，变化多端。感冒以发热为主症者可参照发热治疗，以咳嗽痰多为主症者可参照咳嗽治疗，暑邪感冒以湿滞较明显者兼消食导滞，夹惊者兼清热镇惊。发热、咳嗽若伴细菌感染者，在用推拿治疗的同时，应及时配合抗感染治疗。哺乳期患儿，若其母亦患感冒，应母子同治，不可单顾患儿忽略其母，以免增加治疗难度。

# 第二节　发　热

发热是指体温异常升高超过正常范围高限。正常小儿腋下体温一般为 36℃~37℃，故腋下温度超过 37℃，可认为发热。37.1℃~37.9℃ 为低热，38℃~38.9℃ 为中度发热，39℃~41℃ 为高热，超过 41℃ 为超高热。由于小儿"阳常有余，阴常不足"，故朱丹溪有"凡小儿有病皆热"，王肯堂有"小儿之病，为热居多"等论述。因此，发热为儿科最常见的症状之一，见于儿科多种急、慢性疾病的某一个发展阶段。

发热可分为外感发热和内伤发热两大类型。小儿形气未充、腠理疏薄、卫表不固，加上冷热不能自调，易为六淫之邪侵袭，其中尤以感受风寒、风热或暑热为多。邪气侵袭机体，邪正相争于肺卫，卫外之阳被郁而致发热。内伤发热可因乳食积滞、环境改变等致使脾胃实热，或先天不足、后天失养或热病耗阴致使阴虚内热。

西医学认为，发热可分为感染性发热和非感染性发热两大类。感染性发热常与细菌、病毒、支原体、寄生虫、螺旋体及立克次体等感染有关；非感染性发热常见于机械性挤压伤、肿瘤、某些血液病、结缔组织病及一些急性代谢障碍性疾病等。

**【诊断】**

1. 外感发热常有感受外邪病史；内伤发热常伴饮食不节或不洁、热病耗阴等病史。

2. 以体温异常升高为主要症状。外感风寒兼头痛、发热恶寒、无汗、鼻塞、流清涕、苔薄白、指纹鲜红或脉浮紧等风寒表证证候；外感风热兼恶寒畏风、发热少汗、口干、咽痛、鼻塞、流脓涕、苔薄黄、指纹红或紫或脉浮数等风热表证证候；暑热证兼长期发热不退、口渴多尿、少汗、倦怠嗜睡等证候；内伤发热兼腹痛拒按、面红唇赤、嗳腐吞酸、便秘或溏、苔黄腻、指纹深紫或脉弦滑数等肺胃实热证证候或午后低热、心烦易怒、潮热盗汗、形瘦、纳呆、舌红苔剥、指纹淡紫或脉细数等阴虚内热证证候。

3. 合并细菌感染者血白细胞总数增高，中性粒细胞比例增高。临床检查除测量体温外，还需注意检查咽喉、口腔黏膜、中耳、鼻腔、心、肺等部位有无炎性病灶；有无脑膜刺激征等。必要时做血培养或脑脊液检查。

【治疗】

**1. 推拿治疗适应证** 非严重感染、非严重组织损伤的发热患儿。

**2. 基本治法** 清退热邪。表证发热者发散外邪，清热解表；里证发热者辅以泻肺通腑，清解里热或滋阴清热。

**3. 基本处方**

（1）患儿取仰卧位：开天门50次，推坎宫50次，揉太阳100次，清肺经300次，清天河水100次。

（2）患儿取俯卧位：先用摩法轻摩患儿脊柱，自上而下3~5遍，再用食、中二指指腹直推脊柱穴100次。

**4. 辨证施治**

（1）风寒表证：在基本处方基础上加具有发汗解表作用的操作法。如拿风池10次，拿肩井10次，揉耳后高骨100次；自上而下直推天柱骨100次；推三关100次，揉外劳宫50次；掐二扇门5次，揉二扇门100次。

（2）风热表证：将基本处方中的揉太阳100次改为运太阳50次，再加上具有辛凉解表作用的操作法。如运耳后高骨50次；分推迎香30次，分腕阴阳50次，分背阴阳100次。夹痰者另加分推膻中50次，食、中二指同时揉双侧肺俞50次，揉丰隆50次；夹惊者加清肝经100次，掐小天心5次，揉小天心100次，掐五指节各3次，揉五指节各30次。

（3）暑热证：在基本处方基础上加具有健脾益气、清解暑热作用的操作法。如补脾经300次，揉板门50次，推五经100次；开璇玑50次，摩中脘100次，揉脐及天枢100次；捏脊3~5遍。

（4）脾胃实热证：在基本处方基础上加具有泻肺通腑、清解里热作用的操作法。如清胃经300次，清大肠100次，清小肠100次；打马过天河20遍，退六腑100次；按弦走搓摩50次，逆时针方向摩腹3分钟，推下小腹100次；揉龟尾100次，推下七节骨100次。

（5）阴虚内热证：在基本处方基础上减去清肺经300次，清天河水100次，加具有益气养阴清热作用的操作法。如补肺经300次，补脾经100次，补肾经200次，揉肾顶100次，揉二人上马100次，运内劳宫30次；按揉足三里100次，推涌泉100次；捏脊3~5遍，按揉肺俞、脾俞、肾俞，每穴约半分钟。烦躁不眠者加清肝经100次，清心经100次，按揉百会100次。

**【注意事项】**

1. 加强护理，慎衣着，适寒热，避风邪。
2. 注意调节饮食，不吃不洁食物，以顾护脾胃，促进患儿早日康复。
3. 积极治疗原发病，对感染性发热可配合药物治疗。

**【按语】**

喂奶或饭后，哭闹或运动后，衣被过厚或室温过高等原因可致患儿的体温暂时升高，通常可高达37.1℃左右，甚至偶达38℃，尤其是新生儿或小婴儿更易受以上条件影响。故诊断发热，首先要排除以上因素。使用推拿退热的临床疗效，与患儿发热的程度无关，而与疾病的性质有关。若患儿经推拿治疗后，体温降至正常，同时导致发热的因素也被祛除，则显示出较好的疗效。若推拿治疗后，患儿的体温降至正常或比原来有所下降，但致热因素未被祛除，则患儿的体温可能再度上升。此时，一方面可再行推拿，另一方面可配合药物进行病因治疗，特别是伴有细菌感染者，可配合抗感染治疗；体液丧失过多者，适当配合液体疗法，以缩短疗程，提高疗效。

# 第三节 咳 嗽

咳嗽是一种爆发性的呼气动作，其目的是排出气管及支气管内的分泌物或异物，本节指以咳嗽为主要症状的一种儿科常见肺系病证。本病一年四季均可发生，其中以冬春二季发病率较高。小儿肺常不足、腠理疏薄、卫表不固，六淫之邪侵袭肌表，肺失宣肃，气逆痰动发为外感咳嗽；或脏腑内伤，痰浊内生，阻碍肺司肃降之职，导致内伤咳嗽。《幼幼集成·咳嗽证治》指出："凡有声无痰谓之咳，肺气伤也；无声有痰谓之嗽，脾湿动也；有声有痰谓之咳嗽，初伤于肺，继动脾湿也。"即所谓"咳嗽不止于肺，而不离乎肺"。

西医学认为，咳嗽作为一种临床症状常见于急慢性咽炎、扁桃体炎、支气管炎、肺炎等呼吸道疾病及胸膜炎等其他系统疾病。多由病毒与细菌混合感染引起，病毒主要为鼻病毒、合胞病毒、流感病毒及风疹病毒；较常见的细菌为肺炎球菌、溶血性链球菌、葡萄球菌、流感杆菌、沙门菌属和白喉杆菌等。

**【诊断】**

1. 好发于冬春季节，常因气候骤变诱发，外感咳嗽有感受外邪病史。
2. 以咳嗽为主要症状。外感咳嗽兼发热，头痛，鼻塞，流涕，苔薄，脉浮等表证证候；风寒咳嗽多有咳声频作，痰白清稀，恶寒无汗，苔薄白，脉浮紧或指纹浮红等特征；风热咳嗽多有咳嗽不爽，痰少黏稠，口干多饮，苔薄黄，脉浮数或指纹浮紫等特征。内伤咳嗽为久咳，干咳少痰或咳嗽痰多，兼见食欲不振、神疲乏力等全身证候；咳嗽痰多，色黄难咯，发热口渴，烦躁不宁，大便干结，小便短少，舌质红，苔黄腻，脉滑数或指纹紫滞为痰热蕴肺之象；咳声重浊，痰多壅盛，色白而稀，苔白腻，脉滑或指纹淡红为痰湿咳嗽之象；咳声嘶哑，干咳少痰，舌红苔少，脉细数为阴虚燥咳之象；咳嗽日久，咳声低微，神倦好卧，舌淡苔薄，脉弱为肺脾气虚之象。

3. 合并细菌感染者血白细胞总数及中性粒细胞比例增高。需要测量患儿的体温，并进行心肺听诊检查、口腔及咽喉检查。必要时可做 X 线及病原学检查。

【治疗】

**1. 推拿治疗适应证**　非结核、肿瘤及气道异物引起的咳嗽患儿。

**2. 基本治法**　宣肺止咳。风寒咳嗽辅以祛风散寒，宣肺化痰止咳；风热咳嗽佐以疏风解表，清热止咳；内伤咳嗽则宜健脾益肺，化痰止咳。

**3. 基本处方**

（1）患儿取仰卧位：清肺经 100 次，顺运内八卦 100 次；按揉天突 50 次，双指揉乳根和乳旁 50 次，揉膻中 100 次。

（2）患儿取俯卧位：双指揉双侧风门 100 次，揉双侧肺俞 100 次；轻摩脊柱，从上而下 3 ~ 5 遍。

**4. 辨证施治**

（1）风寒咳嗽：在基本处方基础上加具有祛风散寒作用的操作法。如开天门 50 次，推坎宫 50 次，揉太阳 100 次；拿风池 5 次，拿肩井 10 次，拿合谷 5 次；掐二扇门 5 次，揉二扇门 100 次；推三关 100 次，揉外劳宫 50 次。

（2）风热咳嗽：将基本处方中的揉膻中 100 次改为分推膻中 50 次，再加上具有疏风解表、宣肺清热作用的操作法。如开天门 50 次，推坎宫 30 次，运太阳 50 次，运耳后高骨 50 次；分推迎香 50 次，清天河水 100 次，推五经 50 次；推脊柱 100 次，分推肺俞 100 次。

（3）痰热咳嗽：将基本处方中的揉双侧肺俞 100 次改为分推肺俞 100 次，再加具有清热化痰作用的操作法。如清胃经 100 次，清大肠 200 次；清天河水 100 次，退六腑 300 次，揉掌小横纹 100 次；开璇玑 50 次，按弦走搓摩 50 次；揉龟尾 100 次，推下七节骨 100 次。

（4）痰湿咳嗽：在基本处方基础上加具有燥湿化痰作用的操作法。如补脾经 300 次，揉板门 100 次，清胃经 100 次；摩中脘 2 分钟，按弦走搓摩 50 次，揉脐及天枢 100 次；按揉足三里、丰隆，每穴约半分钟。

（5）阴虚燥咳：将基本处方中的清肺经 100 次改为补肺经 300 次，再加具有养阴清热作用的操作法。如补肾经 100 次，揉肾顶 100 次，揉二人上马 100 次，推小横纹 100 次；清天河水 100 次，运内劳宫 30 次；推涌泉 100 次；捏脊 3 ~ 5 遍，按揉肺俞、脾俞、肾俞，每穴约半分钟。

（6）脾肺气虚：将基本处方中的清肺经 100 次改为补肺经 200 次，再加具有健脾益气作用的操作法。如补脾经 300 次，揉板门 100 次；推三关 100 次，揉外劳宫 50 次；捏脊 3 ~ 5 遍，按揉肺俞、脾俞、足三里，每穴约半分钟。伴干性啰音者加推小横纹 100 次；伴湿性啰音者揉掌小横纹 100 次，刮大椎以局部皮肤轻度充血为度。

【注意事项】

1. 注意推拿治疗适应证，即排除结核、肿瘤及气道异物等引起的咳嗽患儿。

2. 注意根据气候变化添加衣被，以防外感加重咳嗽。

3. 合理安排户外活动，积极锻炼身体，以增强机体抗病能力。

4. 积极治疗呼吸道急、慢性感染性疾病，注意隔离，防止交叉感染。

【按语】

由于小儿呼吸道解剖、生理特点，接触过敏原及免疫功能低下等原因，常易诱发咳嗽，治疗时应注意排除诱因。推拿治疗本病有较好的疗效，但若继发细菌感染需配合抗菌治疗；若伴营养不良、贫血及佝偻病等应合理喂养，积极防治原发病。

# 第四节 哮 喘

哮喘是小儿时期常见的一种呼吸道疾病，"哮指声响言，喘指气息言"，哮必兼喘，故通称哮喘。临床上以阵发性呼吸困难，呼气延长，"吼而上气，喉中水鸡声"为特征。小儿哮喘的发病原因既有内因，又有外因。内因责之于伏痰，与素体肺、脾、肾三脏不足关系密切。肺虚易感外邪生痰；脾虚生湿酿痰，上贮于肺；肾虚不能蒸化水液，水湿郁积成痰。外因责之于感受外邪，接触异物以及嗜食酸、甜、腥、辣等异味，外因引动伏痰，痰阻气道，肺失肃降所致。《景岳全书》指出："喘有夙根，遇寒即发，或遇劳即发者，亦名哮喘。"

西医学认为，哮喘是一种以嗜酸性粒细胞、肥大细胞介导为主的气道变应原性慢性炎症性疾病，一般指小儿支气管哮喘和喘息性支气管炎。遗传与环境因素的相互作用是引发本病的关键因素。儿童哮喘的发生还常常与呼吸道病毒感染有关，如呼吸道合胞病毒、副流感病毒、鼻病毒等。

【诊断】

1. 春秋两季发病率较高，常反复发作，每因气候骤变、感受外邪或接触某些过敏物质而诱发，夜间和清晨居多。

2. 发作前常有诱因及前驱症状，发作时喘促，气急，哮吼痰鸣，甚者不能平卧，烦躁不安，口唇青紫，以邪实症状为主。其中寒喘者咳嗽气喘，咯出白稀痰或泡沫痰，形寒肢冷，舌淡，苔薄或白腻；热喘者咳嗽气喘，咯出黄黏痰，身热面赤，口渴引饮，舌红苔黄。缓解期哮喘已平，正虚为主，表现出面色无华，气短自汗，咳嗽无力，食少倦怠，大便溏薄，舌质淡，苔薄白，脉细软等肺脾气虚证候；或面色苍白，形寒肢冷，动则喘促咳嗽，气短心悸，腿软无力，腹胀纳差，大便溏泄，舌质淡，苔薄白，脉细弱等脾肾阳虚证候；或面色潮红，夜间盗汗，形瘦气短，手足心热，时作干咳，喘促乏力，夜尿多，舌质红，苔少或花剥苔，脉细数等肺肾阴虚证候。

3. 肺部听诊，发作时双肺可闻及散在或弥漫性以呼气相为主的哮鸣音，嗜酸性粒细胞可增高。伴肺部感染时，白细胞总数及中性粒细胞比例可增高。

【治疗】

**1. 推拿治疗适应证** 非胃食道反流、原发性纤毛运动障碍综合征、先天性心脏病、先天畸形等疾病所致的胸腔内气道狭窄和异物吸入而发生反复喘息的患儿。非哮喘大发作或哮喘持续状态的患儿。

**2. 基本治法** 遵循急则治其标，缓则治其本的原则。发作期以祛邪为主，寒性哮喘宜温肺散寒，化痰定喘；热性哮喘宜清肺涤痰，止咳平喘。缓解期以扶正为主，肺脾气虚重在健脾益气，补肺固表；脾肾阳虚重在温肾健脾，纳气平喘；肺肾阴虚重在养阴清热，补益肺肾。

**3. 基本处方**

（1）患儿取仰卧位：清肺经 300 次，逆运内八卦 100 次；揉膻中 50 次，按揉天突 50 次，双指揉乳根及乳旁 100 次。

（2）患儿取俯卧位：双指揉肺俞 100 次，擦肺俞、脾俞、肾俞，以热为度。

**4. 辨证施治**

（1）寒性哮喘：在基本处方基础上加具有温肺散寒、化痰定喘作用的操作法。如推三关 100 次，揉外劳宫 50 次；拿风池 5 次，拿肩井 10 次，拿合谷 5 次；擦膻中，以热为度；按揉定喘穴、脾俞及肾俞各 100 次；擦脊柱 3 ~ 5 遍或以热为度。

（2）热性哮喘：将基本处方中的揉膻中 100 次改为分推膻中 50 次，揉肺俞 100 次改为分推肺俞 100 次，再加具有清肺涤痰、止咳平喘作用的操作法。如清大肠 300 次，清小肠 100 次；按弦走搓摩 50 次；揉龟尾 100 次，推下七节骨 100 次。发热者加清天河水、退六腑各 100 次；痰多者加揉丰隆 100 次。

（3）肺脾气虚：将基本处方中的清肺经 100 次改为补肺经 200 次，再加具有健脾益气、补肺固表作用的操作法。如补脾经 300 次，揉板门 100 次；顺时针方向摩腹 3 分钟，擦膻中以热为度，按揉神阙、气海、关元各 100 次；按揉足三里穴 100 次；捏脊 3 ~ 5 遍，揉龟尾 100 次，推上七节骨 100 次，按揉肺俞、脾俞各 50 次。

（4）脾肾阳虚：将基本处方中的清肺经 100 次改为补肺经 100 次，再加具有温肾健脾、纳气平喘作用的操作法。如补脾经 300 次，揉板门 100 次，补肾经 300 次；顺时针方向摩腹 3 分钟，揉脐及丹田 100 次，振腹 1 分钟；按揉足三里穴 100 次；捏脊 3 遍，揉龟尾 100 次，推上七节骨 100 次，擦八髎，以热为度。

（5）肺肾阴虚：将基本处方中的清肺经 100 次改为补肺经 100 次，再加具有养阴清热、补益肺肾作用的操作法。如补肾经 300 次，揉肾顶 100 次，揉二人上马 300 次；运内劳宫 30 次，推涌泉 100 次；捏脊 3 ~ 5 遍，按揉肺俞、脾俞、肾俞，每穴约半分钟。

**【注意事项】**

1. 起居有常，寒温调适，及时防治感冒。
2. 避免吸入烟尘及刺激性气体，避免接触过敏性物质或食入过敏性食物。
3. 饮食有节，不宜过饱，勿食过甜、过咸及生冷之品。
4. 进行适当的体育锻炼和户外活动，增强体质，减少发作。

**【按语】**

5 岁以下儿童，反复发作的喘息常可能由胃食道反流、原发性纤毛运动障碍综合征、先天性心脏病、先天畸形等疾病所致的胸腔内气道狭窄和异物吸入而引发，故明确诊断是治疗的前提。另外，哮喘在大发作并出现持续状态时，应先给予及时的解痉、强心、扩容纠酸、抗感染处理，再进行综合治疗。

# 第五节 反复呼吸道感染

反复呼吸道感染是指小儿在 1 年内发生上、下呼吸道感染的次数过于频繁，超过一定范围的一种儿科常见病，反复呼吸道感染患儿简称复感儿。该病发病率呈逐年上升趋势，好发于 6 个月 ~6 岁的小儿，1 ~3 岁的婴幼儿最为多见。由于小儿先天禀赋不足，或后天失养，或用药不当，损伤正气，致肺、脾、肾三脏亏虚，肌肤薄弱，御邪能力较差，加上冷暖调护失宜，六淫之邪易从口鼻或皮毛而入，首犯肺卫。正与邪的消长变化，体现出反复感染，属中医"虚人感冒"或"体虚感冒"范畴。

西医认为，反复呼吸道感染与患儿的免疫系统功能低下有关，母乳喂养的孩子该病的发病率较低，故提倡母乳喂养。长期偏食、挑食，环境污染对该病的发生有一定的影响。目前，西医对该病的防治手段不多，远期疗效也有待进一步研究。

【诊断】

1. 有先天不足或后天喂养不当的病史。

2.0 ~2 岁小儿，每年呼吸道感染 10 次以上，其中下呼吸道感染 3 次以上；$2^+$ ~6 岁小儿，每年呼吸道感染 8 次以上，其中下呼吸道感染 2 次以上；$6^+$ ~14 岁小儿，每年呼吸道感染 7 次以上，其中下呼吸道感染 2 次以上。

3. 上呼吸道感染第 2 次距第 1 次至少间隔 7 天以上。若上呼吸道感染次数不足，可加上、下呼吸道感染次数，不足者需观察一年。

4. 中医辨证分营卫失和、邪毒留恋型，肺脾两虚、气血不足型及肾虚骨弱、精血失充型。营卫失和、邪毒留恋型以反复感冒，恶寒怕热，不耐寒凉，平时汗多，汗出不温，肌肉松弛，咽红不退，扁桃体肿大为特征；肺脾两虚、气血不足者屡感外邪，咳喘迁延不愈或愈后又作，伴面色萎黄，自汗，唇口色淡，食欲不振，或大便溏薄等肺脾气虚证候；肾虚骨弱、精血失充型反复感冒，甚则咳喘，伴面白无华，动则自汗，寐则盗汗，五心烦热，立、行、发、齿、语迟，或鸡胸龟背，生长发育迟缓等肾虚骨弱证候。

【治疗】

**1. 推拿治疗指征** 反复呼吸道感染迁延期和恢复期的患儿，且未并发严重心、脑、肾病变，排除结核、肿瘤及气道异物引起的呼吸道感染。

**2. 基本治法** 遵循急则治其标，缓则治其本的原则。感染期以祛邪为主；迁延期以扶正为主，兼以祛邪，使正复邪自退；恢复期以固本为要。

**3. 基本处方**

（1）患儿取仰卧位：补肺经 300 次，补脾经 300 次；揉膻中 100 次，按揉天突 50 次，双指揉乳根及乳旁 100 次。

（2）患儿取俯卧位：双指揉肺俞 100 次；捏脊 3～5 遍，按揉肺俞、脾俞，每穴约半分钟。

**4. 辨证施治**

（1）营卫失和，邪毒留恋：在基本处方基础上加具有调和营卫、扶正固表作用的操作法。如开天门 50 次，推坎宫 50 次，揉太阳 100 次，摩囟门 2 分钟，拿风池 5 次；推三关 100 次，揉外劳宫 50 次；摩中脘 2 分钟，顺时针方向摩腹 2 分钟；摩脊柱 3～5 遍，横擦腰骶部，以热为度。

（2）肺脾两虚，气血不足：在基本处方基础上加具有健脾益肺、补养气血作用的操作法。如揉板门 100 次，揉一窝风 100 次；擦膻中，以热为度；顺时针方向摩腹 3 分钟，按揉神阙、气海、关元各 100 次；按揉血海、足三里、三阴交，每穴约半分钟；擦肺俞、脾俞及腰骶部，以热为度。

（3）肾虚骨弱，精血失充：在基本处方基础上加具有健脾补肾、滋养精血作用的操作法。如揉板门 100 次，补肾经 500 次，揉二人上马 300 次；顺时针方向摩腹 3 分钟，揉脐及丹田 100 次，振腹 2 分钟；按揉足三里、三阴交、涌泉，每穴约半分钟；擦肺俞、脾俞、八髎穴，以热为度。

**【注意事项】**

1. 适当的户外活动，多晒太阳，增强体质，按时预防接种。
2. 保持室内空气新鲜，注意随气候变化增减衣被，感冒流行期间不带孩子到公共场所。
3. 加强营养。饮食有节，品种多样而富于营养，不偏食，勿食过甜、过咸及生冷之品。
4. 积极防治各种慢性病，如维生素 D 缺乏性佝偻病、营养性缺铁性贫血等。

**【按语】**

反复呼吸道感染具有反复发作、每次发病症状较重、病程较长、缠绵难愈、涉及呼吸道病种较多的特点，对儿童的正常生长发育危害极大。"复感儿"的体质较差，免疫功能缺陷或低下。据报道，"复感儿"血中 IgG 及 IgA 等抗体均有不同程度下降，非特异性免疫功能也有降低，如巨噬细胞吞噬功能下降等。小儿推拿在扶正祛邪、改善患儿体质、增强抗病能力方面具有较强的优势，主要用于迁延期及恢复期的治疗。感染期的患儿，应配合中、西药物对症治疗，尤其是抗感染治疗，待感染控制后再进行以推拿为主的综合治疗。

# 第六节 泄 泻

泄泻是以大便次数增多、粪质稀薄甚或如水样为主要症状的一种儿科临床常见病。好发于 2 岁半以内的婴幼儿，故又称"婴幼儿泄泻"。本病四季皆可发生，尤以夏、秋两季为多。小儿脾常不足，易因乳食不节或不洁，或感受风寒、暑湿等外邪损伤脾胃，或因先天禀赋不足、后天失养、久病不愈等致脾胃虚弱或脾肾阳虚。脾胃运化失职，不能腐熟水谷，水反为湿，谷反为滞，水谷不分，合污并下而成泄泻。

　　西医学称本病为"小儿腹泻"，并根据病因将其分为感染性腹泻和非感染性腹泻两大类。前者主要与病毒（如轮状病毒、柯萨奇病毒、埃可病毒、腺病毒、冠状病毒等）、细菌（如大肠杆菌、空肠弯曲菌、耶尔森菌、变形杆菌等）、寄生虫引起的肠道感染有关，全身感染少见。后者主要与年龄、体质、喂养方式、食物种类及食量、气候变化等有关，如食饵性腹泻、症状性腹泻、过敏性腹泻、糖原性腹泻等。

【诊断】

　　1. 常与外感风寒、暑湿等外邪或内伤乳食有关。一般有饮食不节或不洁史。

　　2. 以大便次数增多、粪质稀薄甚或如水样为主要症状。寒湿泻以大便清、稀、淡、白、薄为特征；湿热泻以泄下物浊、稠、深、黄、厚为特点；伤食泻以腹痛胀满，泻前哭闹，泻后痛减，大便量多酸臭，口臭纳呆为特征；脾虚泻者每于食后即泻，泄下物色淡不臭，常夹有奶块或食物残渣，兼见面色苍白、食欲不振等气虚表现；脾肾阳虚者泄泻无度，完谷不化，兼见精神萎靡、形寒肢冷等阳虚证候。

　　3. 大便检查可见便稀并夹有奶块或食物残渣。有时大便检查可见到脂肪滴或发现白细胞和红细胞。必要时可做大便培养、电镜检查及电解质测定。

【治疗】

　　**1. 推拿治疗适应证**　无明显脱水、酸中毒或严重电解质紊乱表现的患儿。

　　**2. 基本治法**　健脾利湿止泻。寒湿泻温中散寒，健脾化湿；湿热泻清热利湿，调气止泻；伤食泻消食导滞，健脾助运；脾虚泻温阳益气，健脾止泻；脾肾阳虚泻温补脾肾，固涩止泻。

　　**3. 基本处方**

　　（1）患儿取坐位或仰卧位：补脾经 300 次，板门推向横纹 100 次；补大肠 100 次，清小肠 100 次。

　　（2）患儿取仰卧位：摩腹 2 分钟，揉脐及天枢 100 次。

　　（3）患儿取俯卧位：揉龟尾 100 次，推上七节骨 100 次；擦腰骶部，以热为度。

　　**4. 辨证施治**

　　（1）寒湿泻：在基本处方基础上加具有温中散寒、健脾化湿作用的操作法。如推三关 100 次，揉外劳宫 50 次；摩中脘 2 分钟，顺时针方向摩腹 3 分钟，振腹 1 分钟；捏脊 3～5 遍，按揉脾俞、胃俞、大肠俞、膀胱俞，每穴约半分钟。

　　（2）湿热泻：将基本处方中的补大肠 100 次改为清大肠 100 次，再加具有清热利湿作用的操作法。如顺运内八卦 100 次，清天河水 100 次，退六腑 100 次。兼表证发热者加开天门 50 次，推坎宫 50 次，运太阳 50 次；拿风池 5～10 次，拿肩井 8～10 次。

　　（3）伤食泻：将基本处方中的补大肠 100 次改为清大肠 200 次，推上七节骨 100 次改为推下七节骨 100 次，再加具有消食导滞作用的操作法。如揉板门 100 次，清胃经 100 次；揉中脘 100 次，分腹阴阳 100 次。

　　（4）脾虚泻：在基本处方基础上加具有温阳益气、健脾止泻作用的操作法。如推三关 100 次，揉外劳宫 50 次；揉脐、气海及关元 100 次，振腹 1 分钟；捏脊 3～5 遍，按揉肝俞、胆俞、脾俞、胃俞、血海、足三里，每穴约半分钟。

（5）脾肾阳虚泻：在基本处方基础上加具有温补脾肾、固涩止泻作用的操作法。如补肾水 500 次；推三关 100 次，揉外劳宫 100 次；揉脐及丹田 100 次，振腹 1 分钟；捏脊 3～5 遍，按揉脾俞、肾俞、大肠俞、膀胱俞，每穴约半分钟；按揉百会 100 次；擦命门、八髎，以热为度。

**【注意事项】**

1. 注意适应证。泄泻严重，疑有脱水或水电解质紊乱的泄泻患儿应及时补液。

2. 讲究卫生，不吃不洁食物，防止病从口入。

3. 饮食有节，添加辅食应由单一到多样，由少量到多量。泄泻期间，宜进清淡易消化食物，排便后用温水洗局部。

4. 有病早治，病后注意加强营养。

**【按语】**

新生儿出生后 3 天内的"胎便"，呈深绿色，较黏稠，无臭味。其后若母乳喂养者，大便为金黄色软性黄油状，或便质稀略带绿色，有酸味，每天 1～4 次。若牛乳鲜乳喂养者，便质较坚，淡黄色和土灰色，略腐臭，每天 1～2 次。诊断泄泻时，首先要排除诸如此类的生理性腹泻。由细菌、病毒等感染引起的泄泻，应针对病因配合中西药物治疗。泄泻日久，出现脱水、酸中毒者，应配合液体疗法。

# 第七节　便　秘

便秘是指以排便次数减少或秘结不通，粪质干燥坚硬或意欲大便而坚涩不畅为主要症状的一种儿科临床常见病，又称"便闭"、"秘结"。便秘不仅与大肠的传导功能失调有关，而且与脾胃的纳、运、升、降及肾的温煦与气化功能失常关系密切。由于患儿过食辛辣厚味，食滞肠道而不行，郁久化热，燥结肠道，致使大肠传导失司；或因先天禀赋不足，后天失养，久病脾虚等致气血虚弱，大肠传运无力而成便秘。

西医学认为，胃肠道的蠕动功能紊乱，粪便在肠道内停留时间过久（超过 48 小时），水分被吸收过多，以致排出困难，属于"胃肠功能紊乱综合征"范畴。

**【诊断】**

1. 常与过食辛辣香燥或过用辛温药物及热病后余热留恋有关。

2. 以排便次数减少或秘结不通为主要症状。实秘便质干硬，形呈颗粒状，伴面红身热，口干欲饮，口臭心烦，嗳气泛酸，小便短赤等里实热证证候；虚秘便质并不坚硬或质软，但努责难下，伴面唇爪甲淡白，形瘦神倦，小便清长等里虚寒证证候。

3. X 线钡剂灌肠可排除肠管内或肠管外器质性病变引起的肠管堵塞；肛门指检可排除肛门及直肠下端增生物。

**【治疗】**

**1. 推拿治疗适应证**　单纯性便秘是推拿治疗的适应范围。即须排除器质性疾病引起的便秘，如先天性肠闭锁，先天性直肠、肛门畸形，先天性巨结肠，机械性肠梗阻或肛裂等。

**2. 基本治法**　导滞通便。虚证辅以益气养血，实证佐以泻腑清热。

**3. 基本处方**

（1）患儿取仰卧位：食、中二指揉迎香 100 次，揉膊阳池 50 次；揉中脘 50 次，摩腹 5 分钟，分腹阴阳 100 次。

（2）患儿取俯卧位：揉龟尾 300 次，推下七节骨 100 次。

**4. 辨证施治**

（1）实秘：将基本处方中的摩腹 5 分钟调整为逆时针重摩 3 分钟，再加具有泻腑清热作用的操作法。如清天河水 100 次，退六腑 100 次；揉板门 100 次，运外八卦 100 次，清大肠 100 次，清胃经 200 次；按弦走搓摩 50 次，揉脐及天枢 100 次。腹痛加拿肚角 3~5 次。

（2）虚秘：将基本处方中的摩腹 5 分钟调整为顺时针轻摩 5 分钟，再加具有益气养血作用的操作法。如补脾经 300 次，清大肠 100 次；推三关 100 次，运水入土 100 次；揉脐及丹田 100 次；捏脊 3~5 遍，按揉脾俞、胃俞、肾俞、血海、足三里等，每穴约半分钟。

**【注意事项】**

1. 注意饮食调节。多吃粗纤维食物如黄花菜、韭菜、芹菜、竹笋、蒜苗等，少吃辛辣刺激性食物。

2. 多喝开水。大便的质地与次数和饮水量有关，如肠腔内保持足量的水分软化粪便，大便就容易排出。

3. 生活要有规律，培养按时大便的习惯。

4. 体质较差、腹肌收缩无力者，应多进行体育锻炼。

**【按语】**

推拿治疗便秘具有较好的疗效，但治疗实证便秘手法需重一些，操作时间较短；虚证便秘则手法宜轻柔一些，操作时间较长。另外，治疗前应排除器质性疾病引起的便秘，若因高热等原因引起的便秘，也需要积极治疗原发病。轻型先天性巨结肠引起的便秘，推拿按实秘进行治疗也有一定效果，可作为辅助疗法使用。

# 第八节　脱　肛

脱肛又称直肠脱垂，是指直肠向外翻出而脱垂于肛门外的一种儿科常见病证，多发于 1~3 岁小儿。常因素体虚弱，或久泻、久痢、久咳致正气耗损，气虚下陷，统摄升提无力所致；亦可因过食辛辣食品，湿热内生并下注，大便干结难下压迫直肠而外脱。轻者仅部分脱出，即直肠黏膜脱出，随年龄增长可自愈；重者完全脱出，脱出物包括直肠各层，若不及时治疗，可使脱出组织充血发炎，甚则坏死，严重影响患儿的身心健康。

西医学认为，脱肛的病因是小儿骨盆盆腔内支持组织发育不全，不能对直肠承担充分的支持作用；直肠肌肉、肛提肌未发育完善，固摄能力差。另外，小儿骶骨弯曲尚未形成，影响直肠与肛管之间的角度形成，直肠呈垂直状态，容易向下滑动。故久泻、久咳、腹压增加均能使肛门直肠脱垂。

【诊断】

1. 有久泻、久咳、便秘或嗜食辛辣厚味病史。

2. 以直肠脱垂于肛门外为特征。气虚下陷者，局部肿痛不甚，伴面色㿠白，形体消瘦，精神萎靡，舌淡苔薄，指纹色淡或脉细弱；大肠热结者，局部红肿热痛，兼见面赤唇红，大便干燥，小便短赤，舌红苔黄，指纹紫滞或脉数有力。

3. 便血，血色鲜红；肛门局部红肿，轻者可见直肠黏膜脱出，重者脱出物为直肠各层。

【治疗】

**1. 推拿治疗适应证**　非器质性疾病引起的单纯性脱肛患儿。

**2. 基本治法**　升提固脱。气虚下陷者，补中益气以固脱；大肠热结者，清热通便以固脱。

**3. 基本处方**

（1）患儿仰卧位或抱坐位：一手中指托揉龟尾，另一手食、中指两指同时揉脐及丹田100次，轻揉脱出物并将其复位。

（2）患儿取俯卧位：捏脊3~5遍，按揉脾俞、胃俞、肾俞、大肠俞，每穴约半分钟；横擦腰骶部，以热为度。

**4. 辨证施治**

（1）气虚下陷：在基本处方基础上加具有补中益气、升阳举陷作用的操作法。如补脾经300次，补肺经100次，补大肠100次；顺时针方向摩腹3分钟，振腹1分钟；按揉百会100次；按揉足三里100次；揉龟尾300次，推上七节骨100次。

（2）大肠热结：在基本处方基础上加具有清热利湿、导滞通便作用的操作法。如补脾经100次，清胃经100次，清大肠100次；按揉膊阳池100次，退六腑100次；揉脐及天枢100次，分腹阴阳100次；揉龟尾300次，推下七节骨100次。

【注意事项】

1. 积极治疗久泻、久咳、便秘等原发病。

2. 注意肛门护理。每次大便后，用温水清洗脱肛部分及肛周，用纱布蘸少许紫草油，轻轻将其托回，并嘱患儿卧床休息片刻。

3. 注意营养调理及饮食卫生，防止腹泻与便秘的发生。

4. 每日定时大便，并注意及时纠正"久蹲"的不良排便习惯。内衣裤要勤换洗，质地以柔软的棉布为佳。

【按语】

脱肛日久，真气耗损，肛门越加松弛，不仅脱而不收，甚为难治，更易充血肿胀、发炎，甚至局部组织坏死，故应及早治疗。久治无效者应考虑手术治疗，以免耽误病情。

# 第九节 呕 吐

呕吐是指因胃气上逆，以致出现胃及肠内容物通过贲门、食管从口腔强力驱出动作为主要症状的一种儿科临床常见疾病。婴幼儿呕吐古称"溢乳"、"回乳"或"干呕"。有声有物谓之呕，有物无声谓之吐，有声无物谓之哕。呕与吐常同时出现，故多称呕吐。多由乳食不节、不洁，或感受风、寒、暑、湿等外邪，或跌打惊恐，情志不和，肝气横逆犯胃，或脾胃素虚，胃失和降，胃气上逆而发。

西医学认为，由于婴儿的胃呈水平位，胃肌发育不全，贲门肌较弱，幽门肌紧张度高等解剖生理特点，易发呕吐。呕吐可见于多种疾病的发生发展过程中，如消化功能紊乱综合征、急慢性胃炎、胃及十二指肠溃疡、胆囊炎、胰腺炎、急性阑尾炎、肠梗阻等消化系统疾病；上呼吸道感染、肺炎、中耳炎、败血症等感染性疾病；病毒性肝炎、细菌性痢疾、流行性脑膜炎等急性传染性疾病，以及中枢神经系统疾病、颅内肿瘤、各种代谢紊乱、药物或毒物刺激等影响胃肠功能者。本节主要讨论消化功能紊乱综合征所致的呕吐。

## 【诊断】

1. 与外感风、寒、暑、湿等外邪或内伤乳食有关。一般有感受外邪或饮食失调的病史。

2. 以呕吐为主要症状。寒吐以呕吐物清、稀、淡、白、薄为特征；热吐以呕吐物浊、稠、深、黄、厚为辨证要点。伤食者以脘腹胀满，食入即吐，呕吐酸腐，吐后稍安为特点；脾胃虚寒者伴疲乏无力，四肢不温，食少便溏等脾虚证候；肝气犯胃者呕吐酸苦，或嗳气频频，胸胁胀痛，常因情志刺激诸症加重。

3. 体格检查和必要的实验室检查可以确定病变部位和病变性质。可根据病情选择血电解质、血糖、尿酮体等检查，合并感染者，血常规多见异常。怀疑颅内感染则需做脑脊液常规检查，腹部 X 线片有助于排除消化道梗阻等情况。

## 【治疗】

**1. 推拿治疗适应证** 非消化道器质性梗阻、颅内感染或占位性病变、中毒所引起的呕吐。

**2. 基本治法** 和胃降逆止呕。食积者辅以消食导滞，脾胃虚寒佐以温中散寒，胃热呕吐宜清热泻火，肝气犯胃宜疏肝理气。

**3. 基本处方**

（1）患儿取抱坐位或仰卧位：补脾经 200 次，清胃经 100 次，横纹推向板门 100 次，揉右端正 50 次。

（2）患儿取仰卧位：揉中脘 50 次；用食、中两指指腹自喉下直推到中脘，即推下中脘 100 次；按揉足三里 1 分钟。

（3）患儿取俯卧位：用食、中两指指腹自上而下直推天柱骨 100 次，按揉脾俞、胃俞各半分钟。

**4. 辨证施治**

（1）乳食积滞：在基本处方基础上加具有消食导滞作用的操作法。如揉板门 100 次，清大肠 100 次，顺运内八卦 100 次；逆时针方向摩腹 3 分钟，分腹阴阳 100 次；揉龟尾 100 次，推下七节骨 100 次。

（2）外邪犯胃：在基本处方基础上加具有疏风散寒、化湿和中作用的操作法。如开天门 50 次，推坎宫 50 次，揉太阳 100 次；推三关 300 次，揉外劳宫 100 次；顺时针方向摩腹 2 分钟。

（3）脾胃虚寒：在基本处方基础上加具有温中散寒作用的操作法。如揉板门 100 次，推三关 200 次，揉外劳宫 100 次；揉脐及丹田 50 次，顺时针方向摩腹 3 分钟，振腹 1 分钟；捏脊 3~5 遍，按揉脾俞、胃俞、足三里，每穴约半分钟。

（4）胃中积热：在基本处方基础上加具有清热泻火作用的操作法。如清天河水 200 次，退六腑 100 次，水底捞明月 50 次；清大肠 100 次，清小肠 100 次；揉脐及天枢 100 次；揉龟尾 100 次，推下七节骨 100 次。

（5）肝气犯胃：在基本处方基础上加具有疏肝理气作用的操作法。清肝经 300 次，清心经 100 次，补肾水 100 次；按弦走搓摩 50 次；揉龟尾 100 次，推下七节骨 100 次。

**【注意事项】**

1. 治疗前应排除消化道器质性梗阻、颅内感染或占位性病变、中毒等原因引起的呕吐。

2. 饮食有节，不吃不洁食物；冷热适度，添加辅食由单一到多种，由少量到多量，由细到粗。

3. 避免感受外邪，防止寒邪直中脾胃。

**【按语】**

推拿治疗呕吐有较好的疗效，但呕吐严重且伴脱水、酸中毒者，宜采取综合治疗；若伴呼吸暂停的窒息状态，应加强护理，防止呕吐物吸入继发吸入性肺炎等呼吸道病变。另外，婴儿哺乳后，乳汁自口角溢出者，称为"溢乳"或"漾乳"，属"乳食太饱，儿身不正，如瓶注水，倾则而出"，为喂养不得法，不属病态，纠正喂养方法，呕吐自止，不需治疗。

# 第十节　腹　痛

腹痛是指以胃脘以下、脐周及耻骨联合以上部位疼痛为主要症状的一种儿科临床常见病证。本病可发生于任何年龄与季节，年长儿多能自诉腹部疼痛，婴幼儿往往不能正确表达，常以无故啼哭为主要临床表现。引起腹痛的原因很多，几乎涉及各科疾病。多由外感寒邪、乳食积滞、虫扰或脾胃虚寒等，导致腹部经络闭阻，营卫不和，气血瘀阻，不通则痛。

西医学认为，腹痛的原因既可能是腹内脏器病变，也可以是腹外病变；可以是器质性的，也可以是功能性的；可以是内科疾患，也可以是外科疾患，甚至最初为内科疾患，以后随病情发展而以外科病变为主。本节讨论无外科急腹症指征的腹痛。

【诊断】

1. 常与外感风寒或内伤乳食有关，一般有饮食不节或不洁史。

2. 以腹部疼痛为主要症状。寒邪直中脏腑者以腹痛阵作，肠鸣切痛，得温则舒，遇寒痛甚，面白肢冷，舌淡红，苔白滑，脉弦紧或指纹色红为主要证候；乳食积滞者兼脘腹胀满，按之痛剧，嗳腐吞酸，矢气频作，大便酸臭，舌质偏红，苔厚腻，脉沉滑或指纹紫滞等证候；胃肠热结者以腹痛胀满，拒按，及面赤唇红，烦渴喜冷饮，大便秘结，舌红苔黄燥，脉滑数或指纹紫滞等里实热证证候为特点；脾胃虚寒则腹痛绵绵，时作时止，痛处喜温喜按，兼面白少华，精神倦怠，食少便溏，手足不温等气虚证候。

3. 腹部检查应从健侧开始。除局部检查外，还应注意观察患儿的面色、表情、体位和精神状态，测量体温、脉搏、呼吸、血压等，并进行全身体格检查。伴感染时白细胞总数及中性粒细胞比例可增高。

【治疗】

**1. 推拿治疗适应证**　非器质性病变引起的腹痛。

**2. 基本治法**　疏经通络，行气活血止痛。寒证辅以温通，热证佐以清泻，虚证辅以补益，实证佐以消导。

**3. 基本处方**

（1）患儿取仰卧位：揉一窝风 100 次；摩腹 3 分钟，拿肚角 5 次；按揉足三里 100 次。

（2）患儿取俯卧位：捏脊 3~5 遍，按揉脾俞、胃俞、肝俞、胆俞等背俞穴，每穴约半分钟。

**4. 辨证施治**

（1）腹部中寒：在基本处方基础上加具有温经散寒作用的操作法。如推三关 300 次，揉外劳宫 100 次；拿风池 5 次，拿肩井 10 次；摩中脘 2 分钟，顺时针方向摩腹 5 分钟；擦命门、八髎，以热为度。

（2）乳食积滞：在基本处方基础上加具有消食导滞作用的操作法。如补脾经 100 次，清大肠 100 次，清胃经 100 次；开璇玑 50 次；揉龟尾 100 次，推下七节骨 100 次。

（3）胃肠结热：在基本处方基础上加具有清热散结作用的操作法。如清肺经 100 次，清大肠 100 次，清小肠 100 次；水底捞明月 50 次，运外八卦 100 次；按弦走搓摩 50 次，揉脐及天枢 100 次。虫扰者加搓脐、抖脐、推脐。

（4）脾胃虚寒：在基本处方基础上加具有温中散寒作用的操作法。如推三关 200 次，揉外劳宫 100 次；揉脐及丹田 100 次，顺时针方向摩腹 5 分钟，振腹 1 分钟。

【注意事项】

1. 注意调节乳食，不吃生冷及不洁食物。

2. 注意局部保暖，防止寒邪直中脏腑。

3. 有病早治，病后注意加强营养。

**【按语】**

小儿腹痛随年龄大小而有不同的表现。新生儿机体反应力差，虽有严重的腹内脏器病变，也仅表现出顽固性腹胀和频繁呕吐，不表现明显腹痛。婴幼儿多无自述腹痛能力，更不能确切陈述腹痛的性质、部位及其演变过程，仅以其表现可被家长及医生理解为腹痛，如阵发性或持续性哭闹，两下肢蜷屈，烦躁不安，面色苍白，出汗，拒食甚或精神萎靡。即使年长儿对腹痛的性质、经过等也常描述不确切，定位能力差。故对腹痛患儿的正确诊断，有赖于医生详细询问病史，耐心观察，仔细全面地进行检查。推拿治疗各种功能性腹痛有较好的效果，但需明确诊断。至于一些器质性病变引起的腹痛，必须有针对性地治疗原发病方能取得满意的疗效。

# 第十一节　厌　食

厌食是指小儿较长时期见食不贪，食欲下降，食量减少，甚至拒食的一种儿科常见病证。多由喂养不当，饮食不节，多病、久病及先天不足而致脾失健运，胃失受纳引起。本病以 1~6 岁小儿多见，夏季暑湿当令时节，脾为湿困，常会加重病情。患儿一般精神状态正常，但若长期不愈，可致水谷精微摄取不足无以生化气血，使体重减轻，抗病能力下降，易罹患他病，甚至影响生长发育而转为疳证。

西医学认为，厌食症是一种全身性慢性疾病，可以由多种全身性和消化道疾病，甚至心理、家庭等因素引起。以上致病因素导致患儿消化液分泌减少，酶活性下降和胃肠平滑肌舒缩功能紊乱，引起小儿对食物产生厌倦，消化吸收功能减低，进而影响其他系统，尤其是内分泌系统功能。患儿体内常缺乏多种微量元素，尤其是锌，若不及时补充，易诱发厌食。

**【诊断】**

1. 有喂养不当病史，如进食不定时定量，过食生冷、甘甜之物，过吃零食及有嗜食、偏食等饮食习惯。或有先天不足、病后失养及情志失调等病史。

2. 以长期食欲不振，厌恶进食，食量明显少于同龄正常儿童为特征，病程超过 1 个月。仅见食欲不振或厌恶进食，面色少华，形体消瘦，但精神尚好，活动如常，苔薄白或薄白腻，脉有力者为脾失健运证；若不思饮食，食而不化，伴精神萎靡，面色萎黄，大便溏薄或夹有不消化食物残渣，舌淡，苔薄，脉缓无力者为脾胃气虚证；不欲进食，伴口舌干燥，食少饮多，面色少华，皮肤失润，大便偏干，小便黄赤，舌红少津，苔少或花剥，脉细数者为脾胃阴虚证。

3. 腹软，无明显压痛或脐周轻压痛。小肠上段吸收功能及胰淀粉酶分泌功能差；尿 D－木糖吸收排泄率及尿淀粉酶含量较低；多种微量元素含量偏低。

**【治疗】**

**1. 推拿治疗适应证**　非躯体疾病或其他精神疾病引起的厌食患儿。

**2. 基本治法**　健脾和胃。脾失健运者重在运脾开胃，脾胃气虚者宜健脾益气，脾胃阴虚型则佐以滋养胃阴。

**3. 基本处方**

（1）患儿取仰卧位：揉板门 100 次，补脾经 300 次，清胃经 300 次；摩腹 3 分钟，揉脐及天枢 100 次；按揉足三里 100 次。

（2）患儿取俯卧位：捏脊 3~5 遍；按揉脾俞、胃俞，每穴约半分钟。

**4. 辨证施治**

（1）脾失健运：在基本处方基础上加具有运脾开胃作用的操作法。如运内八卦 100 次，掐四横纹各 5 次；摩中脘 2 分钟，逆时针方向摩腹 3 分钟，分腹阴阳 100 次。

（2）脾胃气虚：在基本处方基础上加具有健脾益气作用的操作法。如补大肠 100 次，推三关 100 次，揉外劳宫 50 次；揉中脘 100 次，顺时针方向摩腹 3 分钟，揉气海及关元 100 次；揉龟尾 100 次，推上七节骨 100 次。

（3）脾胃阴虚：在基本处方基础上加具有滋养胃阴作用的操作法。如清肝经 100 次，揉外劳宫 100 次，揉二人上马 100 次；揉中脘 100 次，顺时针方向摩腹 3 分钟，揉丹田 100 次；按揉血海、三阴交，每穴约半分钟。

**【注意事项】**

1. 注意饮食调节。合理膳食，纠正不良饮食习惯，少食肥甘黏腻之品，不随意吃零食。

2. 注意心理调适。尽量让患儿接受一些健康教育，让其认识到合理饮食的重要性，并保持良好的情绪，以增强食欲，但不可强迫患儿进食。

3. 注意调节生活起居。让患儿保证充足的睡眠，培养有规律的生活起居习惯。

4. 注意排除严重佝偻病、贫血及心、脑、呼吸、肝、肾等其他系统疾病。

**【按语】**

小儿"脾常不足"，饮食不能自调，食物不知饥饱。如果家长缺乏育婴保健知识，片面强调高营养的滋补食物，超越了脾胃正常的运化能力，以及过于溺爱，乱投杂食，或恣意投其所好，养成偏食，或进食不定时，生活无规律，皆可导致脾失健运，胃不思纳，进而导致厌食。年龄稍大一些的女性患儿，因有意识地节食而导致神经性厌食者，近年来也有逐渐增多的趋势。故该病重在预防。由其他躯体性或精神性疾病引起的厌食，应及时治疗原发病。

# 第十二节　积　滞

积滞是指小儿内伤乳食，停聚中焦，积而不化，气滞不行所形成的一种儿科常见病，以不思乳食，食而不化，脘腹胀满，嗳气酸腐，大便不调为特征。各种年龄均可发病，尤以婴幼儿多见。脾主升、主运化水谷精微物质，胃主降、主受纳腐熟水谷，若小儿乳食不节，伤及脾胃或先天禀赋不足，脾胃素虚均可引起脾胃升降失职，乳食停聚不化，积滞内停，形成屯食或泄泻。若积久不消，迁延失治，则可进一步损伤脾胃，导致气血生化乏源，影响小儿营养及生长发育，进而转化为疳证，故前人有"积为疳之母"之说。

西医学认为，本病初期主要是因为家庭因素、环境因素、心理因素等使患儿产生不可抗拒的摄食欲望，促使患儿暴饮暴食，从而加重胃肠负担，影响消化功能。患儿自我控制能力较弱，容易引起暴饮暴食习惯，加上小儿消化系统功能发育尚未成熟，进而引起胃肠消化吸收不良，食物积滞不化。属消化不良综合征范畴。

【诊断】

1. 常有伤乳或伤食病史。多见于婴幼儿，一年四季均可发生，尤以夏秋暑湿当令之时，发病率较高。

2. 以不思乳食，食而不化，脘腹胀满，大便溏泄，臭如败卵或便秘为特征。乳食内积者伴腹痛拒按，恶心呕吐，烦躁多啼，夜寐不安，低热，尤以肚腹热甚，大便臭秽，舌淡苔黄腻，脉弦或指纹紫滞。脾虚夹积者伴神倦乏力，面色萎黄，形体消瘦，不思饮食，食则饱胀，腹满喜按，大便溏薄，夹有乳片或不消化食物残渣，舌淡红，苔白腻，脉细滑或指纹淡红。

3. 大便化验检查，可见不消化食物残渣或脂肪滴。

【治疗】

**1. 推拿治疗适应证**　推拿治疗适用于单纯性积滞的患儿。

**2. 基本治法**　消积导滞。实证重在和中理气，消食导滞；脾虚夹积者宜健脾助运，消食化滞。

**3. 基本处方**

（1）患儿仰卧位：清胃经100次，运内八卦100次，推四横纹100次；摩中脘2分钟，分腹阴阳100次；按揉足三里100次。

（2）患儿俯卧位：揉龟尾100次，推下七节骨100次。

**4. 辨证施治**

（1）乳食内积：在基本处方基础上加具有和中理气、消食导滞作用的操作法。如补脾经100次，横纹推向板门300次，清大肠100次，按揉膊阳池100次，开璇玑50次，逆时针方向摩腹2分钟。

（2）脾虚夹积：在基本处方基础上加具有健脾助运、消食化滞作用的操作法。如补脾经300次，揉板门100次，推三关100次，揉外劳宫100次；揉中脘100次，揉脐及丹田100次；捏脊3~5遍，按揉脾俞、胃俞、足三里，每穴约半分钟，加揉龟尾200次。

【注意事项】

1. 1岁以下婴儿，提倡母乳喂养，添加辅食应遵循由单一到多样、由少量到多量的原则。乳食宜定时定量，不宜过饥过饱。

2. 1岁以上小儿应注意饮食卫生，营养要全面，多食易消化的食物。食物宜新鲜清洁，不偏食、杂食，不过食生冷或肥甘黏腻之品。

3. 注意早诊早治。本病若不及时治疗或治疗不当，久之可引起营养不良，影响小儿生长发育。

【按语】

积滞早期推拿治疗效果明显，但迁延日久或先天禀赋不足，脾胃素虚的患儿必须通过较长时间的整体调理，包括严格的饮食调节、心理调整和必要的助消化药物的应用。故对于本病的治疗，家长和患儿的理解与合作尤为重要。

# 第十三节 疳 证

疳证是由于喂养不当，或多种疾病影响，导致脾胃功能受损，气液耗伤，肌肤、筋骨、经脉、脏腑失于濡养而形成的一种慢性消耗性病证。临床以形体消瘦，面黄发枯，精神萎靡或烦躁，饮食异常为特征。"疳者甘也"言其病因，是指小儿恣食肥甘厚腻，损伤脾胃所致；"疳者干也"指其病机及主症，以气液干涸，形体羸瘦为特征。疳证的主要病变部位在脾胃，其病理变化为脾胃受损，津液消亡。本病起病缓慢，病程迁延，病情严重者可影响小儿的生长发育，故古人视之为恶候，将其列为儿科四大要证之一。

西医学认为，小儿消化功能尚未健全，胃酸及消化酶活力低，如喂养不当，饮食失于调节或其他疾病迁延不愈，影响胃肠的消化吸收功能，日久不愈引发营养障碍即为本病。故泛指因消耗性疾病或消化不良引起的婴幼儿营养障碍性疾病，以及由此引起的合并症。

【诊断】

1. 有喂养不当，或病后失调及长期消瘦病史。发病无明显季节性，5岁以下小儿多见。

2. 以形体消瘦（体重低于同性别、同年龄正常儿童平均值15%以上），毛发干枯，精神萎靡或烦躁，饮食异常为主要临床表现。起病初期，形体略瘦，面色少华，毛发稍稀，食欲不振，大便干稀不调，精神如常，舌淡苔薄或微黄，脉细有力，为"疳气"阶段。病情进一步发展，形体明显消瘦，肚腹膨胀，甚则青筋暴露，面色萎黄无华，发结如穗，烦躁易怒，夜眠不宁，食欲不振或善食易饥，嗜食异物，舌淡苔腻，脉沉细而滑，为"疳积"阶段。患儿形体极度消瘦，毛发干枯，皮肤干瘪起皱，腹凹如舟，精神萎靡，大便稀溏或便秘，唇干，舌淡嫩，苔少，脉细弱，为"干疳"阶段，此为"疳"之重证，亦称"疳极"。

3. 体重不同程度降低，皮下脂肪减少；血红蛋白及红细胞计数不同程度减少；血清淀粉酶、脂肪酶、胆碱酯酶、转氨酶、碱性磷酸酶、胰酶和黄嘌呤氧化酶等活力不同程度降低；血清锌或发锌测定降低；出现肢体水肿者，血清总蛋白量大多在45g/L以下，血清白蛋白大约在20g/L以下。

【治疗】

**1. 推拿治疗适应证** 非寄生虫病、非结核病或其他消耗性疾病引起的疳证。

**2. 基本治法** 健脾和胃。根据疾病发展的不同阶段，采取疳气以和为主，疳积以消为主，或消补兼施，干疳则以补为要的具体治法。

**3. 基本处方**

（1）患儿仰卧位：补脾经100次，揉板门100次，掐四横纹各5次；摩腹3分钟，按揉足三里100次。

（2）患儿俯卧位：捏脊3~5遍，按揉脾俞、胃俞，每穴约半分钟。

**4. 辨证施治**

（1）疳气：在基本处方基础上加具有和中理气作用的操作法。如清胃经 100 次，运内八卦 100 次；揉中脘 100 次，逆时针方向摩腹 3 分钟，按弦走搓摩 50 次；揉龟尾 100 次，推下七节骨 100 次。

（2）疳积：在基本处方基础上加具有消食化滞作用的操作法。如清胃经 300 次，清大肠 100 次，清心经 100 次，清肝经 100 次，揉小天心 50 次；开璇玑 50 次，分腹阴阳 100 次；揉龟尾 300 次，推下七节骨 100 次。

（3）干疳：在基本处方基础上将补脾经 100 次调整为补脾经 500 次，再加具有补益脾肾作用的操作法。如补肾经 300 次，揉肾顶 100 次，推三关 100 次，揉外劳宫 100 次；摩中脘 2 分钟，顺时针方向轻摩腹 3 分钟，振腹 1 分钟；按揉肺俞、心俞、肝俞、肾俞、大肠俞，每穴约半分钟；按揉血海、三阴交，每穴约半分钟。

**【注意事项】**

1. 合理喂养。乳幼儿提倡母乳喂养，不要过早断乳，断乳后给予易消化而富有营养的食物；添加辅食应遵循由单一到多样、由少量到多量的原则，乳食宜定时定量，不宜过饥过饱；小学生早餐要吃饱，午餐应保证供给足够的能量和蛋白质。

2. 合理安排生活起居。坚持户外活动，多晒太阳，多呼吸新鲜空气，保证充足的睡眠，纠正偏食、挑食、吃零食等不良生活习惯。

3. 积极防治传染病和先天畸形。按时进行预防接种，对患有唇裂、腭裂及幽门狭窄等先天畸形者应及时治疗原发病。

**【按语】**

推拿治疗疳证以"疳气"阶段效果最为明显，"疳积"阶段可配合健脾消食中药治疗，"干疳"阶段最好配合高质量的营养保健食品，方能取得较好的疗效，故早诊早治尤为重要。临床应积极推广应用生长发育检测图，定期体检，若发现小儿体重不增或减轻，皮下脂肪减少，应尽快查明原因，及时治疗。对早产儿、人工喂养儿、长期腹泻、大面积烧伤等可能引起营养缺乏者，可适量补充氨基酸、葡萄糖、高能量脂肪乳等营养物质和锌等微量元素。预防该病的发生，可单用"捏脊疗法"。

# 第十四节 惊 风

惊风也称惊厥，是指以四肢抽搐（痉挛）、两眼上翻、意识不清为特征的一种儿科常见病证。多见于 6 个月至 5 岁儿童。年龄越小，发病率越高。惊厥频繁发作或呈持续状态可使患儿遗留严重的后遗症，影响小儿的智力发育，甚至危及生命。外感风、暑、疫疠之邪，痰食积滞，化热化火，或暴受惊恐等致积滞痰热内壅，气机逆乱，清窍闭塞，均可发为惊风。

西医学认为，婴幼儿大脑皮层发育不完善，神经髓鞘未完全形成，分析鉴别及抑制功能和绝缘、保护作用差，各种毒素容易通过血脑屏障进入脑组织，造成婴幼儿期惊厥发生率高的现象。此外，惊厥也常见于产伤、脑发育缺陷和先天性代谢异常等儿科疾病。

【诊断】

1. 急惊风有接触疫疠之邪，或暴受惊恐病史；慢惊风有久泻、久痢或急惊失治误治病史。

2. 惊风的表现不一。急惊风发病急暴，常以牙关紧闭、两眼窜视、颈项强直、角弓反张、痰壅气促、神志不清为主要证候；慢惊风发病缓慢，以睡卧露睛、神萎迷糊、囟目凹陷、手足抽搐无力或蠕动时作时止为主要特征。

3. 证候可归纳为四证八候即痰、热、惊、风四证，搐、搦、掣、颤、反、引、窜、视八候。

4. 高热惊厥者，体温可高达39℃，其他原因引起的惊厥可根据需要，进行大便常规、脑脊液、脑地形图、脑电图、脑部CT等相关检查。

【治疗】

**1. 推拿治疗适应证** 非脑部器质性病变、非电解质平衡失调的惊风患儿。

**2. 基本治法** 开窍息风。急惊风宜凉泻（清热、豁痰、镇惊、息风）；慢惊风宜温补（补虚扶正）。

**3. 基本处方**

（1）急救（开窍、止抽搐）：患儿取仰卧位或家长抱坐位，掐天庭、山根、人中、十王、老龙、端正、五指节、二扇门、二人上马、威灵、精宁、小天心，每穴5~10次（可选其中2~3个穴位操作至惊厥停止即可）。

（2）舒筋通络：患儿取仰卧位，摩囟门2分钟；拿肩井、曲池、合谷，每穴5~10次；按揉上肢，自上而下3~5遍；搓抖上肢；拿百虫、委中、承山、仆参，每穴5~10次；自上而下按揉下肢3~5遍；搓抖下肢。

**4. 辨证施治**

（1）高热惊风：在基本处方基础上加具有清热息风作用的操作法。如清心火100次，清肝木100次，清肺金100次，清大肠100次；清天河水300次，退六腑100次；揉小天心100次，推天柱骨100次；揉丰隆100次，推涌泉100次。

（2）痰热惊风：在基本处方基础上加具有清热豁痰作用的操作法。如补脾土100次，揉板门100次，清胃经100次，运内八卦100次；清肝木100次，清大肠100次；清天河水300次，退六腑100次；揉天突100次，开璇玑50次，分腹阴阳100次，按弦走搓摩50次；揉丰隆100次。

（3）脾虚生风：在基本处方基础上加具有健脾益气作用的操作法。如补脾土500次，揉板门100次；清肝木300次，揉小天心100次；揉中脘100次，顺时针方向摩腹3分钟，振腹1分钟；捏脊3~5遍，按揉肝俞、脾俞、胃俞、大肠俞、足三里，每穴约半分钟。

（4）阳虚风动：在基本处方基础上加具有温补脾肾、回阳救逆作用的操作法。如补脾土300次，补肾水300次；推三关100次，揉外劳宫100次，揉小天心100次；揉脐及丹田100次，按揉气海100次，揉关元100次；振腹2分钟；按揉百会100次；捏脊3~5遍，按揉脾俞、肾俞，每穴约半分钟；横擦腰骶部，以热为度。

（5）阴虚动风：在基本处方基础上加具有滋肾养肝、育阴潜阳作用的操作法。如补脾土200次，补肾水500次，清肝木100次；揉肾顶300次，揉二人上马100次；清天河水

100 次，掐总筋 10 次；分腕阴阳 30 次，揉神门 100 次；推涌泉 100 次。

**【注意事项】**

1. 饮食清淡，注意营养。

2. 环境安静，避免惊恐刺激。

3. 痰多惊厥不止者，使其侧卧，用多层纱布包裹压舌板，置上下齿之间，以利呼吸和痰涎的引流。密切注意观察体温、呼吸、心率、血压、瞳孔、面色等，必要时综合治疗。

**【按语】**

推拿治疗惊风以"急则治其标，缓则治其本"为原则，急惊风发作时应快速选择 2～3 个操作法，待惊厥停止后再辨证施治。平素应加强锻炼，提高机体抵抗能力。对于感染性高热、碱中毒、产伤、脑膜炎、低血钙、脑脓肿、癫痫、脑部细菌和寄生虫感染等引起的惊风，应积极治疗原发病。

# 第十五节　夜　啼

夜啼是以指小儿白天如常，入夜则啼哭不安，或每夜定时哭闹，甚则通宵达旦为特征的一种小儿常见病证。民间俗称"哭夜郎"、"夜啼郎"等，多见于半岁以内的婴幼儿。

中焦脾寒，寒性收引，气血凝滞不通；胎热结于心脾，邪热上乘于心而扰乱心神；偶见异物，暴受惊恐，以致心志不宁，神不守舍或食积胃脘，胃不和则卧不安等致使患儿阴阳失调，不寐而啼。

西医学认为，啼哭是婴儿的一种本能性反应，是表达要求或痛苦的一种方式。小儿的睡眠具有一定的规律，如一般从浅睡到深睡而后进入活动睡眠再到觉醒，在活动睡眠阶段孩子会不断翻身、动或哭，所以，如果哭闹的婴儿一般情况良好，饮食正常，哭声洪亮，哭闹间隙期面色、精神正常，可以不惊动他，让他哭闹一阵儿自会再睡。饥饿、口渴、衣着过冷或过热、尿布潮湿、湿疹作痒或虫咬等原因引起的哭闹属正常的本能反应，为生理性啼哭，不需治疗。有些疾病，如佝偻病、虫病、外科疾病等引起的婴儿啼哭，属病理性啼哭，须治疗原发病。

**【诊断】**

1. 常有腹部受寒、饮食不调或暴受惊恐的病史。

2. 以白天如常，入夜则啼哭不安为主要临床表现。中焦脾寒以哭声低顿，屈腰而卧，得热则减，遇寒加重为特征；心经积热以哭声高亢，睡喜仰卧，面赤唇红，烦躁不宁为特征；食积者兼腹部胀满，大便不调，量多酸臭，泻前哭闹，泻后痛减，口臭纳呆等证候；因惊恐而啼者睡卧易惊，神情恐惧，面色乍青乍白。

3. 实验室及其他各项检查多属正常范围。

**【治疗】**

**1. 推拿治疗适应证**　非胃肠道器质性病变和其他疾病引起的夜啼。

**2. 基本治法**　安神宁志。中焦脾寒者温中散寒，健脾安神；心经积热者清心泻火，通腑安神；惊骇恐惧者镇惊安神；乳食积滞者则消食导滞，理中安神。

**3. 基本处方**

（1）患儿取家长抱坐位或仰卧位：按揉百会 100 次，推囟门 100 次，按揉人中 50 次；揉小天心 100 次，分腕阴阳 50 次。

（2）患儿俯卧位：掌摩脊柱，自上而下 3～5 遍；按揉膈俞、肝俞、心俞、肾俞、命门、腰阳关、膀胱俞，每穴约半分钟；横擦腰骶部，以热为度。

**4. 辨证施治**

（1）中焦脾寒：在基本处方基础上加具有温中散寒、健脾安神作用的操作法。如补脾土 300 次，揉板门 100 次；拿肚角 3～5 次；顺时针方向摩腹 3 分钟，振腹 1 分钟或以热为度；捏脊 3～5 遍，按揉脾俞、胃俞、足三里，每穴约半分钟。

（2）心经积热：在基本处方基础上加具有清心泻火、通腑安神作用的操作法。如清心火 300 次，清肝木 100 次，清大肠 100 次，清小肠 100 次；掐总筋 5 次，揉内劳宫 100 次；清天河水 200 次，退六腑 100 次；揉神门 100 次，推涌泉 100 次；开璇玑 50 次。

（3）惊骇恐惧：在基本处方基础上加具有镇惊安神作用的操作法。如摩囟门 2 分钟，开天门 50 次；清肝木 100 次，补肾水 100 次，掐揉五指节各 5 次；推膻中 100 次，顺时针方向摩腹 2 分钟。

（4）乳食积滞：在基本处方基础上加具有消食导滞、理中安神作用的操作法。如揉板门 100 次，清胃经 100 次；清大肠 100 次，运内八卦 100 次；揉中脘 100 次，揉脐及天枢 100 次；分腹阴阳 100 次，按弦走搓摩 50 次；捏脊 3～5 遍，揉龟尾 100 次，推下七节骨 100 次。

**【注意事项】**

1. 注意腹部保暖，避免受寒。
2. 注意保持周围环境安静祥和，避免接触异声异物及用语言恐吓患儿。
3. 饮食有节，少吃生冷或辛辣食品，避免暴饮暴食。
4. 注意培养患儿良好的睡眠习惯。如不将婴儿抱在怀中睡眠，不通宵开启灯具等。

**【按语】**

小儿不会言语，啼哭是他的一种本能的表达方式，反映了小儿的不安和需求，故治疗时应注意辨别是生理性的一时性啼哭还是需要治疗的经常性啼哭。《育婴家秘》曰："小儿啼哭，非饥则渴，非痒则痛，为父母者，心诚求之。渴则饮之，饥则哺之，痛则摩之，痒则抓之，其哭止者，中其意也，如哭不止，当以意度。"饥、渴、冷、热、尿湿、身痒或包裹过紧等均可产生生理性的一时性啼哭，只要去除诱因，即哭自止，不属病态，无需治疗。另外，可以通过啼哭的声音、伴随的症状及一些必要的检查措施来排除一些其他疾病如感冒、发热、肠套叠、急腹症等引起的啼哭。若是其他疾病引起的啼哭，关键是要及时治疗原发病。

# 第十六节 汗 证

汗证是指以小儿在安静状态下无明显诱因全身或局部出汗过多，甚至大汗淋漓为主要症状的一种儿科常见病证，多发于5岁以下婴幼儿和学龄前期儿童。津汗同源，正如《幼科心法要诀》中所说："汗乃人之津液，存于阳者为津，存于阴者为液，发泄于外者为汗。"生理上，人因活动或得热而阳盛，阳加于阴，蒸腾水分而为汗，阳随汗出复归于阴平阳秘，故汗是调节体内阴阳平衡的重要产物。病理上，小儿由于先天禀赋不足或后天调护失宜，气阴亏虚，肺气不固，腠理开阖失司或体内湿热迫蒸，营阴外泄而为汗。汗证常分自汗和盗汗两类，自汗多因气虚、阳虚，盗汗多因阴虚所致。白天安静状态下无故出汗，或稍作活动即汗出较多者为自汗；夜间入睡后汗出，醒后汗止者为盗汗。小儿常自汗、盗汗并见。

西医学认为，汗是由皮肤内腺体分泌的一种含盐的液体。生理性出汗是润泽肌肤、调节体温的一种重要方式；病理性出汗过多主要责之于交感神经兴奋过度导致汗腺分泌过盛，常见于上呼吸道感染、更年期综合征、甲状腺功能亢进等病证。

【诊断】

1. 有先天禀赋不足，后天喂养不当，或病后失养病史。发病无明显季节性。

2. 以小儿在安静状态、正常环境中，全身或局部出汗过多，甚则大汗淋漓为主要临床表现。肺卫不固型以自汗为主，时伴盗汗，患儿汗出以头颈、胸背明显，动则尤甚，兼见神疲乏力，舌质淡，或舌边有齿痕，苔薄白，脉弱等气虚证候；营卫失调型以自汗为主，或伴盗汗，患儿汗出遍身而抚之不温，兼见恶寒怕风，疲倦少力，纳少便溏，舌质淡红，苔薄白，脉缓等阳虚证候；气阴亏虚型以盗汗为主，也常伴自汗，兼见形体消瘦，神萎不振，心烦少寐，低热，口干，手足心灼热，舌质淡，苔少或见剥苔，脉细数等阴虚内热证候；湿热迫蒸型以自汗为主，出汗较多，汗出肤热，兼见汗渍色黄，口臭纳呆，渴不欲饮，大便不调，小便色黄，舌红，苔黄腻，脉滑数等湿热内蕴证候。

3. 必要时检查血钙、血沉、抗结核抗体等以排除其他疾病引起的汗出过多。

【治疗】

**1. 推拿治疗适应证**　排除生理性出汗及因传染病、结核病、佝偻病、温热病、甲亢等疾病引起的汗出过多。

**2. 基本治法**　补益虚损，调和阴阳。

**3. 基本处方**

（1）患儿仰卧位：补肺经100次，运内八卦100次；分头阴阳50次，分腕阴阳50次；按揉膻中100次，分胸阴阳50次。

（2）患儿俯卧位：捏脊3~5遍，按揉肺俞、心俞、脾俞、肾俞，每穴约半分钟，按揉足三里100次。

**4. 辨证施治**

（1）肺卫不固：在基本处方基础上加具有健脾益气、固表敛汗作用的操作法。如揉百会100次，拿风池5~10次，；补脾经300次，揉板门100次；摩中脘2分钟，顺时针方向摩腹3分钟。

（2）营卫失调：在基本处方基础上加具有温振卫阳、调和营卫作用的操作法。如补脾经300次，补肺经100次；清大肠100次，清小肠100次；按弦走搓摩50次，顺时针方向摩腹 3 分钟，振腹 1 分钟；擦肺俞、心俞、脾俞、肾俞，以热为度。

（3）气阴亏虚：在基本处方基础上加具有养阴清热作用的操作法。如补脾经 300 次，补肾经 300 次；揉二人上马 100 次，运内劳宫 30 次，擦涌泉 1 分钟或以热为度。

（4）湿热迫蒸：在基本处方基础上加具有清热利湿作用的操作法。如补脾经 200 次，清胃经 100 次，清心经 100 次，清大肠 100 次，退六腑 100 次；开璇玑 50 次；揉龟尾 100 次，推下七节骨 100 次。

**【注意事项】**

1. 适当进行户外运动和体育锻炼，增强体质。

2. 注意劳逸结合，养成有规律的生活起居习惯。被褥、铺板、睡衣等应经常拆洗或晾晒，日光不仅能加热干燥，还有消毒杀菌的作用。

3. 慎用辛散解表药。汗出衣湿后，应及时用干毛巾擦干皮肤，以减少汗液对皮肤的刺激，同时避免直接吹风受凉。

4. 注意饮食调节，加强出汗后的护理。平素进食易消化、营养丰富的食物，如动物肝脏、蛋黄、豆类及新鲜的蔬菜和瓜果。汗出过多应多次少量补充水分，适当补充氯化钠及钙、钾、镁等矿物质以防止水、电解质平衡紊乱。

**【按语】**

推拿治疗小儿汗证应注意排除因活动和环境因素导致的生理性汗出及因传染病、结核病、佝偻病、温热病、甲亢等疾病引起的病理性汗出。临床以湿热迫蒸型汗证推拿效果较明显，其他几型的治疗最好采用营养支持或配合中成药全面调理，才能取得较好的疗效。如肺卫不固和营卫失调型可配合玉屏风散和虚汗停颗粒，气阴亏虚型可配合生脉饮口服液治疗或用五倍子粉适量，温水或醋调成糊状，每晚临睡前敷脐中，以橡皮膏固定。若发现小儿体重不增或减轻，汗出较多，应尽快查明原因，及时治疗，若长期不加以重视，则易耗伤心阴，诱发其他病证，预后不良。

# 第十七节　注意力缺陷多动症

注意力缺陷多动症，又称儿童多动综合征，简称多动症，以注意力不集中、活动过多、冲动任性，伴有不同程度的学习困难，但智力正常或接近正常为主要特征。学龄期儿童多见，男孩多于女孩。由于小儿本身具有"肝常有余"、"脾常不足"、"肾常虚"的特点，若患儿先天禀赋不足，或后天调养不当，或外伤、病后未及时康复，或情志失调等致脏腑功能不足，阴阳平衡失调，均可导致本病的发生。肝藏血，肝肾阴虚则阴血不足，血不养心，心神失守故注意力不集中；肝肾阴虚于下，阳亢于上，则患儿烦躁易怒，形体多动。脾为后天之本，脾虚气血生化乏源，则脑失所养，引起一系列神志异常表现。故本病的病位主要责之于心、肝、脾、肾，病机关键在于脏腑功能不足，阴阳平衡失调。

西医学认为，该病属于脑功能轻微失调或轻微脑功能障碍综合征范畴，是一种发病原因复杂、病理机制尚不完全清楚的儿童时期常见的行为障碍性疾病。产前、产时或产后的轻度脑损伤是重要的发病因素。其次，发病与遗传、环境、生产方式等有一定关系。近年来有研究表明，轻度铅中毒也是诱发该病的原因之一。

【诊断】

1. 有产伤、脑外伤、中毒病史，或先天不足、病后失养及情志失调等病史。

2. 早产儿多见，病程持续 6 个月以上。

3. 以注意力缺陷、多动、冲动为主要症状。肝肾阴虚型以急躁易怒，多语多动，冲动任性，五心烦热，舌红少津，脉细弦为主要证候；心脾两虚型以神思涣散，神疲面黄，多言而声调不高昂，多动而不暴躁，记忆力差，食少便溏，舌淡，苔薄白，脉虚弱为特征；痰火内扰型以多语多动，冲动任性，难于制约，烦躁不宁，眠差，纳少口苦，尿黄便结，舌质红，苔黄腻，脉滑数为主要证候。

4. 翻手试验、指鼻试验、指 - 指试验阳性。脑部 CT 及磁共振（MRI）检查一般无异常，少数患儿可见小脑蚓部及部分脑干轻度萎缩现象。

【治疗】

**1. 推拿治疗适应证**　排除严重脑外伤、中毒及中枢神经系统的感染性疾病，排除广泛性神经精神发育迟滞，儿童期精神障碍型疾病和药物副反应等引起的神志病证。

**2. 基本治法**　调和阴阳。肝肾阴虚型宜滋养肝肾，平肝潜阳；心脾两虚型宜健脾益气，养心安神；痰火内扰型宜清热泻火，化痰宁心。

**3. 基本处方**

（1）患儿取仰卧位：开天门 50 次，推坎宫 50 次，揉太阳 100 次；按揉膻中、天突、承浆、人中、神庭、百会、哑门、风府，每穴约半分钟。

（2）患儿取俯卧位：掌摩脊柱，自上而下 3～5 遍；捏脊 3～5 遍，按揉肝俞、膈俞、心俞、脾俞、胃俞、肾俞，每穴约半分钟。

（3）患儿取坐位：一指禅推法自头顶百会穴至项背部大杼穴，沿督脉自前向后推 3～5 遍，拿头项五经 3～5 遍，拿肩井，拿上肢，拿曲池、合谷，自上而下 3～5 遍。

**4. 辨证施治**

（1）肝肾阴虚：在基本处方基础上加具有滋养肝肾、平肝潜阳作用的操作法。如补肾经 500 次，揉肾顶 100 次，清肝经 100 次；运内劳宫 30 次，揉二人上马 100 次，掐揉五指节各 5 次；顺时针方向摩腹 5 分钟，按揉中脘、神阙、气海、关元、中极，每穴约半分钟；横擦腰骶部，以热为度。

（2）心脾两虚：在基本处方基础上加具有健脾益气、养心安神作用的操作法。如补脾经 300 次，揉板门 100 次；顺时针方向摩腹 3 分钟，按揉中脘、神阙、气海、足三里，每穴约半分钟；振百会 1 分钟，振腹 1 分钟；横擦腰骶部，以热为度。

（3）痰热内扰：在基本处方基础上加具有清热泻火、化痰宁心作用的操作法。如揉板门 300 次，清胃经 100 次，运内八卦 100 次；打马过天河 10 遍，退六腑 100 次；开璇玑 50 次，分腹阴阳 100 次；拿委中 10 次，揉丰隆 100 次，推涌泉 100 次；揉龟尾 100 次，推下七节骨 100 次。

**【注意事项】**

1. 以预防为主，注意孕期调护，避免早产、难产及新生儿窒息等诱因。

2. 均衡营养，合理膳食。多食五谷杂粮及营养丰富的时令蔬菜和水果，少食煎炸、腌腊、膨化等含铅及人工色素较多的食品，避免食用含兴奋性和刺激性成分的饮料。

3. 注意培养患儿良好的生活习惯。按时起居，避免熬夜。

4. 注意精神调摄。要求家长配合，帮助患儿树立自信心，如以肯定、表扬为主，循循善诱，以行为疗法改善其注意力，提高学习兴趣。切忌采用粗暴批评、讽刺打骂等不良方式纠正患儿的不良行为。

**【按语】**

随着商业化社会带来的食品不安全、环境污染严重、社会竞争激烈等社会现象的日益严重，一方面，儿童多动综合征的发病率呈逐年上升的趋势；另一方面，人们对该病的认识和重视不足，临床常有误诊、漏诊现象发生，该病的失治、误治将给患儿的身心健康带来极为不利的影响。目前，治疗该病的方法有药物疗法、心理疗法、行为疗法、饮食疗法等。药物疗法中的中枢神经兴奋剂，是传统疗法中应用最广泛的治疗手段之一，能快速明显地提高患儿记忆力，但药物的毒副作用不能忽视，且需长期服药。由于该病病因和病理机制的复杂性，单一疗法难以取得较好的疗效，故临床提倡综合治疗和早期治疗。推拿治疗期间，如果能够配合心理疏导、行为治疗及饮食疗法，将取得较好的治疗效果。

# 第十八节　多发性抽搐症

多发性抽搐症又称抽动－秽语综合征，是以慢性、波动性、多发性运动肌快速抽搐，并伴不自主发声和语言障碍为特征的一种临床较为常见的儿童行为障碍综合征，85%的患儿有轻中度行为异常，约半数患儿可同时伴有注意力缺陷多动症。起病年龄多在 2～15 岁之间，男性明显多于女性（4∶1）。抽动在精神紧张时加重，入睡后消失，患儿智力不受影响。先天禀赋不足，或后天调养不当，肾精虚亏，水不涵木则见耸肩、摇头、扭颈等肝风内动表现；脾虚易酿生痰浊，上扰清空，则口出秽语；风火夹痰走窜经络，扰动心神，则见不自主抽动等。故本病的病位主要责之于肝、心，与脾、肾关系密切。属中医"慢惊风"、"痉证"等范畴。

西医学认为，该病的发生与早产、难产、剖腹产、产伤、窒息、头部外伤、多种感染、环境因素等有关。属于发病原因复杂、病理机制尚不完全清楚的儿童时期常见的行为障碍性疾病之一，病程持续时间较长，可自行缓解或加重。不及时治疗，易使记忆力下降，严重影响患儿的身心健康，故重在预防。

**【诊断】**

1. 有难产、窒息、脑外伤、产伤等病史，具有疾病病后及情志失调的诱因或家族遗传倾向。

2. 以眼、面、颈、肩、腹部及上下肢肌肉不自主地快速收缩为主要症状。症状呈慢性过程，病程呈明显波动性，抽动以固定方式可重复出现，无节律性，并伴不自主发声。气郁化火型兼见面红耳赤，烦躁易怒，挤眉眨眼，摇头耸肩，发作频繁，抽动有力，口出异声秽语，大便秘结，小便短赤，舌红苔黄，脉弦数等实热证证候；脾虚痰聚型以面黄体瘦，精神不振，胸闷纳少，喉响秽语，夜卧不宁，舌质淡，苔白或腻，脉沉滑为特征；阴虚风动型摇头耸肩，挤眉眨眼，肢体震颤抽动，伴形体消瘦，两颧潮红，五心烦热，大便干结，舌质红绛，苔少或光剥，脉细数等阴虚火旺证候。

3. 神经系统检查无阳性体征。实验室检查一般无异常，脑电图正常或非特异性异常，智力测试基本正常。

【治疗】

**1. 推拿治疗适应证**　排除严重脑外伤、中毒及中枢神经系统的感染性疾病，排除某些药物（如兴奋剂）或其他疾病（如舞蹈病或病毒性脑炎）引起的抽搐。

**2. 基本治法**　平肝息风。气郁化火型，宜清肝泻火，镇惊息风；脾虚痰聚型宜健脾化痰，平肝息风；阴虚风动型则应滋阴潜阳，柔肝息风。

**3. 基本处方**

（1）患儿取仰卧位：揉板门100次，清肝经300次，掐揉五指节各5次；按揉天突、膻中、中脘、阳陵泉、太冲、行间，每穴约半分钟；按弦走搓摩50次；按揉抽动局部肌肉3~5分钟。

（2）患儿取俯卧位：掌摩脊柱，自上而下3~5遍；捏脊3~5遍，按揉心俞、膈俞、肝俞、胆俞、脾俞、胃俞，每穴约半分钟。

**4. 辨证施治**

（1）气郁化火：在基本处方基础上加具有清肝泻火、镇惊息风作用的操作法。如清心火100次，清大肠100次；清天河水200次，退六腑100次；逆时针方向摩腹3分钟，分腹阴阳100次；按揉脊柱，自上而下3~5遍；揉龟尾100次，推下七节骨100次。

（2）脾虚痰聚：在基本处方基础上加具有健脾化痰、平肝息风作用的操作法。如补脾经300次，清胃经100次，运内八卦100次；指摩中脘2分钟，顺时针方向摩腹3分钟，振腹1分钟；按揉血海、丰隆、三阴交、足三里，每穴约半分钟。

（3）阴虚风动：在基本处方基础上加具有滋阴潜阳、柔肝息风作用的操作法。如补肾经500次，揉肾顶100次；揉二人上马100次，掐揉小天心10次；顺时针方向摩腹5分钟，按揉神阙、气海、关元、中极，每穴约半分钟；横擦腰骶部，以热为度。

【注意事项】

1. 注意围产期保健，避免胎儿发育异常及早产、难产等诱发因素。

2. 均衡营养，合理膳食。提倡清淡饮食，避免食用含兴奋性和刺激性成分的饮料。

3. 合理安排患儿的日常活动，注意培养良好的生活习惯。避免过度紧张、疲劳及各种精神刺激，可适当参加体育活动。

4. 合理使用行为疗法配合治疗。如要求家长配合，当孩子出现抽动、秽语等症状时，不直接制止、训斥，而是用简单的行为将孩子的注意力转移，帮助患儿树立自信心。

**【按语】**

本病起病时患儿常表现出"挤眉弄眼，摇头耸肩"等动作，症状轻者类似于调皮孩子做鬼脸的情形，容易被家长或老师误解，有的家长甚至采用责骂的方式，使孩子因紧张加重病情，延误诊治，故在家庭和学校加强健康教育的科普宣传对于该病的预防和早期诊治具有非常重要的意义。

病程在半年以内者，推拿辨证治疗效果较好；病程超过半年、在1年以内者，通过推拿配合针灸、中药和一定的行为指导，也能取得较好的疗效；但是，病程超过1年者，治疗难度则很大，尤其需要家长和学校的耐心配合，故预防和早诊早治非常重要。

# 第十九节　尿　频

尿频是指因小儿先天肾气不足，或病后体虚等原因引起的以小便频数为主要症状的一种儿科常见肾系疾病。多发于学龄前期儿童，尤以婴幼儿时期发病率最高，女孩多于男孩，但在新生儿或婴幼儿早期，男性发病率却高于女性。"汗尿一液也"，即汗液与尿液本同出一源，均属于人体正常的津液，只是排泄的方式不同而已。生理上，饮入于胃，游溢精气，由大小肠吸收转化为水谷精微，脾气散精将其输布全身，多余水液转输肺肾，通过肾阳的蒸腾气化，浊者化为尿液布散膀胱排出体外。病理上，由于小儿具有肺、脾、肾常不足的生理特点，加上先天禀赋不足，湿热、虚热郁于下焦，三焦和膀胱气化不利，水道不畅，故固摄乏权，约束无力，小便频数。本病外因责之于湿热，内因责之于脾肾亏虚。湿热内蕴，脾肾气虚是其主要病理改变。属"淋证"范畴。

西医学认为，小儿的大脑皮质发育尚未完善，对初级排尿中枢的抑制能力较弱，容易受外界不良刺激的影响而出现尿频，故临床多为神经性尿频，即非感染性尿频或称"白天尿频综合征"。泌尿道感染、结石、肿瘤以及特殊疾病如糖尿病等，也可出现尿频症状，这类疾病应针对病因进行治疗，不属本节讨论范畴。

婴幼儿期因脏腑气化不足，小便次数稍多；或天气寒凉时，饮水过多，身体出汗又少，体内水分只能从膀胱排出，尿量会相应增多；或受到惊吓、精神紧张时，尿量也会较多，若无尿急及其他症状，不为病态。

**【诊断】**

1. 有先天禀赋不足，或病后体虚病史。

2. 以白天排尿次数增多，但无尿量增加为主要临床表现。每天排尿20~30次，轻型40~60分钟排尿1次，重型5~8分钟排尿1次，甚至每小时10多次，但每次尿量较少，有时仅几滴。伴尿急感，无其他不适，分散注意力后尿频症状缓解。湿热下注型起病较急，小便频数短赤，尿液混浊，尿急、尿道灼热感，小腹坠胀，腰部酸痛，婴儿则时时啼哭不安，伴发热，烦躁口渴，头痛身痛，恶心呕吐，大便秘结，舌质红，苔黄腻，脉数有力等湿热内蕴证候；脾肾气虚型病程较长，小便频数，滴沥不尽，尿液不清，伴精神倦怠，面色萎黄，食欲不振等气虚表现，或畏寒肢冷，眼睑浮肿，大便溏薄等阳虚表现；阴虚内热型小便短黄，频数，或频频不能自禁，兼见午后潮热，盗汗，口干唇燥，颧红唇赤，虚烦不寐，舌红少苔，脉细数等虚热证候。

3. 体检多无阳性体征，尿常规在正常范围，尿培养无细菌生长，泌尿系 B 超检查未见异常。若以上检查异常，应结合 CT 及泌尿系造影排除其他疾病。

【治疗】

**1. 推拿治疗适应证** 非肾及泌尿道结石、肿瘤、严重感染及其他尿道器质性疾病引起的尿频。

**2. 基本治法** 健脾益气。湿热下注型宜健脾益气，清热利湿；脾肾气虚型宜温补脾肾，升提固摄；阴虚内热型宜滋阴补肾，清虚热。

**3. 基本处方**

（1）患儿仰卧位：补脾经300次，揉板门100次；摩腹3~5分钟，揉气海及丹田100次，揉三阴交100次。

（2）患儿俯卧位：掌摩脊柱，自上而下3~5遍；捏脊3~5遍，按揉肺俞、脾俞、肾俞，每穴约半分钟。

**4. 辨证施治**

（1）湿热下注：基本处方中的摩腹调整为逆时针方向重摩3分钟，加具有清热利湿作用的操作法。如清大肠100次，清胃经100次，清小肠100次；揉关元及中极100次，按弦走搓摩50次；揉龟尾100次，推下七节骨100次。

（2）脾肾气虚：基本处方中的摩腹调整为顺时针方向轻摩5分钟，加具有温肾固摄作用的操作法。如补肾经300次，补小肠经100次；按揉百会100次，揉膻中、中脘、关元、中极、足三里，每穴约半分钟；揉龟尾100次，推上七节骨100次；横擦腰骶部，以热为度。

（3）阴虚内热：基本处方中的摩腹调整为顺时针方向轻摩3分钟，加具有滋阴清热作用的操作法。如补肾经500次，揉肾顶100次，揉二人上马100次；按揉神阙、关元、中极，每穴约半分钟；擦涌泉1分钟或以热为度；揉龟尾100次，横擦腰骶部，以热为度。

【注意事项】

1. 注意局部的清洁卫生及保暖，勤洗澡换衣。

2. 加强营养，合理膳食。减少多糖、盐、生冷、辛辣刺激性强及利尿食物的摄入，适当补充钙、锌等矿物质和微量元素。

3. 注意心理疏导。鼓励患儿尽量延长排尿间隔时间，增强治疗信心，避免精神性或心理性尿频。

4. 及时发现和处理男孩包茎、女孩处女膜伞、蛲虫感染等疾病，及时矫治尿路畸形，防治尿路梗阻和肾瘢痕形成。

**【按语】**

推拿治疗小儿尿频以神经性尿频，即"白天尿频综合征"疗效较好。泌尿系感染早期、轻证，通过正确的辨证施治也能取得较理想的疗效。感染严重者，应及时配合抗感染治疗。泌尿道结石、肿瘤，或包皮过长、蛲虫等原因引起的尿频，应及时针对病因进行相应的治疗。若贻误诊治，常反复发作，迁延难愈，影响小儿的身心健康，如果迁延至成年，易引起成人终末期尿毒症。故该病的治疗应提倡早期诊断、合理治疗。另外，在推拿治疗过程中，由于医生与患儿接触的时间较长，在治疗的同时如果配合恰当的心理疏导，会取得更满意的疗效。

# 第二十节　遗　尿

遗尿是指3岁以上的小儿经常出现睡中小便自遗、醒后方觉现象的一种儿科常见肾系疾病，俗称"尿床"、"遗溺"。尿液的生成、排泄与肺、脾、肾、三焦、膀胱关系密切，肾气不足，下元虚冷或病后体弱，脾肺气虚致三焦气化不利，肺、脾、肾三经之气不固，膀胱失约而成遗尿。少数患儿因肝经湿热，疏泄失常，火热内迫，热迫膀胱，膀胱不藏而遗尿。

西医学认为，本病可能与排尿控制功能发育落后有关。兴奋、惊恐、过度疲劳、对新环境不适导致的精神紧张、缺乏照顾及训练、膀胱容量小等原因也可导致遗尿的发生。其中约有10%的患儿具有遗传倾向。

3岁以下儿童，由于脏腑娇嫩、经脉未实、脑髓未充，或正常的排尿习惯尚未养成而尿床者不属病理现象。个别儿童因贪睡，或懒卧不起而致尿床，只需定时唤醒排尿，不需治疗。学龄期儿童，由于睡前多饮，或疲劳酣睡，偶然发生睡中尿床者，也不属病态。

**【诊断】**

1. 发病年龄在3岁以上，有白天过度疲劳或饮水过多等病史。

2. 以睡眠中不自主排尿、醒后方觉为主要症状，睡眠状态下不自主排尿≥2次/周，并持续6个月以上。肾气不足型睡中经常遗尿，甚至一夜数次，尿清而长，伴神疲乏力，形寒肢冷，记忆力减退或智力较差，舌淡，苔白滑，脉沉细无力等虚寒证证候；肺脾气虚型夜间遗尿，日间尿频而量多，伴自汗，面色萎黄，少气懒言，食欲不振，大便稀溏，舌淡，苔薄白，脉细等气虚证证候；肝经郁热型睡中遗尿，但尿量不多，气味腥臊，尿色较黄，伴性情急躁，夜间梦语啮齿，舌红，苔黄腻，脉弦等湿热内蕴肝经之象。

3. 尿常规及尿培养无异常发现；部分患儿腰骶部X线摄片可见隐性脊柱裂。

**【治疗】**

**1. 推拿治疗适应证**　非泌尿道器质性疾病及糖尿病、尿崩症等其他疾病所引起的遗尿患儿。

**2. 基本治法**　固涩下元。肾气不足，下元虚寒者宜温补肾阳，固涩止遗；肺脾气虚宜健脾补肺，益气固涩；肝经郁热则应疏肝清热，缓急止遗。

### 3. 基本处方

（1）患儿取家长抱坐位或仰卧位：补肾水 300 次；用全掌摩全腹 3～5 分钟，尤以下腹部为主；揉气海及丹田 100 次，揉三阴交 100 次。

（2）患儿取俯卧位：捏脊 3～5 遍，按揉脾俞、肾俞、大肠俞，每穴约半分钟；横擦腰骶部，以热为度。

### 4. 辨证施治

（1）下元虚寒：基本处方中的摩腹调整为顺时针方向轻摩 5 分钟，加具有温肾固摄作用的操作法。如揉肾顶 300 次，推三关 100 次，揉外劳宫 100 次；按揉中脘、神阙、关元、中极，每穴约半分钟，振下腹 1 分钟；揉龟尾 100 次，推上七节骨 100 次。

（2）肺脾气虚：基本处方中的摩腹调整为顺时针方向摩 5 分钟，加具有健脾益肺作用的操作法。如补肺金 300 次，补脾土 300 次，按揉板门 100 次；按揉百会 100 次；摩中脘 2 分钟，揉中极、关元、血海、足三里，每穴约半分钟；揉龟尾 100 次，推上七节骨 100 次。

（3）肝经郁热：基本处方中的摩腹调整为逆时针方向重摩 3 分钟，加具有疏肝清热作用的操作法。如清肝木 100 次，清心火 100 次，清大肠 100 次，清小肠 300 次；清天河水 100 次，退六腑 100 次；用食、中二指自上而下推足膀胱 100 次，推上三阴交 100 次；掌摩脊柱，自上而下 3～5 遍。

**【注意事项】**

1. 合理安排患儿的生活，并坚持排尿训练，培养定时排尿习惯。

2. 晚餐饮食少盐，晚餐后不宜喝过多的水。

3. 注意劳逸结合。白天不宜让患儿过度疲劳，睡前不使其过度兴奋。

4. 注意心理疏导，避免精神性或心理性遗尿，鼓励孩子对治愈遗尿树立信心，切忌歧视、责骂、处罚患儿。

**【按语】**

推拿治疗小儿遗尿以单纯功能性的肺脾气虚型疗效较好，肝经郁热型要注意排除膀胱、尿道、包茎及附近器官的感染。若感染严重，应及时配合抗感染治疗。蛲虫病、脊髓炎、大脑发育不全等引起的遗尿，需积极治疗原发病，方能取得较好的疗效。本病预后较好，但若贻误诊治，常反复发作，在一定程度上影响患儿的生长发育和身心健康。推拿治疗过程中，若建立良好的医患关系，配合恰当的心理疏导，会取得更满意的疗效。

# 第六章

## 小儿常见筋伤病证治疗

　　小儿在生长发育过程中，不仅脏腑娇嫩，骨骼筋肉也处于发育不全的状态，容易因胎位因素、姿势不良或用力不当等原因发生骨骼筋肉的损伤。推拿治疗该类病证应建立"筋骨整体观"的指导思想，遵循"一松解、二调整"的治疗原则，通过降低肌肉的紧张度、适当牵伸韧带和关节囊等胶原组织、合理进行关节的被动运动等路径，促进损伤的修复，调整骨与关节的活动度，促使该类病证早日康复。

## 第一节　小儿肌性斜颈

　　由于一侧胸锁乳突肌挛缩变性引起以小儿头向患侧歪斜，颜面旋向健侧为主要特征的一种儿科常见疾病。多由先天胎位因素（脐带绕颈或头部总向一侧偏斜等），或分娩时胎位不正、产伤，或一侧胸锁乳突肌感染性肌炎、外伤等引起胸锁乳突肌缺血性或出血性挛缩所致。

　　中医学认为，本病是由于先天胎位不正或后天损伤，导致气滞血瘀或气虚血瘀而发，属"项痹"范畴。

**【诊断】**

　　1. 有先天性胎位不正或胸锁乳突肌后天损伤的病史。

　　2. 以头向患侧倾斜并向健侧旋转，颜面转向健侧为主要症状。部分患儿在胸锁乳突肌中下部可触及质地较硬，大小不等的结节状、条索状或骨疣样肿块。

　　3. 检查可发现头部畸形，颜面及双眼大小不对称，后期可出现脊柱畸形（以颈胸椎侧凸为多），颈项活动以健侧侧弯及患侧旋转受限为明显。

　　4. 彩色 B 超检查显示，患侧胸锁乳突肌增粗、增厚，或可探及肌性肿块，回声增高或减低，肌纹理增粗、紊乱。

**【治疗】**

　　**1. 推拿治疗适应证**　6 岁以前或脊柱畸形不明显的肌性斜颈患儿，年龄越小，治疗效果越好。

　　**2. 基本治法**　舒筋活血，软坚散结。

**3. 基本操作**

（1）患儿取仰卧位：用食、中、无名指三指或食、中二指夹住患侧肿块部位或整个胸锁乳突肌，施以柔和有力的双指揉或三指揉法3分钟；然后用拇指沿胸锁乳突肌（桥弓穴）轻柔弹拨，重点弹拨胸锁乳突肌的起、止点及（或）肿块。按揉法与弹拨法交替进行，共5~8分钟。

（2）患儿取仰卧位或家长抱坐位：用拇指与食、中两指相对用力拿捏患侧胸锁乳突肌，重点拿捏肿块及挛缩部位2分钟，手法由轻及重，以患儿能承受为度；用轻柔的拿法、揉法作用于斜方肌等颈项部相关肌群及健侧肌群2分钟。

（3）患儿取仰卧位：用拇指指腹再次按揉胸锁乳突肌自上而下3~5遍；用缠法或振法作用于患侧胸锁乳突肌起、止点及肿块部位约1分钟；按揉风池、耳后高骨、翳风、天柱、肩井、缺盆，每穴半分钟。

（4）患儿取仰卧位：双手掌面扶住患儿头两颞侧，同时用力沿颈椎纵轴方向拔伸，持续1~2分钟，顺势做颈项部左右侧屈及旋转的被动运动（以健侧侧屈和患侧旋转为主），左右各5~10次；一手置患侧肩部，另一手扶患侧头部，两手用力做相反方向的扳动，尽量拉伸患侧胸锁乳突肌，每次持续1~2分钟，连续做3~5次。

**4. 分型施治** 肿块型以软坚散结为主，非肿块型以矫正畸形为要。

（1）肿块型：在以上操作的基础上，延长肿块部位的按、揉、拿、捏时间，并在肿块部位施以较重的缠法和振法。

（2）非肿块型：延长拿或捏患侧胸锁乳突肌（桥弓穴）的时间；着重按揉患侧胸锁乳突肌的起止点，并加强被动牵伸患侧胸锁乳突肌；捏脊3~5遍；自上而下依次按揉颈胸段华佗夹脊及足太阳膀胱经第一侧线上的背俞穴3~5遍；年长儿可适当配合颈项拔伸及矫形固定。

【注意事项】

1. 早期诊断，早期治疗。

2. 注意孕期检查，及时矫正胎位，可大幅度降低发病率。

3. 注意不宜过早直抱小儿，以防发生姿势性肌性斜颈。

4. 姿势矫正：要求家长在怀抱、喂奶、嬉戏或睡眠等日常生活中，采用垫枕、玩具吸引等方法矫正斜颈畸形。

【按语】

推拿治疗小儿肌性斜颈有较好的疗效，其治疗目的是最大限度地恢复胸锁乳突肌的功能，故在治疗过程中，该肌起止点的治疗及被动运动极为重要。治疗期间若能配合中药热敷（桂枝、伸筋草、透骨草、五加皮、海桐皮、路路通、当归、川芎等活血化瘀的中药煎水外敷患侧胸锁乳突肌，每次15~20分钟，每日1~2次）和家庭按摩（家长可在患儿颈项部用食、中、无名指螺纹面施以轻柔的揉法和摩法，以肿块处为主，同时结合头颈部的被动屈伸和旋转运动）则疗效更好。根据病情需要，可适当选择应用颈托矫形器、TDP加磁疗、超激光照射等辅助疗法配合治疗。

## 第二节　寰枢关节紊乱综合征

寰枢关节紊乱综合征是指由于先天发育不良、外伤、炎症等因素造成以寰枢关节为中心，上颈段骨性及其附属结构（如韧带、肌肉、血管、神经等组织）发生功能性或器质性改变引起以颈枕部疼痛、活动受限为主要特征的一组证候群。临床表现轻者，后枕部疼痛、闷胀或偏头痛，颈部活动轻度受限；重者，头痛、眩晕、恶心、呕吐、头不敢活动，甚至视物不清、耳鸣、卧床不起。

中医学认为，本病是由于先天禀赋不足、外伤、炎症等导致气滞血瘀，经络不畅而发，属"筋痹"或"错缝"范畴。

【诊断】

1. 有明显外伤史，或上呼吸道及局部感染病史。

2. 以颈枕部肌肉痉挛、僵硬、疼痛，头部旋转受限或呈强迫性体位为主要症状，活动时疼痛加重，疼痛可向肩背放射。严重者可累及椎－基底动脉，出现头痛、眩晕、恶心、呕吐、耳鸣、视力模糊等椎－基底动脉供血不足的症状；少数累及延髓，可出现运动麻痹、发音障碍及吞咽困难。

3. 检查可发现颈项部肌肉紧张痉挛，第二颈椎棘突旁压痛，棘突偏向患侧。颈椎张口位 X 线片显示：齿状突中心线与寰椎中心线不重叠，齿状突与寰椎两侧块之间的间隙不对称（齿状突与寰椎轴线偏移 1mm 或齿状突与两侧块间距差值在 1mm 以上）。

【治疗】

**1. 推拿治疗适应证**　排除寰枢关节脱位，或半脱位明显累及椎－基底动脉或延髓的患儿。

**2. 基本治法**　舒筋通络，理筋整复。

**3. 基本操作**

（1）患儿取仰卧位：用食、中、无名指三指以轻柔和缓之力按揉患侧胸锁乳突肌及斜方肌肌腹 5 分钟；用拇指或中指按揉风池、风府、翳风、天柱、肩井、天宗、缺盆、大椎及阿是穴，每穴约半分钟；用拇指与食、中两指相对用力拿捏患侧胸锁乳突肌及颈项部相关肌群 2 分钟，使颈项部肌肉放松。

（2）患儿取仰卧位：助手两手扶住患儿两肩，医者一手托住头后枕部，一手托住下颌部，两手同时用力使颈椎沿纵轴方向拔伸，持续 1~2 分钟。在牵拉拔伸状态下，顺势做头颈部缓慢轻柔的前屈后伸和试探性的左右侧屈及旋转的被动运动，各 5~10 次。如出现弹响，颈椎活动即改善，疼痛减轻，整复成功。有时没有弹响声，只要患儿疼痛减轻、活动改善，也算疗效满意。

（3）复位后，患儿取仰卧位或正坐位，采用枕颌带持续牵引，牵引重量控制在 2~3kg，日牵引时间不少于 6 小时，3~4 周撤出牵引后用颈托固定。

**【注意事项】**

1. 严格掌握推拿适应证，尤其是出现明显锥体束征的患儿禁用整复手法。

2. 注意颈项、肩部的保暖，注意用枕的科学性。

3. 松解手法宜轻柔，整复手法宜稳妥，切忌使用蛮力和暴力。

**【按语】**

随着人们生活方式的改变及电脑的普及应用，低头使用电脑或学习的学龄期儿童体质普遍下降，颈项部肌群的肌力及肌肉和韧带间的协调性欠佳，即使是感冒打喷嚏或突然转头均可能导致"寰枢关节紊乱综合征"的发生。故预防本病的发生，首先，要增强患儿的体质，平时注意锻炼，增强颈项部肌肉的肌力及韧带的弹性；其次，要注意纠正不良的学习姿势。推拿治疗小儿寰枢关节紊乱综合征有较好的疗效，症状较轻、体质较好者复位后可不用枕颌带牵引，但要用颈围或颈托固定。

# 第三节  小儿桡骨头半脱位

小儿桡骨头半脱位是指小儿之间嬉戏或家长给小儿穿衣、牵引走路等情况下，过度牵拉前臂而发生小儿桡骨头从环状韧带中脱出，不能自行复位，引起以肘部疼痛、活动障碍为主要症状的一种儿科常见骨伤疾病，好发年龄为 2～5 岁。民间称"肘脱环"或"掉胳膊"；由于 X 线摄片不能显示半脱位的改变，从病理上讲也只是关节囊或韧带被嵌顿，所以又称"桡骨头假性脱位"；若从病因特点出发，又有学者称之为"牵拉肘"。

中医学认为，由于外伤导致筋出槽，气不行，气滞血瘀，不通则痛，故以肘部疼痛、活动障碍为主要证候，属"骨错缝"的范畴。

**【诊断】**

1. 有前臂被牵拉的病史。

2. 以肘部疼痛、活动障碍为主要临床表现。由于疼痛，小儿常哭闹，患肢不敢活动而垂于体侧，前臂不能抬举，不愿以手取物，呈旋前位畸形。

3. 局部压痛，但无明显肿胀。肘三角正常，X 线检查无明显异常。

**【治疗】**

**1. 推拿治疗适应证**  病程不超过 3 天的桡骨头半脱位患儿。

**2. 基本治法**  理筋整复。

**3. 基本操作**

（1）患儿取家长抱坐位：轻轻按揉患侧合谷或内关穴，每穴约半分钟，待患儿肘部疼痛减轻后进行复位。

（2）患儿取家长抱坐位或站立位：一手从患肢外侧向上托住并固定肘部，以拇指压住桡骨头，另一手握住患肢腕部，将前臂牵拉至微微过伸并旋后，然后屈曲肘关节即可复位。在复位过程中，指下常有嵌顿解脱感或听到复位声。

**【注意事项】**

1. 本病以预防为主，平时牵拉小儿上肢时不能用力过度。

2. 复位后，可用三角巾悬吊以避免外力撞击，促进早日恢复。

**【按语】**

小儿桡骨头和环状韧带发育不全，关节不甚牢固，前臂过度牵拉或旋前位被撞击均容易使桡骨头从环状韧带中脱出被环状软骨卡住，或脱离环状软骨不能自行复位。但此时并无关节囊破裂，故肘三角正常，X线阴性。临床治疗前应注意与肘关节完全脱位、桡骨头、桡骨颈及肱骨髁上骨折等病证相鉴别。复位后若肿胀明显者，可用活血化瘀中药热敷（桂枝、老鹳草、伸筋草、路路通、当归、川芎等）。由于肘部解剖位置的关系，小儿桡骨头半脱位容易复发，故复位后要求家长配合护理，如避免牵拉患臂，养成穿衣时先穿患侧后穿健侧、脱衣时先脱健侧后脱患侧的习惯等。

# 第四节　髋关节扭伤

小儿髋关节扭伤是指在外力的作用下，髋关节前、后、内、外侧软组织损伤，引起以髋部疼痛、功能障碍为主要症状的一种儿科常见病证，好发年龄为3~10岁。由于小儿股骨头发育尚未成熟，关节囊和韧带较松弛，髋部扭伤的发生率较成人高，故又有"外伤性髋关节炎"、"暂时性髋关节炎"、"髋关节一过性滑膜炎"、"掰髋"、"小溜髋"等名称。

中医学认为，由于外伤导致气滞血瘀，经络不畅，关节不利，不通则痛，故以髋部疼痛、活动障碍为主要证候，属"髋缝伤筋"范畴。

**【诊断】**

1. 有急性扭伤病史。

2. 以患侧髋部肿胀疼痛，功能障碍为主要症状。患儿下肢略呈外展、外旋状，步态缓慢，或足尖不能着地，体斜跛行。主动或被动内收、外旋髋关节时疼痛加剧。

3. 检查可见局部肿胀，臀部或内收肌群肌张力明显增高，压痛明显，活动以外展、外旋受限明显，骨盆向患侧倾斜，双下肢假性不等长，患肢呈外展外旋位畸形。

4. X线摄片示骨质无明显改变，关节间隙正常。

**【治疗】**

**1. 推拿治疗适应证**　排除髋关节结核、股骨头骨骺炎及髋部骨折和髋关节脱位的患儿。

**2. 基本治法**　舒筋通络，滑利关节。

**3. 基本操作**

（1）患儿取仰卧位：按揉居髎、环跳、风市、血海、足三里、阳陵泉、三阴交、悬钟、太冲、阿是穴，每穴约半分钟。按揉及轻柔的弹拨法交替作用于患侧腹股沟及内收肌群2~5分钟。

（2）患儿取仰卧位：医者立于患侧，用一手虎口压住患侧腹股沟处，另一手握住小腿下端，将伤肢拉直，并环旋摇转3～5次。然后握住患侧踝部，缓慢用力做下肢纵轴拔伸1～2分钟。

（3）患儿取侧卧位：用双手掌面置患肢内外侧，自上而下搓动3～5遍。擦患处，以热为度。

**【注意事项】**

1. 扭伤急性期应予冷敷。
2. 注意手法宜轻柔，切忌用力过猛。
3. 注意局部保暖，减少髋部活动，卧床休息1～2周。

**【按语】**

推拿治疗小儿髋关节扭伤主要是通过缓解肌肉痉挛，促进损伤关节囊、肌肉和韧带的尽快修复，以促使关节恢复正常的活动功能。故治疗前要注意与股骨头骨骺炎、髋关节结核、髋关节脱位等疾病相鉴别，X线检查能够提供有力的证据。

# 第五节　臀肌挛缩

臀肌挛缩是以臀部肌肉挛缩、髋部疼痛、活动障碍、弹响为主要特征的一种儿科疾病，又称髂胫束挛缩、髂胫束劳损、弹响髋。多见于幼儿，也可见于青壮年。多由股骨大转子与髂胫束后缘或臀大肌前缘长期摩擦引起髂胫束或臀大肌前缘增厚或纤维带形成而继发。

中医学认为，由于外伤或劳损导致气滞血瘀，经络不畅，筋肉失养，不通则痛，属"痿证"范畴。

**【诊断】**

1. 有臀部肌内注射或慢性劳损的病史。
2. 以患侧髋部活动障碍、运动弹响为主要症状。行走时，两膝外翻，呈外八字，速度变慢。
3. 检查可发现，患侧臀肌挛缩，甚者大转子处呈凹陷状。主动屈髋受限，屈曲内收内旋动作尤为困难。做屈曲或伸展动作时，在股骨大粗隆外侧可摸到条索状物，或听到有弹响声。触摸可有疼痛感。
4. X线片显示无异常。

**【治疗】**

**1. 推拿治疗适应证**　排除髋关节结核、股骨头骨骺炎及髋部骨折和髋关节脱位或扭伤的患儿，治疗越早，效果越好。

**2. 基本治法**　舒筋活血，通络止痛。

**3. 基本操作**

（1）患儿取俯卧位：沿臀大肌方向用㨰法作用于患处3～5分钟；按揉髋部外侧肌群2～3分钟；做髋关节被动后伸和外展被动运动3～5次；然后用拇指轻柔弹拨股骨大转子后

方、骶部及髂嵴外缘 2~3 分钟。

（2）患儿取侧卧位：沿阔筋膜张肌、髂胫束、膝部用㨰法持续治疗 3~5 分钟；用拇指或食、中指轻柔弹拨髂前上棘上方的髂嵴部和股骨大转子处的条索状物 2~3 分钟。

（3）患儿取仰卧位：按揉居髎、环跳、风市、血海、足三里、阳陵泉、三阴交、悬钟、太冲、阿是穴，每穴约半分钟。用双手掌面置患肢内外侧，自上而下搓动 3~5 遍。沿大腿外侧髂胫束、臀大肌、阔筋膜张肌，顺纤维方向施与擦法，以热为度。

**【注意事项】**

1. 早期诊断，早期治疗。

2. 注意患处保暖。

3. 减少运动量，避免继发性损伤。

**【按语】**

推拿治疗小儿臀肌挛缩主要是通过舒筋活络，松解挛缩的肌肉，以逐步恢复髋关节的活动功能。治疗期间若能配合中药热敷（桂枝、伸筋草、透骨草、五加皮、海桐皮、路路通、当归、川芎等活血化瘀的中药煎水外敷患侧，每次 15~20 分钟，每日 1~2 次）和家庭按摩（家长可在患儿臀部施以轻柔的揉法和掌摩法，同时结合髋关节的被动屈伸和外展内收运动）则疗效更好。

# 第六节　踝关节扭伤

踝关节扭伤是指因外力导致踝关节韧带、肌腱、关节囊等软组织的不同程度损伤，临床以踝部肿胀疼痛、活动受限为主要特征，可发生于任何年龄，学龄期儿童活动量较大，发病较多。

踝关节由距骨与胫、腓骨下端关节面组成，关节囊较薄，内侧有较坚韧的三角韧带（胫侧副韧带），外侧的腓侧副韧带（腓距前韧带、跟腓韧带、距腓后韧带）较薄弱，加上踝关节的外踝比内踝长等解剖特点决定了儿童踝关节扭伤通常以跖屈内翻位扭伤最常见。

中医学认为，损伤后血离经脉，瘀血积聚，气机受阻，不通则痛；经络不畅，关节不利致活动受限。正如《内经》所言："气伤痛，形伤肿。"属"踝缝伤筋"范畴。

**【诊断】**

1. 在不平的场地运动、负重行走、下楼梯时突然失脚致急性扭伤病史。

2. 以患侧踝关节周围肿胀疼痛，皮肤发红发热或青紫为主要症状。

3. 检查可见局部肿胀，明显压痛，皮下瘀血，负重困难，关节活动受限。

4. X 线摄片示骨质无明显异常。

**【治疗】**

**1. 推拿治疗适应证**　单纯踝关节扭伤患儿，即排除骨折、脱位及韧带完全断裂者。

**2. 基本治法**　活血化瘀，消肿止痛。

**3. 基本操作**

（1）患儿取仰卧位：按揉血海、阳陵泉、承山、悬钟、丘墟、解溪、太溪、阿是穴，每穴约半分钟；一手固定足部，另一手用大鱼际在踝关节周围做轻柔缓和揉动 1～2 分钟；用缠法或揉法作用于患侧肿胀部位 1～2 分钟。

（2）患儿取仰卧位或家长抱坐位：一手握住踝关节，并用拇指按于伤处，另一手扶足趾部沿纵轴拔伸踝关节 1～2 分钟，并在拔伸状态下做背伸、跖屈、内翻、外翻及旋转的被动运动 1～2 分钟。

（3）患儿取仰卧位：用双手掌面置患肢小腿内外侧，自上而下搓动 3～5 遍。抖下肢 1 分钟。

**【注意事项】**

1. 新伤出血期，局部肿胀部位应予冷敷。

2. 施行手法治疗前应注意排除骨折、脱位及韧带完全断裂者。

3. 施治手法宜轻柔，切忌用力过猛。

4. 注意局部保暖，适当固定，避免做跖屈内翻动作及负重活动，建议卧床休息 1～2 周。

**【按语】**

推拿治疗单纯性踝关节扭伤具有较好的疗效，但损伤早期，韧带损伤较重，需加小夹板外固定；中后期应注意恢复关节的运动功能，故需加强踝关节的功能锻炼。肿胀明显者，手法施治后嘱患儿抬高伤肢休息，以利肿胀消退，后期配合具有活血化瘀、温经通络作用的中药熏洗（羌活、桂枝、乳香、没药、归尾、防己、防风、老鹳草、透骨草、伸筋草、路路通、骨碎补、川断、牛膝等，煎水熏洗，每次 15～20 分钟，每日 1～2 次），效果更好。

# 第七节　产伤麻痹

由于生产原因，如产程过长、胎位不正、难产或滞产等导致以小儿神经损伤为主要特征的一种儿科常见病证，称产伤麻痹，亦称产瘫。常见的有臂丛神经麻痹（上臂型、中臂型和下臂型），其次是面神经麻痹。产钳的过度牵拉，使神经丛发生扭转或撕裂伤，受伤局部组织继发渗出、充血、水肿等无菌性炎性反应，出现受伤神经分布区域组织的运动和感觉障碍。

中医学认为，本病由难产、滞产等外伤致气滞血瘀，经络不通，筋肉失养，属"痿证"范畴。

**【诊断】**

1. 有胎位不正或难产、滞产的病史。

2. 以受损神经支配区域的肌肉萎缩、功能减退或丧失为主要临床表现。不及时治疗，日久可出现相应畸形。

3. 上臂型麻痹（第 5、6 颈神经根受损）患儿整个上肢下垂、内收，不能外展及外旋；肘部微屈或前臂旋前；腕、指关节屈曲，拥抱反射不对称。中臂型麻痹（第 7 颈神经根受损）患儿前臂、腕、手的伸展动作丧失或减弱，而肱三头肌、拇指伸肌为不完全性麻痹。下臂型麻痹（第 8 颈神经根和第 1 胸神经根受损）患儿腕部屈肌及手肌无力，握持反射减弱，可见大小鱼际肌萎缩。

面神经麻痹患儿可见口眼㖞斜，患侧眼睑不能闭合，不能皱眉，哭闹时面部不对称，患侧鼻唇沟变浅，口角向健侧㖞斜。

4. 肌电图检查和神经传导试验可帮助诊断，磁共振检查可确定病变部位。

【治疗】

**1. 推拿治疗适应证**　功能性神经麻痹患儿，即 1、2 度神经损伤及部分 3 度神经损伤者。另外，臂丛神经麻痹患儿须排除脑性瘫痪、骨折、脱臼和肱骨骺分离等病证。

**2. 基本治法**　舒筋通络，行气活血。

**3. 基本操作**　以受伤神经局部及其神经支配区域的治疗为主。

（1）臂丛神经麻痹

①患儿取仰卧位或家长抱坐位：按揉风池、风府、天柱、大椎、肩井、天宗、肩贞、肩髃等穴，每穴约 1 分钟；拿颈项、拿肩井、拿上肢，自上而下 3～5 遍；摩中府、云门，各 2 分钟；从肩髃处向下循极泉、曲池、手三里、外关、合谷等上下往返按揉 3～5 遍，配合患侧上肢肩、肘、腕、指关节适度的被动运动。

②患儿取俯卧位：由上而下摩颈项及患侧肩背和上肢部 3～5 遍；沿督脉及足太阳膀胱经背部第一侧线自上而下按揉 3～5 遍；擦患侧颈肩及上肢部，以热为度。

（2）面神经麻痹

①患儿取仰卧位：用一指禅推法从印堂推至百会 5～8 遍；开天门 50 次，推坎宫 50 次，揉太阳 100 次；点按攒竹、太阳、阳白、神庭、头维、四白、下关、颊车等头面部穴位，每穴约半分钟；振百会 1 分钟；用大鱼际肌揉患侧面部，自上而下操作 5 分钟。

②患儿取家长抱坐位：拿颈项、拿肩井，自上而下 3～5 遍；按揉风池、风府、天柱、大椎、肩井等穴，每穴约 1 分钟；按揉患侧胸锁乳突肌，自上而下 3～5 遍。

【注意事项】

1. 注意孕期检查，及时纠正不良胎位，可大幅度降低发病率。

2. 注意局部保暖。可嘱家长协助在患处做中药热敷，但须警惕烫伤。

3. 手法要轻柔，动作要协调，切忌粗暴手法。特别是关节的被动运动，一定要因势利导，注意生理活动范围。

4. 臂丛神经麻痹患儿推拿完毕后，可将患肢固定于功能位；面神经麻痹患儿在面部操作时要注意保护患侧眼角膜。

【按语】

推拿治疗产伤麻痹需早发现、早诊断、早治疗。病程越短，疗效越好。治疗的目的是通过促进受伤神经支配区域的血液循环，改善受累肌群的肌力和相应关节的运动功能，从而恢复受损神经的功能。故治疗过程中，受累肌群的治疗及相应关节的被动运动尤为重要。治疗期间若能配合中药热敷和家庭按摩（桂枝、老紫草、伸筋草、透骨草、当归、川芎等中药煎水外敷患部，每次15~20分钟，每日1~2次）和家庭按摩（家长可在患儿患侧上肢做轻柔的按摩，并于肩、肘、腕、指关节处做适度的屈伸摇转等被动运动），则能缩短疗程，增强疗效。

【附注】

神经损伤程度分类：

1度：创伤部位的神经功能暂时障碍，发生一过性的运动麻痹。神经解剖结构无变化。

2度：神经轴索发生断裂，神经内管及神经干其他结构均正常。损伤神经分布区的运动、感觉和交感神经功能丧失。

3度：束内神经轴索和神经内管均发生断裂，但神经束连续性完整。

4度：神经束结构被严重破坏，外膜也受损伤，但神经干连续性完整。

5度：神经干完全断裂，断端纤维化形成神经瘤。

# 第八节　小儿功能性脊柱侧弯证

由于姿势不良或骨盆及下肢的原因使小儿直立时出现以脊柱朝一侧倾斜，并感觉肩背、腰臀部不适，甚或疼痛为主要症状的一种儿科常见病证。由于脊柱两侧的肌肉紧张度不一致，肌张力高的一侧牵拉另一侧，使脊柱向肌张力高的一侧侧弯，这种侧弯未引起脊柱骨质的变化，可通过一定的手法矫正，属可逆性侧弯证。

中医学认为，外感风寒湿诸邪、慢性劳损等引起气滞血瘀，或气血虚弱致脉络不通即气虚血瘀等均可致该病的发生，属"痹证"范畴。

【诊断】

1. 有习惯性的姿势不良病史。

2. 以脊柱向一侧侧弯，两肩不在同一水平线上，即凸侧肩峰较高为主要临床表现。可伴不同程度的肩背、腰臀部不适或疼痛。

3. 检查可见脊柱向一侧弯曲，尤以胸椎明显，竖脊肌肌张力较高，压痛不明显。病程较长者可伴有心、肺等内脏器官症状，如心前区疼痛、呼吸困难、心率加快等。X线检查示脊柱侧弯，以胸、腰段多见。

【治疗】

**1. 推拿治疗适应证**　排除骨质病变引起的脊柱侧弯。

**2. 基本治法**　舒筋活血，矫正畸形。

**3. 基本操作**

（1）患儿取俯卧位：用一指禅推法或拇指按揉法沿竖脊肌自上而下操作，每侧3~5遍；掌根按揉脊旁其他肌群，以肌张力较高处为重点，约5分钟。

（2）患儿取俯卧位：以脊柱短杠杆微调手法调节侧弯部位。

（3）患儿取仰卧位：按揉足三里、阳陵泉、悬钟、三阴交，每穴约半分钟；操作者一手扶下肢膝部，一手握踝部，双手同时用力做屈膝屈髋运动，每侧3～5次；牵抖双下肢2分钟。

**4. 分型施治**

（1）结节型：在一侧肩胛骨内上缘或腰三横突等部位可触及明显压痛点及条索状、结节样反应物。此型应在基本操作的基础上，重点按揉或弹拨压痛点或具有条索状、结节样反应物的部位，并配合腰段脊柱的被动运动。

（2）非结节型：延长按揉脊柱及脊旁肌群的时间，手法力求柔和而深透，并加捏脊3～5遍，直擦脊柱部、横擦腰骶部，以热为度。

**【注意事项】**

1. 早期诊断，早期治疗。

2. 姿势矫正：可采用"背背佳"或通过家长定时提醒的方式矫正不良姿势，尤应时刻注意患儿的坐、立、行、卧姿势。

3. 睡卧硬板床。

4. 适度进行腰背肌、腹肌功能锻炼。

**【按语】**

长时间单肩背负重物，小儿斜颈长期得不到有效治疗，双下肢的不等长或骨盆不正等均可能导致小儿功能性脊柱侧弯证。推拿治疗的目的是最大限度地调节脊柱两侧的肌张力，以肌力的牵拉和小关节的微调作用来纠正畸形。因此在治疗过程中，病因治疗是极为重要的一个环节。矫正时手法力求柔和有力。

# 第九节　先天性马蹄内翻畸形足

患儿出生后即出现单足或双足马蹄内翻畸形，足不同程度下垂，足的前半部内收、内翻，跟骨跖屈、内翻，足内侧软组织或跟腱挛缩，形似马蹄，严重者可呈"蟹钳样"畸形。是小儿常见的一种足部畸形，占小儿先天性足部畸形的70%～90%，男性发病较多。如不及时治疗，随着年龄的增大，畸形将逐渐加重。目前，该病的发生机理尚不完全清楚，可能是因为胚胎早期母体受细菌或病毒感染或环境污染引起发育异常所致，也可能与胎儿足部在母体子宫内的位置不正有关。

中医学认为，患儿先天禀赋不足，肾精亏无以养骨，肝血虚无以养筋，经脉拘急，脉络不畅导致本病的发生，属"痹证"范畴。

**【诊断】**

1. 有先天性胎位不正病史。

2. 以出生后即发现一侧或双侧足部程度不等的内翻下垂畸形为主要症状。患足前半部分内收、内翻，足跟较小、内翻，各足趾向内侧偏斜，内侧面皮肤皱褶，或伴小腿内旋畸形；足内侧肌腱挛缩，张力增加；足外侧软组织及肌肉持续被牵拉而延伸，足外展功能受限。

3. X 线检查显示，跟骨下垂，其纵轴与距骨纵轴平行，足跗骨序列异常。

【治疗】

**1. 推拿治疗适应证**　排除由小儿脑瘫、先天性遗传性疾病等原因继发的马蹄内翻畸形足患儿。即推拿适用于 1 岁以内的单纯性马蹄内翻畸形足。

**2. 基本治法**　舒筋通络，柔筋壮骨，理筋整复。

**3. 基本操作**

（1）患儿取仰卧位或家长抱坐位：一指禅推法自腘窝沿小腿三头肌推至足跟部，自上而下 3～5 遍；掌跟按揉小腿内、外侧肌肉及韧带，自膝部至踝部，从上到下，由内到外 3～5 遍；按揉血海、足三里、阳陵泉、阴陵泉、三阴交、昆仑、太溪，每穴约半分钟；用柔和沉着的拇指弹拨法作用于患侧踝关节内、外侧副韧带及跟腱部位 2～5 分钟。

（2）患儿取俯卧位：轻摩脊柱，自上而下 3～5 遍，按揉肝俞、胆俞、脾俞、胃俞、大肠俞、居髎、环跳、风市、委中、承山，每穴约半分钟；按揉下肢后侧肌群，自上而下 3～5 遍；横擦腰骶部，以热为度。

（3）患儿取仰卧位：一手握住足跟，另一手扶足前部，做踝关节背伸、跖屈及足外翻的被动运动 1～2 分钟；然后以一手手掌托住足底使其背伸，另一手拇指轻揉足内侧韧带及跟腱，将患足矫正到正常体位，保持 1～2 分钟。

手法治疗后，用柔软绷带由足内跖面向足背外方向缠绕，固定足于矫正位或穿特制的矫形鞋固定。

【注意事项】

1. 手法宜轻柔缓和而力量沉着，畸形矫正应循序渐进，忌用蛮力和暴力。
2. 3 岁以后的患儿手法矫正很难达到预期的效果，建议进行手术治疗。
3. 注意局部保暖，进行适度的功能锻炼。

【按语】

先天性马蹄内翻畸形足可根据病情的严重程度分为僵硬型和松软型，其中推拿治疗尤以松软型疗效较好。年龄越小，疗效越好，一般在出生 5 天后即可以开始治疗。早期矫正可以利用快速生长的有利因素来达到矫正的目的，同时也有利于肌力的恢复。故提倡"早发现、早治疗，多动手、少动刀"的治疗原则。

为巩固治疗效果，还需要家长配合做适当的功能锻炼。可根据患儿年龄、病情、畸形程度及治疗进展，制订相应的合理的锻炼计划，要求家长配合完成。功能锻炼有主动功能和被动功能的锻炼，首先建立患足的被动活动功能，然后经过锻炼逐步达到主动功能的完成。

初生儿足内翻下垂较轻者，足前部内收内翻不明显，容易被延误诊治，应提醒家长和儿科医生重视。僵硬型、松软型手法矫正失败或错过最佳治疗时机的患儿，可视具体情况采用跟腱延长术、胫前肌移位术、软组织松解术或三关节融合术等方式进行手术治疗。

# 第十节 脊柱骨骺骨软骨病（少年驼背症）

由于体重增加、负重过大等原因使脊柱的承载负荷与其负载能力不相适应，引起骨骺软骨损伤，导致以胸椎段自然后凸为主要症状的一种骨伤科疾病。常发生于 11～17 岁的青少年，故又名"少年驼背症"。青少年由于骨发育不完全，伏案学习时间过长、体重过重或多次轻微外伤等使脊柱血供紊乱，骨骺血供相对减少，造成积累性损伤，使椎体前半部呈楔形发育。随着年龄的增长，整个椎体呈楔形，且后半椎体越来越高于前半椎体，数个楔形的椎体使胸椎后凸加大，形成驼背。

中医学认为，先天禀赋不足或后天失养，致使肝肾亏虚，气血不足，筋骨失养，髓海不充而发生本病，属"痿证"范畴。

【诊断】

1. 有负重性劳动或胸腰椎多次轻微外伤病史。此外体形肥胖者易患该病。

2. 以脊柱胸椎段后凸畸形为主要症状，早期伴肩背部酸痛、僵硬不适，甚或有胸椎部疼痛感，休息后缓解，劳累后加重。中晚期疼痛逐渐减轻，出现较明显的胸椎后凸（驼背）畸形。

3. 脊柱检查可发现胸椎明显后凸，胸 5～9 棘间轻压痛或压痛不明显。X 线检查：早期见椎体轻度楔形变，上下缘毛糙不平，椎间隙稍变窄，骨骺环见斑点状改变；中期骨骺出现碎裂，椎体前方上下角的正常形态消失；后期骨骺密度异常，椎体明显楔形变，椎体前缘出现血管沟。

【治疗】

**1. 推拿治疗适应证** 早、中期患儿椎体畸形改变不明显者。另外，治疗前应注意排除脊柱结核、肿瘤等骨质病变。

**2. 基本治法** 活血通络，理筋整复。

**3. 基本操作**

（1）患儿取俯卧位：拿肩井 5～10 次，用双手拇指分别按揉双侧天宗、大杼、肺俞、督俞、膈俞、脾俞、肾俞，每穴约半分钟；按揉背部脊柱两侧约 5 分钟；沿竖脊肌自上而下用掌根按揉 3～5 遍；自下而上捏脊 3～5 遍；自上而下掌摩脊柱及其两侧 3～5 遍；双掌重叠有节奏地按压胸背部 2～3 次，吸气时放松，呼气时下压。

（2）患儿取坐位，双手交叉抱于头枕部：以膝部顶住患儿胸椎 5～7 节段，双手扶患儿肘部做扩胸牵引扳法 2～3 次。

【注意事项】

1. 矫正不良姿势，避免长时间伏案学习或肩负重物劳动。

2. 注意饮食调节，适当减轻体重。

3. 硬板床低枕平卧。

4. 注意脊柱胸腰段的保暖，每日主动扩胸 2~3 组，每组扩胸 30~50 次。

【按语】

推拿治疗的目的是促进患儿脊柱的血液循环，改善骨骺及椎间盘的血供，以扩胸牵引扳法和患儿主动扩胸运动纠正畸形为主。后期较为严重的患儿可用支架或石膏固定。

# 第七章

# 其他病证治疗

环境污染、饮食物不安全、抗生素滥用，独生子女多人照护致营养摄入不均衡或心理健康受影响，随着以上现象的日益严重，小儿的疾病谱也呈多元化发展的趋势。一方面，存在多个脏腑受累，机体整体的抗病能力普遍下降的现象，另一方面又存在机体某一器官或组织的局部受损突出的问题。推拿治疗此类病证应建立"脏腑筋骨整体观"的指导思想，遵循"整体调理与局部调治相结合"的治疗原则，通过脏腑筋脉的整体调理及局部症状的对症治疗促使该类病证的全面康复。

## 第一节　胎　怯

胎怯，指胎禀怯弱，即以新生儿体重低下、身材矮小、脏腑形气未充盈为主要特征的一种新生儿疾病，又称"胎弱"。本病病因为先天禀赋不足，发病机制为胎中涵养不足，化生无源，元气未充，脏腑形气未能充盛。故胎怯儿出生后五脏皆虚，其中尤以脾肾二脏虚弱突出。

西医学认为，该病多因胎儿在母体内营养缺乏、孕育时间不足或快到预产期时母体突然遭受惊恐、感染等致早产所致，又称"低出生体重儿"，包括早产儿和小于胎龄儿。早产儿多与孕母患妊娠高血压综合征，早期破水、胎盘早期剥离或前置胎盘，多胎妊娠或羊水过多，孕母患慢性疾病或急性传染病等因素关系密切；小于胎龄儿与各种原因导致的胎盘功能失常有关，如妊娠高血压综合征及感染等。因患儿先天发育不良，各系统功能较低下，容易引发各系统的感染，必须加强护理，发现问题及早对症处理，若失于救治，则死亡率随出生体重的减少而急剧上升，即使存活，也会对未来的体格发育和智能发育产生不良影响。

【诊断】

1. 有孕母体弱、疾病、胎养不周，患儿早产、多胎等先天不足因素，以及胎盘、脐带异常等病史。

2. 以精神萎靡，形体瘦小，面色无华，气弱声低，吮乳无力，筋弛肢软为主要表现。一般体重低于2500g，身长短于46cm；若出生体重低于1500g，为重症，又称极低出生体重儿。肾精薄弱型以体短形瘦，头大囟陷，骨弱肢柔，指甲软短，毛发稀黄，耳壳薄软，哭声低微等形体、骨骼、毛发等方面的禀赋不足证候显著；脾肾两虚型体重低下而身长尚可，伴皮肤干皱，肌肉瘠薄，四肢欠温，啼哭无力，吮乳乏力，腹胀泄泻等脾胃运化功能失调证候。

3. 检查可发现主动运动减少，全身肌力、肌张力不同程度下降。

【治疗】

**1. 推拿治疗适应证** 排除脑外伤、进行性肌营养不良、各种急性脑炎及新生儿期合并严重疾病的存活早产儿。

**2. 基本治法** 补肾健脾。肾精薄弱者益精充髓、温补肾元；脾肾两虚者着重健脾益肾、温运脾阳。

**3. 基本处方**

（1）患儿取仰卧位：补脾土300次，补肾经300次；顺时针方向摩腹2分钟，揉脐及丹田100次；振百会1分钟。

（2）患儿取俯卧位：自上而下摩脊柱3~5遍；由下而上捏脊柱3遍；擦肾俞、命门和八髎穴，以热为度。

**4. 分型施治** 胎怯可根据五脏虚衰的侧重不同进行分型施治，推拿临床常在基本处方基础上按肾精薄弱和脾肾两虚型随症加减。

（1）肾精薄弱型：在基本处方基础上加具有益精充髓、温补肾元作用的操作法。如揉肾顶100次，揉外一窝风100次；揉膻中50次，振腹1分钟；按揉足三里、三阴交、涌泉，每穴约半分钟；推涌泉100次。

（2）脾肾两虚型：在基本处方基础上加具有健脾益肾、温运脾阳作用的操作法。如揉板门100次，推三关100次，揉外劳宫50次；摩中脘2分钟，振腹1分钟；按揉脾俞、肾俞、大肠俞、膀胱俞、足三里，每穴约半分钟；揉龟尾100次，推上七节骨100次。

【注意事项】

1. 本病以预防为主，故须注意孕母的孕期保健，如均衡营养、适量运动、充足睡眠和愉快心情等。

2. 保持居室空气清新，注意保暖，如采用各种方式，保证患儿体温稳定在36.5℃~37.5℃（肛温）。

3. 尽量采用母乳喂养，患儿用品均应消毒后使用，工作人员也应严格遵守消毒隔离制度，预防患儿感染。

4. 加强护理，发现合并症必须及时处理。

【按语】

本病虽然以脾肾两虚为病机关键，但五脏皆虚，临证还应根据其不同证候，分别补五脏，如气弱声低，皮肤薄嫩，胎毛细软者属肺气虚，应兼补肺气；神萎面黄，唇甲淡白，虚里动疾者属心气虚，当兼益心气；筋弛肢软，目无光彩，易作瘛疭者属肝阴虚，应兼养肝血。患儿五脏薄弱，故补益的同时当佐以助运，以防纳呆。推拿治疗胎怯提倡早期干预，一般于出院后1周进行。

另外，患儿由于先天禀赋不足，一时难以适应出生后环境的变化，容易诱发新生儿室息、黄疸、硬肿症、败血症等严重并发症，临证治疗应遵从急则治其标、缓则治其本的原则。若伴并发症，首先应采用中西医综合疗法及时诊治，待病情稳定后再采用推拿疗法进行整体调理；其次，患儿的脾胃运化功能较差，母乳喂养者应注意乳母的营养支持，混合喂养或人工喂养者尤应固护脾胃为先，加强喂养指导。

# 第二节　小儿脑瘫

小儿脑瘫是指出生前至出生后1个月内受各种因素影响所致的非进行性脑损伤综合征，主要表现为中枢性运动障碍和姿势异常，部分伴有神经反射异常，严重病例可有智力低下，癫痫，听、视及语言能力障碍和行为异常。其主要病理变化是中枢神经的发育异常和脑实质的破坏性病变。早产、新生儿窒息、新生儿脑血管障碍、其他缺氧缺血性脑病、核黄疸及迁延性黄疸等均可导致小儿脑瘫。

中医学认为，该病属于"五迟"、"五软"、"五硬"、"痿证"、"内风"等范畴，多与"风"、"痰"、"瘀"、"火"、"经络闭阻"等因素有关。

【诊断】

1. 以出生后非进行性运动发育异常为特征，主要表现为运动发育落后和瘫痪肢体主动运动减少，肌张力异常，姿势异常，反射异常。作为脑损伤引起的共同表现，一半以上患儿可能合并智力低下、听力和语言发育障碍或其他伴随症状如过度激惹、视力障碍、小头畸形、癫痫等。

2. 根据运动障碍的性质，临床上可将脑瘫分为痉挛型、手足徐动型、强直型、共济失调型、震颤型、肌张力低下型、混合型等。其中痉挛型的发病率最高，占该病总发病率的62.2%。

3. 临床可根据需要，进行脑电图、脑血流图、脑部CT等有关检查。

【治疗】

**1. 推拿治疗适应证**　排除出生1个月后的脑外伤、进行性肌营养不良、各种急性脑炎、急性炎症性脱髓鞘性多神经根炎等其他脑部病变。

**2. 基本治法**　开窍益智，强筋健骨。

**3. 基本处方**

（1）患儿取俯卧位：由下而上摩脊柱3~5遍；由上而下依次按揉脊柱及足太阳膀胱经背部第一侧线和第二侧线3~5遍；由下而上捏脊柱3~5遍；擦肾俞、命门和八髎穴，以热为度；振命门1~2分钟。

（2）患儿取仰卧位：用一指禅推法从印堂推至百会3~5遍；大开天门50次，推坎宫50次，揉太阳100次；点按攒竹、太阳、阳白、神庭、头维、玉枕、风池、天柱、风府、哑门、肩井、缺盆等头面颈项部穴位，每穴约半分钟；按揉瘫痪上肢或下肢10分钟，上肢以肩井、肩髃、曲池、手三里、合谷等穴为主，下肢以环跳、阳陵泉、丰隆、昆仑、涌泉等穴为主。

**4. 分型施治** 脑瘫的临床分型比较复杂，如根据中医辨证可分为肝肾阴虚型、气虚血瘀型、脾虚痰阻型、肾精不足型及虚风内动型；根据西医形态学观点，按瘫痪性质可分为上运动神经元性、下运动神经元性、神经肌肉传递障碍性和肌源性四大类；按瘫痪程度可分为完全性和不完全性；按瘫痪的部位可分为单瘫、偏瘫、双瘫、截瘫、三肢瘫、四肢瘫和交叉性偏瘫；按运动障碍的性质可分为痉挛型、强直型、共济失调型、震颤型、手足徐动型、肌张力低下型、混合型等。推拿调治常按运动障碍的性质在基本处方基础上随症加减。

（1）痉挛型和强直型：患儿肌张力较高，在四肢操作时手法力求轻柔，另外可根据脊神经解剖学原理，确定痉挛型瘫痪单瘫、双瘫、三肢瘫、四肢瘫或偏瘫、截瘫的脊神经后根体表投影点，用按揉法重点进行刺激 5~8 分钟。若伴有手足畸形者，应先调节有关肌群的张力，再用矫正性手法或辅助器械矫正。

（2）共济失调型和震颤型：增加头面部操作，如按揉百会 100 次，一指禅推头面部督脉及两侧膀胱经循行路线，从前向后 3~5 遍；扫散法作用于脑运动区和语言区 2 分钟；振百会 1 分钟；拿风池、肩井各 10 次，揉天柱骨自上而下 5~10 遍。

（3）手足徐动型和肌张力低下型：增加腹部操作，如顺时针方向摩腹 5~8 分钟，揉中脘 100 次，揉脐及丹田 100 次，振腹 1 分钟；延长瘫痪肢体的按揉时间至 15 分钟，并搓抖肢体结束治疗。

**【注意事项】**

1. 合理安排患儿的饮食起居，鼓励患儿积极进行主动运动，培养生活自理能力。

2. 加强智力培训。鼓励患儿树立战胜疾病的信心，并较好地配合医生治疗，切忌歧视、责骂或处罚。伴语言障碍者，需进行语言训练。

3. 加强护理，防止意外伤害。

**【按语】**

小儿脑瘫为脑部损伤引起的一种较为棘手的全身性疾病，目前治疗方法主要有药物、物理和手术疗法等三大类。因患儿年龄较小，且多伴有智力障碍等因素，口服药物常难以坚持，注射剂则价格高、疗程长，疗效难以保证。手术疗法不仅要掌握严格的适应证，且存在麻醉意外、术中心跳停搏、支气管痉挛等 10 余种手术并发症。推拿作为一种物理疗法，对本病有较好的疗效，但要立足于早期治疗和长期治疗。一般来说，年龄越小，疗效越好，故早诊早治非常重要，患儿的高腭弓和皮层拇指体征在早期诊断方面具有一定的指导意义。

# 第三节 儿童单纯性肥胖症

儿童单纯性肥胖症是指儿童体内的热量摄入远远大于消耗与利用，造成脂肪在体内积聚过多，进而导致体重超常的一种综合征。儿童单纯性肥胖症形成原因尚不明确，可能是一种由特定的生化因子引起的一系列进食调控和能量代谢紊乱的疾病，属多因素的营养障碍性疾病，其发病过程是过剩的能量以脂肪的形式逐渐积存于体内的过程。流行病学调查显示：儿童单纯性肥胖症的发病率呈逐年增高的趋势，我国目前为 5%～8%。肥胖不仅影响儿童的身心健康，其中 50%～80% 的肥胖患儿还会延续发展为成人肥胖，进而增加患心血管疾病、糖尿病、胆石症、痛风等疾病的危险性，故对本病的防治应引起家庭和社会的重视。

中医学认为，肥胖症的发生主要与先天禀赋异常、饮食不节、运动过少及脏腑功能失调等因素有关，属"肥人"、"胖人"、"脂膏"、"痰浊"、"肥满"、"痰湿"等范畴。发病机制主要责之于气虚、痰、湿、瘀等几个方面，具体表现为气虚为本，阴盛（即水湿、痰瘀、脂质浊阴之邪）为标，其中气虚主要是以脾肾功能失调为病理基础。病理机制为本虚标实，本为脾胃不足，运化失司，甚者脾肾阳虚；标为痰、湿、热、滞为患；病位在脾、胃、大肠，涉及肝、肾。

【诊断】

1. 小儿体重超过同性别、同身高参照人群均值 20% 以上即可诊断为肥胖症；超过 20%～29% 者为轻度肥胖，超过 30%～49% 者为中度肥胖；大于或等于 50% 者为重度肥胖。可发生于任何年龄，但最常见于婴儿期、5～6 岁和青春期。

2. 以形体肥胖，喜食肥甘，疲乏无力为特征。虚胖患儿伴少气懒言，头晕胸闷，动则汗出，舌淡苔薄，指纹色淡或脉细弱等脾虚湿阻证候；或浮肿尿少，四肢厥冷，动则气喘，舌淡苔嫩，指纹色淡或脉虚无力等脾肾阳虚证候。实胖（痰脂瘀积）患儿兼见头重肢困，多食善饥，口臭，苔腻，指纹紫滞或脉滑等胃热湿阻型证候；或烦躁易怒，胸胁胀满等肝郁气滞型证候。临床上常表现为虚实夹杂，即本虚标实之证。

3. 实验室检查：血清胆固醇、甘油三酯和低密度脂蛋白不同程度增高；常有高胰岛素血症，血生长激素水平减低，生长激素刺激试验的峰值也低于正常儿童。超声检查部分患儿可发现脂肪肝。

【治疗】

**1. 推拿治疗适应证** 儿童单纯性肥胖患儿。即排除累及下丘脑的创伤、肿瘤、炎症及局部手术等引起的下丘脑性肥胖；库欣综合征等糖皮质激素过多性肥胖；甲状腺功能低下等内分泌疾病引起的肥胖；Alstrom 综合征、Prader - Willi 综合征及 Laurence - Moon - Biedl 综合征等遗传性疾病引起的肥胖。

**2. 基本治法** 温阳健脾，化痰除湿祛瘀。虚胖患儿重在健脾益气，实胖患儿以化痰除湿祛瘀为主。

**3. 基本处方**

（1）患儿取仰卧位：补脾经 500 次，清胃经 300 次，清大肠 300 次；开璇玑 50 次，摩腹 10 分钟，揉脐及天枢 100 次；点按水分、气海、天枢、滑肉门、外陵、大横等穴，每穴约半分钟。

（2）患儿取俯卧位：捏脊 3～5 遍，依次按揉肺俞、脾俞、胃俞、大肠俞、膀胱俞等，每穴约半分钟；揉龟尾 500 次，推下七节骨 300 次。

**4. 分型施治** 肥胖的临床分型可采用多种方法，如根据患儿的腰 - 臀围比值（腰围是以肋缘与髂嵴中点为水平的周径，臀围是以臀部最突出点为水平的周径）WHR 可分为周围型肥胖和中心型肥胖，WHR <0.8 为周围型肥胖，WHR ≥0.8 为中心型肥胖；根据肥胖的脏腑辨证，可分为脾虚湿阻型、脾肾阳虚型、胃热湿阻型和肝郁气滞型等；根据肥胖的全身表现可分为虚胖和实胖两类。推拿临床常在基本处方基础上按虚胖和实胖随症加减。

（1）虚胖：将基本处方中的摩腹调整为顺时针方向摩 10 分钟，加上具有健脾益气、消脂减肥作用的操作法。如补肾经 300 次，推三关 100 次，揉外劳宫 100 次；摩中脘 3 分钟，振腹 1 分钟或以热为度；按揉臀部 2 分钟，推箕门 100 次；按揉气海、关元、足三里、血海、三阴交，每穴约半分钟；由下而上摩脊柱 3 ~ 5 遍，擦肺俞、脾俞、胃俞、肾俞、大肠俞和八髎穴，以热为度。

（2）实胖：将基本处方中的摩腹调整为逆时针方向摩 10 分钟，加上具有化痰除湿、祛瘀消脂作用的操作法。如揉板门 200 次，清小肠 300 次，运内八卦 100 次；按弦走搓摩 100次，分腹阴阳 300 次；按脊柱，自上而下 5 遍；按揉足太阳膀胱经背部第一侧线和第二侧线，由上而下 3 ~ 5 遍；分背阴阳 100 次；拿风池、肩井、曲池、合谷、委中、承山、昆仑等穴，每穴 5 ~ 10 次。

**【注意事项】**

1. 加强饮食指导。儿童处于生长发育阶段，禁食不能作为减肥方法，应根据患儿的具体情况，教会家长或患儿计算每天所需的热能和营养物质，合理饮食。

2. 适度的运动锻炼。适度的运动能促进脂肪分解，并使脂肪合成减少，蛋白质合成增加，促进肌肉的发育。但过量则会使食欲大增、心慌气促。故运动要循序渐进，以活动后轻松愉快、不感觉疲劳为原则。

3. 注意心理调节。肥胖儿童的体形臃肿，动作笨拙，在集体活动中常成为取笑的对象，容易造成自卑、抑郁等不良心理现象，应注意纠正。

**【按语】**

肥胖给患儿的身心带来许多危害。目前治疗肥胖症的常规减重药物如苯丙醇胺、芬特明、右芬氟拉明、芬氟拉明、西布曲明、奥利司他等尽管有一定疗效，但副作用明显，且具有成瘾性，不适宜儿童使用。儿童处于生长发育的最佳时期，传统减肥用的节食疗法也不可取。推拿运用手法治疗不仅安全简便，而且它是医者与患儿直接接触的一种治疗方法，在整个治疗过程中，医生不仅可通过手法刺激达到治疗效果，而且还可通过语言和患儿进行充分的交流，使患儿了解肥胖的一般常识及其危害性，自觉地从饮食、睡眠、运动等多方面配合医生的治疗。这样，不仅可治疗患儿的疾病，还可促进患儿的心理健康，这种治疗方法越来越被人们认同并广泛应用于临床。但是，肥胖的形成是多因素长期慢性积累的过程，治疗的疗程也相对较长，我们还是提倡以预防为主。

# 第四节　维生素 D 缺乏性佝偻病

维生素 D 缺乏性佝偻病是由于体内维生素 D 不足使钙磷代谢失调，产生以骨骼病变为主要特征的一种全身慢性营养不良性疾病。本病好发年龄为 3 岁以下婴幼儿，特别是 6～12 月龄儿。常见病因主要是日光照射不足；食物中未补充维生素 D；或婴幼儿生长发育过快，需要量多于摄入量；或肠道疾病、胆道疾病导致维生素 D 吸收不足；或肝肾损害使维生素 D 的羟化作用发生障碍等。病理机制为钙磷代谢紊乱，骨盐不能形成，骨不能钙化，骨骺端软骨组织增生，骨质脱钙，骨小梁稀疏。病变早期常见一系列神经精神症状，若不及时治疗，可逐渐引起肌肉关节松弛、骨骼畸形改变、神经精神发育迟滞，甚至免疫功能低下等全身症状。

中医学认为，佝偻病的发生主要与先天禀赋不足、户外活动过少及脾胃虚弱、化源不足等因素有关，属"五迟"、"五软"、"鸡胸"、"龟背"等范畴。由于小儿先天禀赋不足，后天调护失宜，致使脾肾两虚，气血不足，骨髓不充，故出现多汗、易惊、烦躁、发稀、枕秃，甚则方颅、肋骨串珠、手脚镯征、胸廓及下肢畸形等证候。

【诊断】

1. 有孕母妊娠期，特别是妊娠后期维生素 D 摄入不足史；与早产，出生时体重不足（＜2500g），日照时间少，慢性消化功能紊乱或肝、胆、肾等疾病的发生关系密切。

2. 初期以神经精神症状为主要表现，常见食欲减退、多汗、易惊、烦躁、易激惹、爱哭闹、发稀、枕秃等证候。晚期出现囟门迟闭、方颅、鸡胸、肋骨串珠、手脚镯征、"O"形腿或"X"形腿、脊柱侧弯、后凸等骨骼畸形改变。

3. 实验室检查：早期血磷浓度下降，血钙正常或稍低，钙磷乘积小于 30，碱性磷酸酶增高。血清 25－(OH)D$_3$ 和 1,25－(OH)$_2$D$_3$ 的测定对本病的早期诊断具有重要意义。

【治疗】

**1. 推拿治疗适应证** 单纯性维生素 D 缺乏早、中期骨骼畸形改变不明显的患儿。即排除先天性甲状腺功能减低症、先天性软骨发育不良症及黏多糖病等疾病。较大儿童或顽固不愈的佝偻病还需要与其他如低磷性佝偻病、维生素 D 依赖性佝偻病等引起的钙磷代谢异常相鉴别。

**2. 基本治法** 健脾益肾。肺脾气虚型以健脾益气为主，脾虚肝旺者佐以清肝，肾精亏虚型以补肾填精为主。

**3. 基本处方**

（1）患儿取仰卧位或家长怀抱坐位：补脾土 300 次，补肾水 300 次，清胃经 100 次，揉板门 300 次；按揉百会 100 次，顺时针方向摩腹 3 分钟，揉脐及丹田 100 次；按揉神门、期门、章门、足三里、三阴交，每穴约半分钟。

（2）患儿取俯卧位：捏脊 3～5 遍，按揉脾俞、胃俞、肾俞、大肠俞，每穴约半分钟；横擦腰骶部，以热为度。

**4. 分型施治** 维生素 D 缺乏性佝偻病根据病程可分为早期、活动期、恢复期和后遗症期；根据骨骼改变的程度可分为轻度、中度和重度；根据中医的脏腑辨证，可分为肺脾气虚型、脾虚肝旺型及肾精亏虚型。推拿临床常在基本处方基础上按中医脏腑辨证随症加减。

（1）肺脾气虚：在基本处方基础上加具有健脾益气作用的操作法。如补肺金 300 次，推三关 100 次，揉外劳宫 100 次；摩囟门 1 分钟，揉膻中 50 次，揉气海及中极 100 次；擦风门、肺俞，以热为度。汗多者加揉肾顶 300 次。

（2）脾虚肝旺：在基本处方基础上加具有疏肝理气、益气健脾作用的操作法。如清肝经 100 次，运内八卦 100 次，揉小天心 100 次；分推膻中 100 次，按弦走搓摩 50 遍；擦肺俞、脾俞、肝俞、胆俞，以热为度。

（3）肾精亏虚：延长基本处方中的摩腹时间为 5 分钟，加具有补肾填精作用的操作法。如揉肾顶 300 次，推三关 300 次，揉外劳宫 100 次；摩囟门 2 分钟；推涌泉 100 次；擦肺俞、脾俞、肾俞、命门，以热为度。伴有肢软行立不便、鸡胸或龟背等畸形者加按揉脊柱、下肢，搓揉或摇关节等局部矫形操作法。

**【注意事项】**

1. 注意孕母和乳母的保健工作。孕期宜做适当的户外活动，多晒太阳；进食富含维生素 D 及矿物质的食物，如骨头汤、动物肝脏；分娩前 3 个月应口服维生素 D 及钙剂。

2. 加强婴儿护养。提倡母乳喂养（母乳中含维生素 D 虽不多，但钙磷比例恰当，容易吸收），及时添加辅食，多晒太阳，提倡户外活动以增强体质。

3. 避免婴儿过早过多的坐、立、行，并注意坐立和行走的正确姿势。

**【按语】**

推拿治疗早期佝偻病，对缓解症状、促进钙磷的正常代谢具有较好的效果，但需要配合维生素 D 和优质钙剂的适量补充，才能有效避免鸡胸、龟背等畸形的产生。对后遗症期施行矫正手法时应注意手法的操作要领。

# 第五节　婴幼儿运动发育迟缓综合征

婴幼儿运动发育迟缓是指患儿在婴儿或幼儿时期，由于先天发育不良或营养摄入不足等原因导致的以运动功能比正常同龄儿发育落后为主要临床表现的一组证候群。孕母年龄偏大、早产、新生儿窒息等因素容易引发，常伴体格、语言、智力发育落后及心理发展落后现象，但不伴异常的肌张力和姿势异常，无异常的运动模式，无其他神经系统异常反射。

中医学认为，该病属于"五迟"、"五软"或"痿证"范畴。多由先天禀赋不足或后天失养，致使肝肾亏虚，气血不足，骨骼筋肉失养而致。

**【诊断】**

1. 有早产、低出生体重、佝偻病、辅食添加不及时等病史。

2. 以粗大运动、精细运动明显落后于同年龄小儿运动发育为主要表现。

3. 检查可发现主动运动减少，肌力、肌张力下降，部分患儿保护性伸展反应延缓出现。

**【治疗】**

**1. 推拿治疗适应证**　单纯性运动发育迟缓患儿，即排除甲状腺功能低下、垂体性侏儒症、先天性卵巢发育不全、特发性矮小症、进行性肌营养不良、脑外伤及其他先天遗传、代谢性疾病引起的运动发育迟缓。

**2. 基本治法** 强筋健骨。肝肾亏虚者，兼补益肝肾；心脾两虚者，兼健脾养心。

**3. 基本处方**

（1）患儿取俯卧位：摩脊柱 3~5 遍；依次按揉脊柱及足太阳膀胱经背部第一侧线和第二侧线，由上而下 3~5 遍；擦肾俞、命门和八髎穴，以热为度。

（2）患儿取仰卧位：开天门 30 次，推坎宫 50 次，揉太阳 100 次；摩囟门 2 分钟，按揉百会 100 次；按揉攒竹、神庭、玉枕、风池、风府、哑门、天柱、肩井、缺盆等，每穴约半分钟；按揉上肢和下肢各 10 分钟，上肢以肩髃、臂臑、尺泽、合谷等穴为主，下肢以巨髎、环跳、阳陵泉、昆仑、涌泉等穴为主。

**4. 分型施治** 婴幼儿运动发育迟缓综合征可根据中医"五迟"的脏腑辨证进行分型施治，推拿临床常在基本处方基础上按肝肾亏虚和心脾两虚随症加减。

（1）肝肾亏虚：在基本处方基础上加具有补益肝肾作用的操作法。如补肾经 300 次，揉肾顶 100 次，清肝经 100 次；顺时针方向摩腹 2 分钟，揉脐及丹田 2 分钟，振腹 1 分钟；按揉足三里、三阴交、太冲，每穴约半分钟；捏脊 3~5 遍；推涌泉 100 次。

（2）心脾两虚：在基本处方基础上加具有健脾养心作用的操作法。如揉板门 100 次，补脾经 300 次，揉小天心 100 次；揉膻中 100 次，摩中脘 2 分钟，振腹 1 分钟；按揉心俞、膈俞、脾俞、肾俞、大肠俞、足三里，每穴约半分钟；揉龟尾 100 次，推上七节骨 100 次。

**【注意事项】**

1. 合理喂养指导，保证足量的营养支持。如提倡母乳喂养，适时合理地添加辅食，培养良好的饮食习惯。

2. 适量的运动干预。

3. 加强日常生活护理，积极治疗原发病，防止生活环境改变等精神因素影响生长发育。

**【按语】**

生长发育迟缓的表现往往是多方面的，如体格发育、运动发育及智力发育落后等，本节重点介绍以运动发育落后为突出表现的综合征。推拿治疗的目的是增强患儿的体质，促进身体机能的正常发育，从而缩短小儿运动发育落后的时间。推拿治疗的同时如果能根据各年龄阶段婴幼儿的运动功能发育指标来制订相应的运动功能训练计划，可增强疗效，如采用婴幼儿被动体操、体位转换训练、精细运动训练、肌力提高训练、平衡反应训练等。另外，改善患儿的生活环境及护理，增加患儿爬行和自主活动的空间，使其得到精神上的安慰和生活上的照顾有利于该症的早日康复。全身疾病引起的运动发育迟缓应积极治疗原发疾病。

# 第六节 小儿麻痹症

小儿因感染脊髓灰质炎病毒致脊髓前角运动神经元损害产生相应临床症状的一种急性传染病，称脊髓灰质炎，又名小儿麻痹症。疾病早期类似感冒，出现发热、呕吐、腹泻等临床表现，称前驱期；随着疾病的发展，出现面赤、咽红、出汗、全身肌肉疼痛拘急、四肢颤震等症状，称痹痛期；后期，以肢体相应受累肌群的迟缓性麻痹为主要临床表现，称痿瘫期；若此期未能恢复，可渐致肌肉萎缩，关节变形，称枯痿期或小儿麻痹后遗症。该病大多发生于1~5岁小儿，以1~2岁发病率最高，夏秋季为高发期。随着小儿麻痹减毒活疫苗糖丸的普遍应用，该病的发病率已大幅下降，但随着水源、环境污染等原因的存在，部分小儿的免疫能力正在下降，也会增加感染的机会。

中医学认为，本病是由于暑、热、湿等疫疠毒邪，经口鼻入侵，首犯肺脾胃，致肺卫失宣、脾胃失和；继之邪毒流窜经络，导致经络不通，气血阻滞而发痹痛；进而耗损气血，损及肝肾，以致形体失养，出现肌肉痿软，骨骼畸形，终至瘫痪。属"痿证"、"痿躄"范畴。

**【诊断】**

1. 有传染病接触史。

2. 前驱期以类似感冒症状为主；痹痛期以全身肌肉疼痛拘急、四肢颤震症状为主；痿瘫期以肢体麻痹，痿软无力，局部欠温，枯萎失用为主；枯痿期则以肢体枯细，关节活动不利为主。

3. 瘫痪分布不规则，不对称，以下肢瘫痪多见。根据受累神经的不同可伴不同程度的口眼㖞斜、脊柱侧弯、肩关节松脱、膝反张、足内外翻、马蹄足或仰趾足畸形等阳性体征。

4. 血常规检查发现，白细胞总数及中性粒细胞百分比大多正常，少数患者白细胞及中性粒细胞轻度增多，血沉增速；起病1周内可从咽部及粪便内分离出病毒；瘫痪出现后第2周，脑脊液检查可发现蛋白细胞分离现象。

**【治疗】**

**1. 推拿治疗适应证**　6岁以前，病程2年以内的小儿麻痹症患儿。排除感染性多发性神经根炎、家族性周期性麻痹、白喉后麻痹、流行性乙型脑炎、进行性肌营养不良、柯萨奇病毒和埃可病毒等肠道病毒感染引起的弛缓性瘫痪等。

**2. 基本治法**　健脾益肺，补益肝肾，舒筋通络，矫正畸形。

**3. 基本处方**　小儿麻痹症根据病程的进展，分为前驱期、痹痛期、痿瘫期和枯痿期四个阶段。前驱期患儿以类似感冒症状为主，以清热解毒、解表祛邪为主，可参照时邪感冒治疗；痹痛期患儿正虚邪恋，以清热解毒、除湿通络为主，需要中西医结合治疗，尽量阻断病情的进一步发展，避免出现瘫痪。痿瘫期和枯痿期推拿调治的思路是在通过健脾益肺、补益肝肾提高患儿机体整体抗病能力的同时，通过舒筋通络、矫正畸形促进瘫痪部位的早日康复。

（1）患儿取仰卧位或家长怀抱坐位：补脾土300次，补肺经300次，补肾水300次；顺时针方向摩腹2分钟，揉脐及丹田100次；按揉章门、足三里、三阴交、悬钟，每穴约半分钟。

（2）患儿取俯卧位：捏脊3~5遍，按揉肺俞、脾俞、肾俞，每穴约半分钟；横擦腰骶部，以热为度。

**4. 分型施治**　根据瘫痪部位分面瘫、上肢瘫、下肢瘫等几种类型，其中尤以下肢单瘫为多。

（1）面瘫：在基本处方基础上加具有舒筋通络、促进头面部血液循环作用的操作法。如用一指禅推法从印堂推至百会5~8遍；开天门30次，推坎宫30次，揉太阳100次；按揉攒竹、太阳、阳白、神庭、百会、头维、瞳子髎、下关、颊车、地仓、合谷等穴，每穴约半分钟；振百会1分钟；用大鱼际揉患侧面部，自上而下操作5分钟；拿风池、肩井、合谷各10次。

（2）上肢瘫：在基本处方基础上加具有舒筋通络、促进上肢血液循环作用的操作法。如拿风池10次；拿颈项、拿肩井，自上而下3~5遍；按揉风池、天柱、肩井、肩髃、肩髎、曲池、手三里、合谷等穴，每穴约半分钟；摇患侧肢体的肩关节、肘关节和腕关节，每个关节3~5次；搓患侧肢体，自上而下3~5遍；抖擦上肢结束治疗。

（3）下肢瘫：在基本处方基础上加具有舒筋通络、促进下肢血液循环、矫正畸形作用的操作法。如按揉髀关、环跳、阴廉、急脉、风市、血海、阳陵泉、委中、足三里、丰隆、解溪、昆仑、太冲等穴，每穴约半分钟；摇患侧肢体的髋关节、膝关节和踝关节，每个关节3~5次；搓患侧肢体，自上而下3~5遍；抖擦上肢结束治疗。伴关节畸形者在畸形部位做重点按揉及关节被动活动，并用矫正性手法或辅助器械矫正。

**【注意事项】**

1. 注意手法宜轻柔，忌用蛮力和暴力以免引起肌肉的损伤，矫正性手法须循序渐进，不能操之过急。

2. 注意合理膳食，加强营养，尤其是合理补充钙、锌、铁等矿物质，以促进瘫痪肢体的早日康复。

3. 适量运动，增强机体抵抗力。

**【按语】**

本病以预防为主。婴幼儿应按照儿童免疫接种程序口服脊髓灰质炎减毒活疫苗（糖丸）以增加主动免疫，预防小儿麻痹症的发生。发现传染源，应及时隔离治疗，切断传播途径，阻断病情的发展，尽量不留后遗症。隔离的时间一般自发病之日起至少40天，最初1周应同时强调呼吸道和消化道隔离，1周后单独采用消化道隔离；密切接触者应接受医学观察20天。对未接种过疫苗或先天性免疫缺损儿童的密切接触者，应立即肌注人血丙种球蛋白（0.3~0.5ml/kg）或胎盘丙种球蛋白（剂量加倍）以获得被动免疫。

随着我国计划免疫的开展，此病的发生率已大幅下降。但是，一旦发生，特别是遗留后遗症则不仅会影响患儿的生长发育，还影响其心理健康，属较严重的致残性疾病之一，应高度重视。痿瘫期和枯痿期患儿主要采用推拿治疗，但提倡早期干预，病程超过2年的患儿，治疗难度很大。

# 第七节　鹅口疮

鹅口疮是以口腔、舌上满布白屑，状如鹅口为主要特征的一种口腔疾病。因其色白如雪片，故又名"雪口"。本病一年四季均可发生，多见于初生儿，久病体虚的婴幼儿及过用广谱抗生素的小儿。孕母嗜食辛辣厚味，胎热内蕴，遗患胎儿；或孕母产道秽毒侵入儿口；或生后喂养不当，妄加肥甘厚味，脾胃蕴热；或护理不当，口腔不洁，秽毒之邪乘虚而入，内外合邪，热毒蕴积心脾。舌为心之苗，口为脾之窍，邪热循经上炎，熏灼口舌而致鹅口疮。此外，患儿先天禀赋不足，素体阴虚，或热病后阴液被灼伤，或久泻损阴，或药物伤阴，致肾阴亏虚，水不制火，虚火循经上炎，熏灼口舌，也可发鹅口。故本病病位在心脾肾，轻者治疗及时，预后良好；少数邪盛正虚者，白屑可蔓延至鼻腔、咽喉、气道、胃肠，影响吮乳、呼吸及消化，甚至危及生命。

西医学认为，鹅口疮是由白色念珠菌引起的口腔黏膜炎症，又称口腔念珠菌病或急性伪膜型念珠菌病，是婴幼儿常见的口腔炎。白色念珠菌常在健康人皮肤、肠道、阴道寄生。故该病的发生与乳具消毒不严，乳母奶头不洁，喂奶者手指污染，或出生时经产道感染有关。长期腹泻，较长时间使用广谱抗生素和激素的患儿，机体免疫力普遍下降，容易感染白色念珠菌。

【诊断】

1. 新生儿，久病体弱婴幼儿，有长期使用抗生素或糖皮质激素的病史。

2. 以舌上、颊内、牙龈或上颚散布白屑为主要特征。白屑可融合成片，重者可向咽喉处蔓延，影响吮乳及呼吸，偶可累及食管、气管及肠道。

3. 实验室检查：取白屑少许涂片，加10%氢氧化钠液，置显微镜下，可见白色念珠菌芽孢及菌丝。

【治疗】

1. **推拿治疗适应证** 排除白喉及残留奶块；单纯性鹅口疮早、中期未蔓延至食管、气管及肠道，未引起严重并发症的患儿。

2. **基本治法** 清热泻火。实证治以清泄心脾积热为主；虚证以滋阴降火为要。

3. **基本处方** 无论是实证还是虚证，患儿的整体抗病能力较弱，故基本处方旨在提高患儿的免疫力。

(1) 患儿取俯卧位：摩脊柱3~5遍；用食、中二指指面沿脊柱自上而下直推30次；捏脊柱，自下而上3~5遍；擦肺俞、肾俞、命门和八髎穴，以热为度。

(2) 患儿取仰卧位：补脾土300次，清胃经100次；揉膻中50次，顺时针方向摩腹2分钟，揉脐及天枢100次；按揉血海、足三里、三阴交，每穴约半分钟。

4. **分型施治** 根据白屑是否蔓延及全身症状的轻重程度，鹅口疮可分轻症和重症。轻症患儿推拿临床常在基本处方基础上按心脾积热和虚火上炎辨证加减施治。重症患儿应中西医内外兼治，方能提高疗效。

(1) 心脾积热：在基本处方基础上加具有清心脾、泄积热作用的操作法。如清心经200次，清大肠300次，清天河水300次，退六腑100次；揉小天心100次，推小横纹100次；开璇玑50次；揉龟尾100次，推下七节骨100次。

(2) 虚火上炎：在基本处方基础上加具有滋肾阴、降虚火作用的操作法。如补肾经300

次, 揉肾顶 100 次, 揉二人上马 300 次; 清肝经 100 次, 清心经 100 次, 清小肠 100 次; 揉气海及丹田 100 次, 振腹 1 分钟; 按揉足三里、三阴交、太冲, 每穴约半分钟; 推涌泉100 次。

**【注意事项】**

1. 注意孕母, 尤其是孕中后期的饮食, 可有效预防胎毒内蕴引起的鹅口疮。

2. 注意口腔清洁卫生, 乳母喂奶前应用温水清洗乳晕, 人工喂养则喂养用具要消毒, 较大患儿可以淡盐水漱口, 防止因喂养不洁引起交叉感染。

3. 尽量采用母乳喂养, 多饮水, 添加的辅食宜清淡、易消化, 并柔软适口。

4. 加强护理, 发现白屑蔓延及咽喉、气管、食道等部位, 须及时采用中西医综合疗法对症处理。

**【按语】**

小儿因具有"脏腑娇嫩、形气未充"的生理特点和"发病容易、传变迅速"的病理特点, 鹅口疮初期胎中伏热蕴积心脾, 治宜清泻为主, 但清泻不宜过急, 注意全身调理、合理使用补益脾气的操作法, 可促使溃疡黏膜的早日愈合。体虚患儿虚火上炎出现溃疡面疼痛、口臭等热象时, 适当选用清泻的操作法, 如清肝经、心经和小肠, 也可促使患儿早日康复, 但应中病即止, 不可太过。少数严重患儿, 病菌可进入血液循环, 成为白色念珠菌败血症, 病情危重, 偶尔还可引起心内膜炎、脑膜炎等严重疾病, 应加强护理, 中西医综合诊治。

推拿治疗期间如同时配合局部用药, 可缩短疗程, 避免鹅口疮的反复发作。轻者可用2% 碳酸氢钠溶液清洗口腔, 注意动作要轻; 然后用 1% 龙胆紫局部涂擦, 每日 2 次。白膜面积较大者可用新配制的制霉菌素溶液 (10 ~ 20 万 U/ml 加入 5ml 甘油调匀) 涂口腔, 每日3 次。

# 第八节 乳 蛾

乳蛾是因邪客咽喉, 喉核 (扁桃体) 血败肉腐致以咽痛、喉核红肿, 甚则溃烂化脓为主要表现的一种儿科常见疾病。轻者可无全身症状, 重者伴发热恶寒、头身疼痛、咳嗽等。因喉核肿大, 状如乳头或蚕蛾, 故称"乳蛾"。本病一年四季均可发病, 较多见于 4 岁左右的小儿。咽喉为肺之门户, 喉核为该门户之卫士, 风寒燥火之邪, 经口鼻咽喉入侵, 喉核奋力抵抗, 热毒积于咽喉, 气血壅滞, 脉络受阻, 肌膜受灼, 发为乳蛾; 或因肺胃郁热, 复感风火燥热之气, 热毒上壅咽部而致病。患儿素体虚弱, 卫表不固, 或热病后伤阴, 肺肾阴液不足, 水火不济, 虚火结于喉部, 也可发乳蛾。急性乳蛾治疗不当, 可迁延不愈或反复发作, 导致慢性乳蛾, 慢性乳蛾复感外邪可致急性发作。部分年长儿因未及时或彻底治愈可导致水肿、痹证、心悸等病证, 故本病宜早期及时诊治。

西医学认为, 本病主要是因为病毒和细菌侵袭扁桃体, 使扁桃体组织充血红肿而致, 故称"扁桃体炎"或"扁桃体肿大"。其中以病毒感染多见, 约占 90% 以上, 主要有呼吸道合胞病毒、流感病毒、副流感病毒、腺病毒、鼻病毒、柯萨奇病毒、埃可病毒、冠状病毒、单纯疱疹病毒、EB 病毒等。病毒感染后可继发细菌感染，常见的细菌为溶血性链球菌、肺炎球菌、流感嗜血杆菌等，肺炎支原体亦可引起感染。

**【诊断】**

1. 常有气候骤变未及时添加衣被，或与感冒病人接触等病史。

2. 以喉核肿大或伴红肿疼痛，咽痒不适为主要临床表现。急性乳蛾咽部疼痛明显，扁桃体色红肿大，甚至伴脓性分泌物，患儿食欲不振或一食即哭，较小儿可出现流涎不断。可伴发热，恶风，头身疼痛，鼻塞流涕，舌质红，苔薄黄，脉浮数或指纹浮紫等风热表证证候；或壮热不退，吞咽困难，面部赤红，烦躁不安，口臭，大便干燥，舌质红，苔黄厚，指纹青紫等肺胃热盛之象。慢性乳蛾咽部疼痛较轻，扁桃体肿大，但色暗红或淡白，进食有异物感。可伴午后低热，潮热盗汗，虚烦失眠，颧红咽干，舌红少苔，脉细数或指纹青紫等阴虚之象；或面色萎黄无华，疲乏无力，常自汗出，食欲不振，唇色淡白，舌淡，苔薄白，脉细或指纹淡红等肺脾气虚之象。

3. 望诊可见咽部充血，一侧或双侧扁桃体肿大，严重者见脓性分泌物。血常规检查提示：病毒感染者血白细胞计数正常或偏低，病毒分离和血清反应可明确病原；细菌感染者血白细胞总数增高，中性粒细胞比例增高，咽拭子培养可有病原菌生长；链球菌引起者血中ASO 滴度可增高。

**【治疗】**

**1. 推拿治疗适应证**　排除烂喉痧、喉关痈、喉癌；单纯性乳蛾未引起严重心肾变证（如风湿热、急性肾炎）的患儿。

**2. 基本治法**　清热解毒，利咽散结。风热犯咽者兼疏风清热；肺胃热炽者以清泻肺胃为主；肺肾阴虚者以滋阴降火为要；肺脾气虚者主要补益肺脾。

**3. 基本处方**

（1）患儿取仰卧位或家长抱坐位：黄蜂入洞 50 次，按揉承浆、天突，每穴约半分钟；拿桥弓，自上而下 3~5 遍；缠法作用于桥弓穴中下部，每侧约 1 分钟。

（2）患儿取俯卧位：用食、中二指指面沿脊柱自上而下直推 100 次；捏脊柱，自下而上 3~5 遍；擦肺俞、脾俞、胃俞、大肠俞，以热为度。

**4. 分型施治**　根据疾病的轻重缓急，乳蛾可分为急性乳蛾和慢性乳蛾两种。急性乳蛾发病急、病程短，属实热证，往往伴细菌或病毒感染的全身征象，推拿的同时配合中西药物治疗，可缩短疗程，提高疗效，避免迁延不愈或反复发作。慢性乳蛾常因急性乳蛾治疗不当迁延而致，起病缓，病程较长，多属虚证，推拿临床通过整体调理与局部调治相结合的方法可取得较好的疗效。

（1）风热犯咽：在基本处方基础上加具有疏风清热作用的操作法。如开天门 50 次，推坎宫 50 次，运太阳 50 次；拿风池 10 次，拿合谷 5 次，运耳后高骨 30 次；清肺经 100 次，清大肠 100 次；分推风门 50 次，分推肺俞 100 次；分推膻中 100 次，揉丰隆 50 次。

（2）肺胃热炽：在基本处方基础上加具有清泻肺胃作用的操作法。如清肺金 300 次，清胃经 300 次，清大肠 100 次；掐总筋 5~10 次，掐少商 5~10 次，推小横纹 100 次；打马过天河 10 遍，退六腑 100 次；开璇玑 50 次，揉脐及天枢 100 次，分腹阴阳 100 次；揉龟尾 100 次，推下七节骨 100 次。

（3）肺肾阴虚：在基本处方基础上加具有滋阴降火作用的操作法。如补肺经 300 次，补脾经 300 次，补肾经 300 次；揉肾顶 100 次，揉二人上马 50 次，运内劳宫 30 次；按揉足三里 100 次，推涌泉 100 次。烦躁不眠者加清肝经 100 次，清心经 100 次，揉小天心 100 次，按揉百会 100 次。

（4）肺脾气虚：在基本处方基础上加具有补益肺脾作用的操作法。如揉板门 300 次，补脾经 300 次，补肺经 300 次；推三关 100 次，揉外劳宫 50 次；揉膻中 50 次，顺时针方向摩腹 2 分钟，揉脐及丹田 100 次；按揉血海、足三里、三阴交，每穴约半分钟。

**【注意事项】**

1. 加强护理，注意根据气候变化添加衣被，以防复感外邪加重病情。

2. 注意饮食调理。多饮水，多食蔬菜、水果及清淡易消化食物，忌食辛辣及刺激性食品。

3. 合理安排运动，以增强机体抗病能力。

**【按语】**

由于小儿具有"肺常不足"的生理特点，咽喉又为肺系之门户，故易发乳蛾，并常合并感冒及其他肺系疾患。因此推拿治疗时应首先排除烂喉痧、喉关痈、喉癌等咽喉部疾患；其次，如合并感冒者参照感冒治疗，合并发热者参照发热治疗，继发其他肺部感染者应配合中西药物抗感染治疗，才能缩短疗程，提高疗效。若虚证患儿伴营养不良、贫血等应合理喂养，积极防治原发病。

# 第九节　鼻　渊

鼻渊是指以鼻流浊涕、量多不止为主要特征的一种鼻科常见病和多发病之一，正如《素问·气厥论》中所说："鼻渊者，浊涕流不止也"，常伴头痛、鼻塞、嗅觉减退、鼻窦区疼痛等症状，久则虚眩不已，故亦称"脑漏"、"脑砂"、"脑崩"、"脑渊"。男女老幼皆可患病，其中尤以青少年多见。本病多因外感风热邪毒，或风寒侵袭，久而化热，邪热循经上蒸，犯及鼻窍；或胆经炎热，随经上犯，蒸灼鼻窍；或脾胃湿热，循胃经上扰等引起。

鼻为肺窍，耳为肾窍，肝开窍于目，脾气通于口，五官皆居头面，常相互影响，又有孔窍与脑海相连，故鼻渊之证，看似只在鼻，却因鼻道阻塞、气机不通等影响他窍或他脏，严重影响患儿的身心健康，须积极防治。

西医学认为，本病主要是因为病毒和细菌侵袭鼻窦，使鼻窦黏膜充血红肿而致，故称化脓性鼻窦炎。鼻窦是鼻腔周围面颅骨的含气空腔，是上颌窦、额窦、筛窦、蝶窦的总称，各窦均有开口且与鼻腔相通，它们既可以单独发生病变，也可多个或全部出现炎症，称多鼻窦炎或全鼻窦炎。正常情况下，鼻腔中检出的表皮葡萄球菌、金黄色葡萄球菌、伪白喉杆菌、α-溶血性链球菌、非溶血性链球菌、丙酸杆菌、普氏菌、厌氧球菌、嗜血杆菌、肺炎球菌等致病菌的浓度较低不会引起感染，当游泳时污水进入鼻窦、邻近器官感染扩散、外伤、鼻腔息肉等引起鼻窦开口阻塞时，鼻腔排毒功能下降，以上细菌较长时间停留在鼻腔并大量繁殖，成为条件致病菌，引发感染。多见于感冒或急性鼻炎之后，过敏性体质及全身性疾病如贫血、流感等亦可导致本病的发生。慢性鼻窦炎常因急性鼻窦炎未能彻底治愈或反复发作而形成。

【诊断】

1. 有感冒、急性鼻炎等病史。

2. 以大量黏液性或脓性鼻涕、鼻塞、头痛或头昏为主要症状。急性鼻渊伴发热及全身不适，发病迅速，病程较短，若治疗不彻底，易迁延为慢性鼻渊。风热犯肺型鼻流黄涕或黏白量多，间隙或持续鼻塞，嗅觉减退，伴发热，恶风，头痛，咳嗽，舌红，苔薄黄，脉浮数或指纹浮红等风热表证证候；湿热熏蒸型鼻流浊涕，量多，黄稠如脓样，鼻塞声嘶，嗅觉较差，伴头痛，发热，口苦，咽干，耳鸣，烦躁，舌红，苔黄，脉弦数等胆经郁热之象或头晕，头重，胸胁胀闷，痰多，呕恶，便黄，舌红，苔黄腻，脉滑数等脾经湿热之象；肺脾两虚型鼻流清或浊涕，鼻塞时轻时重，嗅觉减退，病程较长，遇风寒刺激则鼻塞不通，涕泪加重，伴神疲乏力，自汗，面色萎黄，形寒肢冷，食少便溏，舌质淡，苔薄白，脉细缓等气虚证候。

3. 鼻腔检查可见黏膜充血、肿胀，鼻腔或后鼻孔见较多黏性或脓性分泌物。

4. 鼻窦 X 线摄片可发现窦腔透光度减低，或窦腔内见气液面及黏膜增厚等阳性表现；CT 扫描可清楚地观察窦壁是否受损及窦腔黏膜病变的程度；鼻窦超声波检查可排除窦腔内的息肉或肿瘤等。

【治疗】

**1. 推拿治疗适应证** 排除鼻中隔偏歪，鼻腔息肉、肿瘤等；单纯性鼻渊未引起严重心脑肾变证（如风湿热、急性肾炎）的患儿。

**2. 基本治法** 宣肺通窍。风热犯肺者兼疏风清热；湿热熏蒸型兼清热利湿；肺脾两虚者宜健脾益肺。

**3. 基本处方**

（1）患儿取仰卧位或家长抱坐位：清肺经 300 次，按揉印堂、神庭、百会、阳白、太阳、头维、山根、人中、承浆、天府、鱼际，每穴约半分钟；黄蜂入洞 50 次，分推迎香 50 次。

（2）患儿取俯卧位：用食、中二指指面沿脊柱自上而下直推 100 次；拿风池 5~10 次，按揉天柱骨，自上而下 5~10 遍；按揉风门、肺俞、脾俞，每穴约半分钟。

**4. 分型施治** 根据疾病的轻重缓急，鼻渊可分为急性鼻渊和慢性鼻渊两种。急性鼻渊实证为多，慢性鼻渊常因急性鼻渊治疗不当迁延而致，多为虚证，推拿临床通过整体调理与局部调治相结合的方法按风热犯肺、湿热熏蒸及肺脾两虚型分型施治。

（1）风热犯肺：在基本处方基础上加具有疏风清热作用的操作法。如开天门 50 次，推坎宫 50 次，运太阳 50 次；拿风池 10 次，拿曲池 5 次，运耳后高骨 30 次；揉板门 100 次，清大肠 100 次；分推风门 50 次，分推肺俞 100 次。

（2）湿热熏蒸：在基本处方基础上加具有清热利湿作用的操作法。如补脾经 300 次，清胃经 300 次，清肝经 100 次，清大肠 100 次；清天河水 100 次，退六腑 100 次；按弦走搓摩 50 次，摩中脘 2 分钟，揉脐及天枢 100 次，分腹阴阳 100 次；揉龟尾 100 次，推下七节骨 100 次。

（3）肺脾两虚：将基本处方中的清肺经改为补肺经 300 次，再加上具有健脾益肺作用的操作法。如揉板门 300 次，补脾经 300 次；推三关 100 次，揉外劳宫 50 次；揉膻中 50 次，顺时针方向摩腹 2 分钟，揉脐及丹田 100 次；按揉足三里、三阴交，每穴约半分钟；捏脊柱，自下而上 3～5 遍，擦肺俞、脾俞、胃俞、大肠俞，以热为度。

【注意事项】

1. 积极治疗外感疾病，感冒患儿应加强护理，注意口鼻部防寒或戴口罩或防寒面纱，避免鼻腔感染。

2. 饮食宜清淡，多饮水，多食含钙及维生素丰富的绿色食品，少食辛辣刺激食物。

3. 注意劳逸结合，积极锻炼身体，以增强机体抗病能力。

4. 注意清洁鼻腔，及时去除积留的鼻涕，保持鼻道通畅。

【按语】

中医学认为，肺为娇脏，鼻气通于天，而小儿又素有"肺常不足"的特点，所以外感六淫之邪易犯鼻，引发鼻渊，并常合并感冒及其他肺系疾患，合并感冒者可参照感冒治疗，合并发热者参照发热治疗，继发其他肺部感染者应配合中西药物抗感染治疗，才能缩短疗程，提高疗效。

本病重在预防，除注意均衡营养、积极锻炼身体等以提高机体抗病能力外，教会家长平时注意保健推拿也是预防其反复发作的重要方法之一。首先，要求家长每天清晨起床前和晚上睡觉前捏脊 3～5 遍，擦腰骶部，以热为度。其次，要求每天按揉迎香、山根、印堂穴1～2 次，每次约 1 分钟。另外，要注意擤鼻涕的方法，尤其是鼻腔有分泌物而鼻塞严重时，若用力擤鼻可致邪毒逆入耳窍，导致耳窍疾病。

# 第十节　斜　视

斜视是指以双眼在注视目标时，一眼的视线偏离目标为主要表现的一种儿童时期常见的眼科病证。由于长期不正确的用眼姿势或眼周肌群发育异常使某些眼外肌调节紊乱，或颅脑内的炎症、肿瘤、血管疾病、外伤等致支配眼肌的神经受损均可引起斜视。前者引起共转性斜视，后者常为非共转性斜视（麻痹性斜视），其中小儿以共转性内斜视为多。

中医学认为，先天禀赋不足或后天失养，气血生化不足，肝血虚无以养筋，虚风内动，外邪侵袭脉络，阴阳失衡，脉络不和，目筋拘急，皆可导致斜视，属"风牵偏视"范畴，俗称"斜白眼"或"斗鸡眼"。

**【诊断】**

1. 有长时间偏视某物或颅脑疾病或头面部外伤等相关病史。

2. 以双眼注视前方时，其中一眼明显偏斜为主要特征。偏向鼻侧的为内斜视，偏向颞侧的称外斜视。共转性斜视眼球运动正常，无复视、头昏及代偿性头位现象，但两眼视力差别较大，经常斜视的一眼视力减退明显。麻痹性斜视可伴视物双影、眩晕、恶心、头偏斜等症状。

3. 眼科检查可确定斜视的程度和类型，并排除各种眼底疾病。

**【治疗】**

**1. 推拿治疗适应证**　排除颅内、眼内占位性病变引起的斜视，其中尤以共转性斜视疗效较好。

**2. 基本治法**　通经活络，祛风牵正。

**3. 基本处方**

（1）患儿取仰卧位或家长抱坐位：补脾土300次，清肝木100次，捣小天心30次；按揉双侧阳陵泉、足三里、光明、三阴交、太冲，每穴约半分钟；拿合谷5~10次。

（2）患儿取仰卧位：开天门50次，推坎宫50次，揉太阳100次，揉睛明500次；按揉攒竹、鱼腰、丝竹空、太阳、阳白、承泣、四白、下关、牵正等穴位，每穴约半分钟；抹前额、眼眶各3~5遍；熨眼2分钟。

（3）患儿取坐位：拿肩井5~10次，按揉风池100次；拿五经、拿颈项各3~5遍；扫散头颞侧3~5遍；再次抹前额、抹眼眶3~5遍。

**4. 分型施治**

（1）外斜视：在基本处方的基础上，重点按揉以睛明、攒竹为主的眼内侧穴位。

（2）内斜视：在基本处方的基础上，重点按揉以瞳子髎、丝竹空为主的眼外侧穴位。

（3）上斜视：在基本处方的基础上，重点按揉以球后、四白为主的眼周穴位。

（4）下斜视：在基本处方的基础上，重点按揉以阳白、鱼腰为主的眼周穴位。

**【注意事项】**

1. 注意纠正不良的用眼习惯。

2. 注意调节饮食，忌食肥甘厚味。避免感受风寒而加重病情。

3. 注意视觉训练。即治疗期间有意识地让患儿做指鼻、注视固定目标等训练，以纠正斜视。

**【按语】**

推拿治疗小儿斜视需早发现、早诊断、早治疗。病程越短，年龄越小，疗效越好，其中尤以共转性斜视疗效为佳。治疗期间最好再配合遮眼法，即将固视眼遮蔽，强迫使用斜视眼，以提高斜视眼的固视能力和视力。

# 第十一节　近　视

近视是指因眼球前后径过长、屈光不正、眼睫状肌痉挛等原因使光线进入眼球后，聚焦于视网膜之前形成的以视近物清晰、视远物模糊为主要表现的内障类眼病。形成的原因很多，其中以不良用眼习惯，如阅读、书写、近距离工作时的照明不足或光线强烈，姿势不正，用眼持续时间过久等为主要因素。

中医学认为，先天禀赋不足，阴精亏损；心阳不足，目窍失去温养；脾虚气弱，化源不足，影响升清输布；肝肾亏虚，目不得血濡养；髓海空虚，目失所养等是造成近视的内在因素，亦称之为"能近怯远"症。

【诊断】

1. 以青少年学生为多见，多有长期近距离视物史。

2. 视近物清晰，视远物模糊。

3. 目测视力国际标准视力低于 0.8，对数视力低于 4.9。

4. 眼底镜、验光等检查屈光度，＜ － 3D 为轻度近视，－ 3D ～ － 6D 之间为中度近视，≥ －6D 为高度近视。

【治疗】

1. **推拿治疗适应证**　排除视网膜黄斑等眼底病变；单纯性近视，其中尤以假性近视疗效明显。

2. **基本治法**　补养精血，通经活络。

3. **基本处方**

（1）患儿取仰卧位：开天门 50 次，推坎宫 50 次，揉太阳 100 次；按揉风池、耳后高骨、翳风，每穴约 1 分钟；一指禅推眼眶周围 3 ~ 5 遍，并从内向外抹眼眶 5 ~ 8 遍，拿睛明 10 ~ 15 次，点按阳白、攒竹、鱼腰、瞳子髎、承泣、四白、颊车、下关等穴，每穴 1 ~ 3 分钟；熨眼 3 分钟。

（2）患儿取俯卧位：捏脊 3 ~ 5 遍，点按心俞、肝俞、脾俞、胃俞、肾俞、足三里、光明等穴，每穴约 1 分钟；横擦腰骶部，以热为度。

（3）患儿取坐位：按揉风池、翳风，每穴约半分钟；按揉天柱骨 5 ~ 10 遍；自上而下拿头部五经，拿颈项、拿肩井、拿双侧上肢 3 ~ 5 遍。

4. **分型施治**　近视除局部治疗以外，患儿的全身调理也很重要，尤其是营养的补充，推拿临床可根据患儿的体质在基本处方基础上按心阳不足、气虚神伤和肝肾两虚、目失濡养进行分型施治。

（1）心阳不足：在基本处方基础上加具有温补心阳、健脾益气作用的操作法。如补脾经 300 次，推三关 100 次，揉外劳宫 50 次；揉膻中 100 次，顺时针方向摩腹 3 分钟，揉脐及丹田 100 次；擦肺俞、心俞、脾俞、胃俞、大肠俞，以热为度。

（2）肝肾两虚：在基本处方基础上加具有滋阴养血、清肝明目作用的操作法。如补肾经 300 次，揉肾顶 100 次，清肝经 100 次；顺时针方向摩腹 2 分钟，揉气海及丹田 100 次；擦肝俞、脾俞、肾俞、命门、八髎，以热为度；推涌泉 100 次。

**【注意事项】**

1. 手法力求轻柔，注意手部卫生，施术时注意避免碰触眼球。
2. 纠正不良姿势，养成正确的用眼习惯。
3. 每天坚持做眼保健操。
4. 确诊为真性近视者，应佩戴适宜的矫正眼镜。

**【按语】**

推拿治疗近视的目的是调和气血，解除眼肌疲劳，进而改善视力。病程越短，疗效越好，尤其是对假性近视，但疗程较长，治疗期间必须嘱患儿配合营养支持，注意用眼卫生，坚持做眼保健操，并注意调节患儿的情绪，使之能始终愉快地坚持治疗。

# 第十二节　疝　气

疝气是指因咳嗽、喷嚏、用力过度等原因致腹腔压力突增，引起腹内脏器或组织离开了原来的部位，通过人体间隙、缺损或薄弱部位进入另一部位，产生以阴囊、小腹肿胀疼痛为主要症状的一种常见疾病。腹内脏器或组织通过腹壁或薄弱区向体表突出，在局部形成一肿块者称为腹外疝，进入原有腹腔间隙囊内者，称腹内疝。小儿常见腹外疝中的脐疝和腹股沟斜疝，俗称"小肠窜气"，6 个月至 14 岁儿童的疝气多为先天性解剖异常所致。

中医学认为，本病多由先天禀赋不足，后天失养，气虚不能统摄筋肉组织而发。

**【诊断】**

1. 有哭闹、咳嗽、喷嚏、便秘等病史。
2. 以阴囊、小腹肿胀疼痛为主要特征。影响患儿的消化功能可出现下腹部坠胀、腹痛、便秘、神疲乏力等症状。因腹股沟部与泌尿生殖系统相邻，腹股沟斜疝患儿可因疝气的挤压影响睾丸的正常发育。
3. 触诊可扪及质地柔软、大小不等、可移动的肿块，必要时可行腹股沟外环冲击试验，透光试验可用于鉴别鞘膜积液和腹股沟斜疝。B 超可以确诊。

**【治疗】**

**1. 推拿治疗适应证**　2 岁以内单纯性脐疝和腹股沟斜疝患儿。即排除嵌顿性疝、绞窄性疝等其他类型或伴睾丸鞘膜积液、子宫圆韧带囊肿或精索囊肿、睾丸下降不全等并发症。

**2. 基本治法**　疏肝理气，健脾益肾。

**3. 基本处方**

（1）患儿取仰卧位：清肝经 100 次，补脾土 300 次，补肾经 300 次；顺时针方向摩腹 3 分钟，揉丹田 100 次；振腹 1 分钟。

（2）患儿取俯卧位：自上而下摩脊柱3~5遍；由下而上捏脊柱3遍；擦肾俞、命门和八髎穴，以热为度；揉龟尾300次，推上七节骨100次。

**4. 分型施治** 小儿疝气可根据疝囊突出的位置及类型不同进行分型施治，推拿临床常在基本处方基础上按脐疝和腹股沟斜疝分型治疗。

（1）脐疝：在基本处方基础上加具有健脾益肾作用的操作法。如摩中脘2分钟，揉脐及天枢100次；按揉水分、下脘、阴交、气海、关元、足三里、三阴交、肾俞、脾俞等穴，每穴约半分钟。

（2）腹股沟斜疝：在基本处方基础上加具有疏肝理气作用的操作法。如按弦走搓摩50次，按揉膻中、章门、外陵、水道、归来、气冲、髀关、天枢、足五里、阴廉、急脉、三阴交、太冲等穴，每穴约半分钟。

【注意事项】

1. 加强护理，注意休息，减少哭闹、咳嗽、便秘的发生。
2. 加强腹部肌肉的锻炼。
3. 疝气嵌顿，应及时手术治疗。

【按语】

小儿疝气可在出生后数天、数月或数年后发生，通常在小孩哭闹、运动、用力大便后发现，腹股沟斜疝有时会延伸至阴囊或阴唇，影响患儿生殖系统的正常发育。孩子哭闹时，疝气包块鼓起，安静或卧床休息时常可以消失。推拿治疗对单纯性脐疝或腹股沟斜疝有较好的疗效，但应提倡早发现、早治疗，且在推拿的同时配合疝气带治疗，会取得较好的疗效。若发现后半年内不愈合者，应考虑手术治疗。另外，若包块逐渐增大，不能自行回纳的时间逐渐延长，如果包块卡住不能回复原位，会诱发嵌顿性疝，使进入疝囊的小肠发生肠梗阻、肠坏死等危险情况，必须及时手术治疗。

# 下篇　保健篇

# 第八章

# 小儿保健概论

　　小儿时期是人体生长发育的最佳时期，做好此期的保健工作，对促进小儿的生长发育及身心健康，提高全民人口素质具有重要意义。根据小儿特有的生理和病理特点，各年龄阶段的生长发育侧重点不一样，保健要点也有所侧重。

## 第一节　年龄分期

　　自新生命产生之后，小儿始终处于生长发育的动态过程中。不同年龄的小儿，其形体、生理、病理等方面具有不同的特点，为更好地指导小儿养育、保健和疾病防治，根据小儿生长发育的特点，将整个小儿时期划分为以下七个阶段。

### 一、胎儿期

　　从受孕到分娩断脐为胎儿期，共40周，280天。

　　此期胎儿借胎盘脐带与母体相连，完全依靠母体生存，既受父母体质强弱、遗传因素的影响，又受孕母营养、心理、精神状态、卫生环境等条件的影响。在整个孕期内，尤其是妊娠早期（从受精至满12周），从受精卵细胞至基本形成胎儿，最易受到各种物理因素如感染、药物、劳累、营养缺乏及不良心理因素等的伤害，导致流产、死胎或先天畸形。妊娠中期（12$^+$~28周），胎儿各器官迅速生长，功能也渐成熟。妊娠晚期（28$^+$~40周），胎儿以肌肉发育和脂肪积累为主，体重增长较快。后两个阶段若受到以上伤害，容易发生早产。因此，做好孕期保健至关重要。

　　从胎龄满28周到出生后7天称围产期。这一时期从胎儿晚期经娩出过程至新生儿早期，是生命遭到最大危险的时期，死亡率最高，应特别强调孕母产妇的生理卫生、分娩时胎儿的监测技术、高危新生儿的监护和早期干预等围生期保健。

## 二、新生儿期

自出生至生后 28 天为新生儿期。

初生婴儿脱离母体独立生存，需要在短时间内适应内外环境的巨大变化。尽管肺开始呼吸，脾胃开始受盛化物、输布精微及排泄糟粕，心、肝、肾的功能开始发挥，但此期五脏六腑皆弱，"脏腑娇嫩、形气未充"的生理特点表现得最为突出，容易遭受胎内、分娩或出生后护理不当等因素的损害，导致产伤、窒息、脐风及各种感染性疾病的产生，死亡率较高。故此期应特别强调新生儿喂养、保暖、清洁卫生、消毒隔离等保健工作。

## 三、婴儿期

出生 28 天后至满 1 周岁为婴儿期。

婴儿期是小儿出生后生长发育最迅速的时期，与初生婴儿相比，1 周岁时小儿的体重增至 3 倍，身高增至 1.5 倍，头围增大 1/3 左右，故对营养的需求量高。但是，因"脾常不足"、"肺常不足"，脾胃运化能力较弱，肺卫娇嫩未固，先天性免疫力下降（婴儿体内来自母体的抗体逐渐减少），自身免疫力尚未建全，容易发生肺系、脾系疾病及各种传染病。故此期提倡母乳喂养，并加强健脾益肺，按时预防接种。

## 四、幼儿期

1 周岁至 3 周岁为幼儿期。

这一时期小儿体格生长较前减慢，但随着活动范围的增大，接触成人和周围事物的机会增多，智力发育迅速，语言、思维、动作和表达能力增强。尽管乳牙逐渐出齐，但因脾胃功能仍较弱，断乳后若喂养不当易患吐泻、疳证等脾系疾病；随着年龄的增长，户外活动增多，接触面也扩大，但幼儿识别危险及自我保护能力差，自身免疫力仍较低，容易发生中毒、烫伤等意外事故及感染水痘、流行性腮腺炎、猩红热等传染病，应有针对性地做好保健工作。

## 五、学龄前期

3 周岁至 7 周岁为学龄前期，亦称幼童期。

此期小儿体格发育稳步增长，智力发育渐趋完善，开始认字并能用较复杂的语言表达自己的思维和感情。好奇心强，具有高度可塑性，是小儿性格特点形成的关键时期，应加强德育教育，培养良好的生活习惯。这一时期小儿自身抗病能力增强，疾病也相对较少，但因接触面广，易发生溺水、烫伤、摔伤、中毒等意外及急性肾炎、风湿病等免疫性疾病，应防范意外，进一步做好保育工作。

## 六、学龄期

7 周岁至青春期前（一般女为 12 岁，男 13 岁）为学龄期，亦称儿童期。

学龄期儿童体格发育仍稳步增长，脑的形态已基本与成人相同，智能发育较前更成熟，自控、理解、分析、综合等能力进一步增强，除生殖系统外的其他系统器官的发育到本期末已接近成人水平。学龄期是接受教育、增长知识的重要时期，应安排好起居作息，保证充足的营养，劳逸结合，注意情绪和行为变化，减少精神行为障碍性疾病的发生；端正坐、立、行的姿势，注意保护视力；促进儿童全面发展。

### 七、青春期

女孩自 11~12 岁至 17~18 岁，男孩自 13~14 岁至 18~20 岁为青春期。青春期因地区、气候、种族等不同有一定差异，近年来，小儿进入青春期的平均年龄呈提早趋势。

青春期体格生长出现第二个高峰，生殖系统迅速发育，第二性征逐渐明显。各种疾病的患病率和死亡率相对较低，但因生理变化大、社会接触多，容易发生心理行为精神障碍性疾病，应加强生理、心理和性知识的教育，保证青春期的身心健康。

## 第二节　生理常数

生理常数是对大规模健康小儿的实际测量数据进行统计分析后得出的，是用来衡量和判断小儿生长发育水平的常用标准。

### 一、体重

体重是指小儿机体量的总和，是代表体格生长的主要指标。体重可以反映小儿体格生长状况和衡量营养情况，并且是临床计算用药量的主要依据。测量体重最好在清晨空腹排便后进行。

初生儿体重约为 3kg，出生后的前半年平均每月增长约 0.7kg，后半年平均每月增长约 0.5kg，1 周岁以后至青春期前平均每年增加约 2kg。临床可根据以下公式估算小儿体重：

> 6 个月：体重（kg）＝3＋0.7×月龄

7~12 个月：体重（kg）＝7＋0.5×（月龄－6）

1 岁以上：体重（kg）＝8＋2×年龄

正常情况下，体重的个体差异波动范围为 ±10%。

### 二、身长（高）

身长（高）是指从头顶至足底的垂直长度，是反映骨骼发育的主要指标。3 岁以下小儿应仰卧位以量床测量，称身长。3 岁及以上小儿测量身高，应脱去鞋袜，摘帽，取立正姿势，枕、背、臀、足跟均紧贴测量尺进行测量。

初生儿身长约为 50cm，出生后第一年增长最快，约为 25cm，第二年增长约 10cm。2 岁以后至青春期身高增长平稳，每年约 7cm。进入青春期，身高增长出现第二个高峰，增长速率约为学龄期的 2 倍，持续 2~3 年。临床可用以下公式推算 2 岁至 12 岁儿童的身高：

$$身高（cm）＝70＋7×年龄$$

## 三、头围

经双眉弓上缘、枕外隆凸绕头一周的长度为头围，头围的大小与脑的发育有关。头围过大或过小均为生长发育异常，如过小，常为脑发育不全所致的小头畸形；头围过大，可能为脑积水。

足月新生儿头围平均约34cm，出生后前3个月和后9个月各增长6cm，1周岁时约为46cm，2周岁时约为48cm，5岁时约50cm，15岁接近成人，为54～58cm。

## 四、胸围

沿乳头下缘水平绕胸一周的长度为胸围，胸围的大小与肺和胸廓的发育有关。胸围过大或过小，常提示生长发育异常，甚至是疾病的表现。测量胸围时，3岁以下小儿可取立位或卧位，3岁及以上取立位。被测者应处于安静状态，两手自然下垂或平放（卧位时），两眼平视前方。测量者立于被测者右前方，软尺松紧适宜、前后左右对称，自乳头向背后绕肩胛角下缘一周，取呼气和吸气时的平均值。

新生儿胸围约32cm，第一年约增长12cm，接近头围，第二年约增长3cm。1岁以内胸围常小于头围，1岁时胸围与头围几乎相等，2岁以后胸围大于头围。一般营养不良或缺乏锻炼的小儿胸廓发育较差，胸围超过头围的时间较晚；反之，营养状况良好的小儿，胸围超过头围的时间较早。

## 五、囟门

囟门有前囟和后囟之分。前囟是额骨和顶骨之间的菱形间隙，后囟是顶骨和枕骨之间的三角形间隙。前囟的大小以囟门对边中点间的连线距离表示。

前囟关闭时间是在出生后12～18个月。后囟在部分小儿出生时就已闭合，未闭合者正常情况下应在出生后2～4个月内闭合。

囟门反映小儿颅骨间空隙的闭合情况，对某些疾病的诊断具有一定的意义。囟门早闭且头围明显小于正常者，为小头畸形；囟门迟闭，头围大于正常者，多见于佝偻病或脑积水。

## 六、牙齿

人一生有两副牙齿，即乳牙（20颗）和恒牙（32颗）。出生后4～10个月乳牙开始萌出，顺序是先下后上，自前向后。一般1岁时出6～8颗乳牙，20～30个月出齐20颗乳牙。出牙时间推迟或顺序混乱，提示先天肾精不足或后天调护失养，多见于佝偻病、呆小病或疳证。6岁左右，乳牙开始脱落，按萌出先后顺序换为恒牙，最后一颗恒牙（第三恒磨牙，又称智齿）一般于20～30岁出齐，也有始终不出者。

2岁以内正常小儿的乳牙颗数可用下列公式计算：

$$牙齿数＝月龄－4（或6）$$

## 七、呼吸、脉搏、血压

呼吸、脉搏、血压的检测应在小儿安静状态下进行。

呼吸：年龄越小，呼吸越快。3 个月以内 45~40 次/分钟；4~6 个月 40~35 次/分钟；6~12 个月 35~30 次/分钟；$1^+$~3 岁 30~25 次/分钟；$3^+$~7 岁 25~20 次/分钟；$7^+$~14 岁 20~18 次/分钟，接近成人。

脉搏：年龄越小，脉搏越快。新生儿至 1 岁 140~120 次/分钟；$1^+$~3 岁 120~100 次/分钟；$3^+$~5 岁 110~90 次/分钟；$5^+$~7 岁 100~80 次/分钟；$7^+$~14 岁 90~70 次/分钟，接近成人。

血压：年龄越小，血压越低。一般收缩压不低于 75~80mmHg，不超过 120mmHg，舒张压不超过 80mmHg。1 岁以上小儿的血压可用下列公式计算：

$$收缩压（mmHg）= 80 + 2 × 年龄$$
$$舒张压（mmHg）= 收缩压 × 2/3$$

## 八、运动发育

小儿运动发育有赖于视觉感知的参与，与神经、肌肉的发育关系密切。发育顺序为由上到下、由粗到细、由不协调到协调。新生儿仅有吮吸、吞咽等反射性活动和不自主活动；1 个月小儿睡醒后能做伸欠动作；2 个月小儿俯卧或侧卧时能勉强抬头；4 个月俯卧时能抬起上半身；6 个月开始能独坐；8 个月会爬；10 个月能扶栏站立；1 岁时能独走；18 个月可跑步和倒退行走；2 岁左右可双足并跳；3 岁左右会骑三轮车。

手指精细运动的发育过程为：新生儿双手握拳；3~4 个月可自行玩手，并企图抓东西；5 个月时眼和手的动作取得协调；9~10 个月时拇指和食指能捻取细小物件；15 个月以后动作更为细巧准确。

## 九、语言发育

语言是表达思维、意识的一种方式。小儿语言发育一般要经过发音、理解与表达三个阶段。新生儿已会哭叫，2 个月能发出和谐喉音，3 个月发出咿呀之声，4 个月能发出笑声，5~6 个月能发单音，7~8 个月会发复音，1 岁时能说日常简单用语，2 岁以后能做简单交谈，4~5 岁能用完整的语言表达自己的意思，7 岁以上能较好掌握语言。

## 十、性格发育

性格是指人在对事、对人的态度和行为方式上所表现出来的心理特点。小儿性格的形成、变化受教育条件和社会生活等因素的影响，经过不断地量变和质变而发展起来。新生儿期，小儿性格表现为，当母亲怀抱小儿时，小儿会有积极探寻母乳的表现；出生后 2 个月，能对照顾他的人发出特有的天真快乐的反应，手脚会乱动，甚至表现出微笑的样子；小儿最初的性格表现是多变而不稳定的，个体特征也是不鲜明的。随着小儿不断的生长发育，小儿性格的个体特征也逐渐鲜明稳定。

　　小儿性格的形成，除遵循本身的发育规律外，家庭、学校及健康的社会环境均是影响小儿性格发育的重要因素。故应重视早期教育，及早发现偏异并加以矫正，正如明代万全在《育婴家秘·十三科》中所言："小儿能言，必教之以正言，如鄙俚之言勿语也；能动则教以恭敬，如褒慢之习勿作也。"

# 第三节　保健要点

　　世界卫生组织提出，健康是身体、心理和社会适应等方面的完好状态，包括躯体健康（physical health）、心理健康（psychological health）、社会适应良好（good social adaptation）和道德健康（ethical health）。影响健康的因素很多，其中"营养均衡、运动适量、睡眠充足、心情愉快"堪称健康的四大基石，缺一不可，不能相互代替，适合各个年龄阶段的人群。由于小儿在生长发育过程中的不同年龄阶段具有不同的特点，各阶段的保健要点也有所侧重。

## 一、胎儿期保健

　　胎儿保健，首先要从择偶婚配开始。近亲之间，血缘相近，不可通婚，否则会使后代体弱而且患遗传性疾病的机会增多。男女双方应在适当的年龄结婚生育，男子三八，女子三七，肾气平均，发育完全成熟，所以，男子 24 ~ 32 岁、女子 21 ~ 26 岁是婚育的最佳年龄。结婚之前，应做婚前检查，查明有无不宜婚育、可能影响后代健康的疾病。父母身体健康、阴阳和畅的情况下婚配受孕，才能为胎儿健康打下良好的基础，受孕之后要从以下几个方面养胎护胎。

### （一）饮食调养

　　孕妇的饮食，应当富于营养，清淡可口，易于消化，按时、定量进食。胎儿正常生长发育所必需的最重要的营养素是蛋白质、矿物质和维生素，必须保证供给。禁忌过食大冷、大热、甘肥黏腻、辛辣炙煿等食物，以免酿生胎寒、胎热、胎肥等病证。妊娠早期要按孕妇的口味调配饮食，不要吃可能加重妊娠反应的刺激性食品。妊娠中期胎儿迅速增长，必须多进食富含各种营养成分的食品。妊娠后期是胎儿生长的高峰期、脑发育的关键期，也需要营养丰富，同时要防营养过度，以免胎儿过肥。饮食调养还包括嗜好有节。孕妇最好戒烟戒酒。酒对男性精子和女性卵子都有伤害，因而可使受精卵发育障碍，造成流产、先天性畸形或智能低下等。孕妇吸烟过多，也会伤胎而造成流产、早产，或胎怯、弱智、先天性心脏病等畸形。

### （二）寒温调摄

　　妇女怀孕之后，要经历 3 ~ 4 个不同的季节，气候变化很大，孕妇要比常人更加重视寒温的调摄，顺应气温的变化，天凉则添衣，天热则减衣，天暑宜降温，天寒宜取暖，出门避大风，雨雪勿外出，减少气候骤变对人体的伤害。室内空气要流通，勿去空气污浊、环境污染的场所，避免为其所害。

### （三）防感外邪

孕妇在调摄寒温的同时，更要注意防止感受外邪。现代研究表明，各种感染性疾病，尤其是病毒感染，包括风疹病毒、流感病毒、巨细胞病毒、单纯性疱疹病毒、水痘病毒、肝炎病毒等，都可能导致先天性畸形、流产或早产。妊娠早期胚胎形成，器官分化，最易受到损害。如孕妇妊娠早期感染风疹病毒，可造成小儿先天性白内障、先天性心脏病、耳聋、小头畸形及智力发育障碍等，称为先天性风疹综合征。

### （四）避免外伤

妊娠期间，孕妇要防止各种有形和无形的外伤，包括噪声和放射线损伤等。此期应控制房事，节欲保胎。

### （五）适量运动

生命在于运动，孕妇也必须保持经常而有适度的运动，才能使全身气血流畅，胎儿得以长养，生产顺利。但是，孕妇也不可过劳，不能从事繁重的体力劳动和做剧烈的体育运动，以免损伤胎元，引起流产或早产。

### （六）调节情志

孕妇应当精神内守，情绪稳定，喜怒哀乐适可而止，避免强烈的精神刺激，才能安养胎儿。"文王胎教"的经验还提出，妇女妊娠期聆听优雅的音乐，有利于胎儿的孕育成长。现代研究表明，胎儿具有听觉、感知和反应的能力，胎儿可以对音乐产生反应。

### （七）谨慎用药

孕妇用药应当十分审慎，无病不可妄投药物，有病也要谨慎用药，中病即止。古人提出的妊娠禁忌药主要分为以下三类：毒性药类，如乌头、附子、南星、野葛、水银、轻粉、铅粉、砒石、硫黄、雄黄、斑蝥、蜈蚣等；破血药类，如水蛭、虻虫、干漆、麝香、瞿麦等；攻逐药类，如巴豆、牵牛子、大戟、芫花、皂荚、藜芦、冬葵子等。这些药物使用于孕妇，可能引起中毒，损伤胎儿，造成胚胎早期死亡或致残、致畸等。

现代各种化学合成药物，尤其是抗生素如链霉素、卡那霉素、四环素类；激素如黄体酮、可的松、己烯雌酚等；激素拮抗剂如他巴唑、丙基硫氧嘧啶；抗惊厥药如苯妥英钠、丙咪嗪、盐酸氯丙嗪等，都可能损伤胎儿，故孕妇禁用。对患有甲状腺功能亢进、糖尿病、结核病及心肾疾病的孕妇应在医生指导下进行用药，对高危产妇应定期做产前检查，必要时终止妊娠。

## 二、新生儿期保健

新生儿有几种特殊的生理状态，不可误认为病态。新生儿上腭中线和齿龈部位有散在黄白色、碎米大小隆起颗粒，称为"马牙"，会于数周或数月后自行消失，不可挑刮。生后3~5天乳房隆起如蚕豆到鸽蛋大小，可在2~3周后消退，不应处理或挤压。女婴生后5~7天阴道有少量流血，持续1~3天自止者，是为假月经，一般不必处理。新生儿两侧颊部各有一个脂肪垫隆起，称为"螳螂子"，有助于吮乳，不能挑割。还有新生儿生理性黄疸等，均属于新生儿的特殊生理状态。这一时期的保健工作应特别强调新生儿喂养、保暖、清洁卫生、消毒隔离等。

（一）拭口洁眼

小儿出腹，必须立即做好体表皮肤黏膜的清洁护理。应用消毒纱布探入口内，拭去小儿口中秽浊污物，包括羊水、污血及胎粪等，以免小儿啼哭时呛入气道。同时，要轻轻拭去眼睛、耳朵中的污物。新生儿皮肤上的胎脂有一定的保护保健作用，不要马上拭去。但皮肤皱折处及二阴前后应当用纱布蘸消毒植物油轻轻拭擦，祛除多余的污垢。

（二）断脐护脐

我国古时已认识到，新生儿断脐护脐不可不慎，若处理不洁会因感受风邪而患脐风。新生儿娩出1~2分钟，就要结扎脐带后剪断，处理时必须无菌操作，脐带残端要用干法无菌处理，然后用无菌敷料覆盖。若在特殊情况下未能保证无菌处理，则应在24小时内重新消毒、处理脐带残端，以防止感染及脐风。

断脐后还需护脐。脐部要保持清洁、干燥，让脐带断端在数天后自然脱落。在此期间，要注意勿让脐部为污水、尿液及其他脏物所侵，洗澡时勿浸湿脐部，避免脐部污染，预防脐风、脐湿、脐疮等疾病的发生。

（三）祛除胎毒

胎毒，指胎中禀受之毒，主要指热毒。胎毒重者，出生时常表现为面目红赤、多啼声响、大便秘结等，易于发生丹毒、痈疖、湿疹、胎黄、胎热、口疮等病证，或造成以后好发热性疾病的体质。实践证明，给初生儿服用少量具有清热解毒保健作用的中药，可以祛除胎毒，减少遗患。常用的方法有：

**1. 银花甘草法**　金银花6g，甘草2g。煎汤。可用此药液拭口，并与少量让小儿吸吮。

**2. 黄连法**　黄连1~3g，用水浸泡令汁出。滴汁于小儿口中。黄连性寒，适用于热毒重者，胎禀气弱者勿用。

**3. 大黄法**　生大黄3g，沸水适量浸泡或略煮。取汁滴儿口中。胎粪通下后停服。脾虚气弱者勿用。

**4. 豆豉法**　淡豆豉10g，浓煎取汁。频频饮服。适用于胎禀气弱者。

（四）洗浴衣着

新生儿出生后次日即可洗澡。洗澡水要用开水，待降温至与小儿正常体温相当时使用，也可在浴汤中加入一枚猪胆汁以助解毒。洗浴时将小儿托于左手前臂，右手持纱布，蘸水后轻轻擦拭小儿体表。不要将小儿没入水中，以免浸湿脐部。

小儿刚出生，必须注意保暖，要防止着凉或受暑。新生儿衣着应柔软、宽松，容易穿脱，不用纽扣、松紧带。夏季给新生儿围一只布肚兜为我国传统养护法，既凉爽又护腹。天冷时将婴儿包入襁褓，包扎松紧要适宜，过松易被蹬开，过紧则妨碍活动。

### （五）生后开乳

一般生后半小时左右即可给小儿吸吮乳房，鼓励母亲按需哺乳。足月新生儿吸吮能力较强，吞咽功能基本完善。早期开乳有利于促进母乳分泌，对哺乳成功起重要保健作用。开始2~3天乳汁分泌不多，但也可以满足婴儿的需要，若婴儿有明显的饥饿表现或体重减轻过多，可在哺乳后补授适量糖水或牛奶，但切不可以糖水或牛奶取代母乳。为了保证母乳喂养成功，必须坚持哺乳，代乳法不利于泌乳的建立。

### 三、婴儿期保健

婴儿期生长发育特别迅速，但脾胃又常显不足，故合理喂养显得特别重要。此期保健尤其要做好喂养、护理和预防接种等工作。

### （一）喂养方法

婴儿喂养方法分为母乳喂养、人工喂养和混合喂养三种。

**1. 母乳喂养** 生后6个月之内以母乳为主要食品者，称为母乳喂养。母乳喂养最适合婴儿需要，应大力提倡母乳喂养，宣传母乳喂养的优点。母乳营养丰富，最适合婴儿的生理需要；母乳易为婴儿消化吸收；母乳含优质蛋白质、必需氨基酸及乳糖较多，有利于婴儿脑的发育；母乳具有增进婴儿免疫力的保健作用；母乳喂哺最为简便而又经济；母乳喂养还利于增进母子感情，又便于观察小儿变化，随时照料护理；产后哺乳可刺激子宫收缩早日恢复，推迟月经来潮不易怀孕，哺乳的妇女也较少发生乳腺癌、卵巢癌等。

母乳喂养的方法，以按需喂给为原则。第1、2个月不需定时喂哺，可按婴儿需要随时喂。此后按照小儿睡眠规律可每2~3小时喂1次，逐渐延长到3~4小时喂1次，夜间逐渐停1次，一昼夜共6~7次。4~5个月后可减至5次。每次哺乳时间15~20分钟。根据各个婴儿的不同情况，适当延长或缩短每次哺乳时间，以吃饱为度。每次哺乳前要用温开水拭净乳头，乳母取坐位，将小儿抱于怀中，让婴儿吸空一侧乳房后再吸另一侧。哺乳完毕后将小儿轻轻抱直，头靠母肩，轻拍其背，使吸乳时吞入胃中的空气排出，可减少溢乳。

母亲患传染病、重症心脏病或肾脏病，或身体过于虚弱者，不宜哺乳。乳头皲裂、感染时可暂停哺乳，但要吸出乳汁，以免病后无乳。

断奶时间视母婴情况而定。一般可在小儿10~12个月时断奶，若母乳量多者也可延至1.5~2岁断奶。断奶不可骤断，应逐渐减少以至停止。若正值夏季或小儿患病之时，应推迟断奶。

**2. 混合喂养** 因母乳不足而需添喂牛、羊乳或其他代乳品时，称为混合喂养。混合喂养的方法有两种：补授法与代授法。

（1）补授法：每日母乳喂养的次数照常，每次喂完人乳后加喂一定量代乳品，直到婴儿吃饱。这种喂养方法可因经常吸吮刺激而维持母乳的分泌，因而较代授法为优。

（2）代授法：一日内有数次完全喂牛、羊乳代替母乳。使用代授法时，每日母乳哺喂次数最好不少于 3 次，维持夜间喂乳，否则母乳会很快减少。

**3. 人工喂养** 母亲因各种原因不能喂哺婴儿时，可选用牛、羊乳或其他兽乳，或别的代乳品喂养婴儿，称为人工喂养。

**4. 添加辅食** 无论母乳喂养、人工喂养或混合喂养的婴儿，都应按时添加辅助食品。添加辅食的原则是：由少到多；由稀到稠；由细到粗；不能同时添加几种，需适应一种食物后再添加另一种；应在婴儿健康、消化功能正常时添加。一般辅食从 4 个月时开始添加，首先适量添加菜汤、水果汁、维生素 AD 制剂等；5～6 个月可添加米汤、米糊、稀粥、蛋黄、鱼泥、菜泥、豆腐等；7～9 个月可添加粥、烂面、碎菜、蛋、鱼、肝泥、肉末、馒头片、窝窝头、熟土豆、芋头等；10～12 个月可酌量添加粥、软饭、挂面、豆制品、碎肉等各种饮食；1 岁以后可接近成人饮食。

## （二）婴儿护养

婴儿时期生长发育迅速，除了要合理喂养外，必须科学安排起居作息。要经常带孩子到户外活动。婴儿衣着不可过暖，入秋后要缓缓加衣，以锻炼耐寒能力。衣着要宽松，不可紧束而妨碍气血流通，影响发育。古人有头要凉、背要暖、腹要暖、足要暖等说法，可资护养参照。婴儿要有足够的睡眠，同时要掌握婴儿睡眠时间逐渐缩短的生理特点，使之逐步形成夜间以睡眠为主、白天以活动为主的作息习惯。婴儿期是感知觉发育的重要时期，视觉、听觉及其分辨能力迅速提高，要结合生活的实践，教育、训练他们由近及远认识生活环境，促进感知觉发展，培养他们的观察力。

## （三）预防接种

婴儿时期对各种传染病都有较高的易感性，必须切实按照我国卫生部制定的全国计划免疫工作条例规定的免疫程序，为 1 岁以内的婴儿完成预防接种的基础免疫。

## 四、幼儿期保健

进入幼儿期，小儿的活动能力增强，活动范围扩大，虽然体格生长、智力发育，但仍易于发病，需要做好相应的保健工作。

## （一）饮食调养

幼儿处于以乳食为主转变为以普通饮食为主的时期。此期乳牙逐渐出齐，但咀嚼功能仍差，脾胃功能仍较薄弱，食物宜细、软、烂、碎。食物品种要多样化，以谷类为主食，每日还可给予 1～2 杯豆浆或牛奶，同时进鱼、肉、蛋、豆制品、蔬菜、水果等多种食物，荤素菜搭配。每日 3 次正餐，外加 1～2 次点心。要培养小儿形成良好的饮食习惯，按时进餐，相对定量，不多吃零食，不挑食，不偏食，保证充足的营养供给。

## （二）起居活动

结合幼儿的年龄特点，使其养成良好的生活习惯。每天保证睡眠时间从 14 小时渐减至 12 小时，夜间睡觉为主，日间午休一次为 1.5~2.5 小时。2 岁开始培养其睡前及晨起漱口刷牙，逐渐教孩子学会自己洗手洗脚、穿脱衣服，正确使用餐具和独立进餐。1 岁让孩子坐盆排尿，1.5 岁不用尿布，夜间按时唤醒小儿排便，使之早日能够自己控制排便。

## （三）疾病预防

幼儿生活范围增大，患病机会增加，要训练其养成良好的卫生习惯。继续按免疫程序做好预防接种，以预防传染病。幼儿好奇好动，但识别危险的能力差，应注意防止烫伤、触电、外伤、中毒等意外事故的发生。

### 五、学龄前期保健

学龄前期儿童活动能力较强，求知欲旺盛，虽然随着体质增强发病率明显下降，但也要根据这一时期的特点，保障儿童身心健康成长。

## （一）体格锻炼

加强体格锻炼，以增强小儿体质。安排适合该年龄特点的锻炼项目，如跳绳、跳舞、踢毽子、做保健操以及小型竞赛项目。保证每天有一定时间的户外活动，接受日光照射，呼吸新鲜空气。

## （二）早期教育

学龄前期儿童好学好问，家长与保育人员应因势利导，耐心地回答孩子的提问，尽可能给予解答。要按照小儿的智能发育特点，安排适合的教育方法与内容。幼儿园有规范的学前教育，包括课堂教学和在游戏中学习；家长也可通过讲故事、看学前电视节目、接触周围的人和物、到植物园动物园游览等多种多样的形式使孩子增长知识。不能强迫孩子过早地接受正规的文化学习，违背早期教育的规律，犯揠苗助长的错误。

## （三）疾病预防

防病的根本措施在于加强锻炼，增强体质，也要调摄寒温、调节饮食、避免意外、讲究卫生。对幼儿期患病未愈的孩子要抓紧调治，如对反复呼吸道感染儿童辨证调补，改善体质，减少发病；哮喘缓解期扶正培本，控制发作；厌食患儿调节饮食，调脾助运，增进食欲；疳证患儿推拿、食疗、药治兼施，健脾开胃，促进生长发育等。

### 六、学龄期保健

学龄期保健的主要任务是保障身心健康，促进儿童的全面发展。

### （一）全面发展

学龄期儿童处于发育成长的重要阶段，学校和家庭的共同教育是使孩子健康成长的必要条件。家长和老师要言教身教，通过自己的言行举止引导孩子，实施正确的教育方法培养孩子，既不能娇生惯养姑息放纵，也不能操之过急打骂逼迫，要努力让孩子沿着正确的培养目标发展，造就其目标远大、道德高尚、责任感强、遵守纪律、团结友爱、自强自重的优良品质。要让孩子生动、活泼、主动地学习，促进其创造性思维的发展。要减轻过重的学习负担，给孩子留下自主学习的空间和必要的活动时间。加强素质教育，培养儿童成为德、智、体、美、劳全面发展的有用人才。

### （二）疾病预防

近年来，小学生中近视眼、龋齿发病增多，有必要加强眼睛、口腔保健教育，矫正慢性病灶，端正坐、立、行姿势，养成餐后漱口、早晚刷牙、睡前不进食的习惯，配合眼保健操等锻炼方法加以防治。一些免疫性疾病如哮喘、风湿热、过敏性紫癜、肾病综合征等在这一时期发病率高，要预防和及时治疗各种感染、避开污染环境、避免过敏原，减少发病。还要保证孩子充足的营养和休息，注意情绪和行为的变化，避免思想过度紧张，减少精神行为障碍性疾病的发生。

## 七、青春期保健

青春期是一个特殊时期，生理、心理变化大，做好青春期保健，对于顺利完成从儿童向成人的过渡，使之身心健康地走向社会，具有重要的意义。

### （一）生理保健

青春期女孩月经来潮、男孩发生遗精，家长要教孩子学会正确处理。生长发育出现第二次高峰，要保证充足的营养、足够的休息和必要的锻炼。既要学好知识，也要提高动手能力，手脑并用，劳逸结合，全面发展。对于这一时期的好发疾病，如甲状腺肿、高血压、痛经、月经不调等，要及时检查和治疗。

### （二）心理保健

青春期神经内分泌调节不够稳定，常引起心理、行为、精神方面的不稳定，同时，生理方面的不断变化可能造成不安或易于冲动，环境改变接触增多也会带来适应社会的心理问题。要根据其心理、精神方面的特点，加强教育与引导，使之认识自我，了解自己的哪些变化属于正常的生理现象，避免过分紧张；认识客观，正确处理好人际关系，能够顺利地融入社会，发展成对社会有用的人。

# 第九章

## 小儿保健推拿

　　小儿保健推拿是以中医理论为指导，根据小儿的生理病理特点，在其体表特定穴位或部位施行特定的手法，以增强小儿身体机能和抗病能力、促进小儿生长发育为目的的一种保健方法。作为一种良性、有序、具有双向调节保健作用的物理刺激，可对小儿机体进行全面调整，无痛苦无创伤，无毒副作用，且简单易行，容易被家长和孩子所接受。

　　自药王孙思邈在《千金要方》中记载"小儿虽无病，早起常以膏摩囟上及手足心，甚辟风寒"的保健推拿方法以来，保健推拿一直在临床对小儿的保健起着不可估量的保健作用，并根据各地区的使用习惯及小儿特殊的生理病理特点等因素形成了不同的小儿保健推拿体系。本章主要介绍小儿常用的辨证保健推拿、分部保健推拿、体质分型保健推拿、婴儿期保健推拿（婴儿抚触）等。

## 第一节　辨证保健推拿

　　因为小儿具有"脏腑娇嫩、形气未充，生机蓬勃、发育迅速"的生理特点及"发病容易、传变迅速，脏气清灵、易趋康复"的病理特点，故以外感时邪和肺、脾、肾三脏病变发病率较高。从小儿脏腑辨证的角度看，常有"脾常不足"、"肺常不足"、"肾常虚"和"心肝常有余"等几种现象。故小儿辨证保健推拿遵循"补虚泻实"的原则，通过"补其不足，泻其有余"调整脏腑功能，从而达到相应的保健目的。常用的辨证保健推拿方法有补肺益气法、健脾和胃法、健脑益智法、养心安神法、强身健体法等。

### 一、补肺益气法

　　【基本处方】补肺经 200 次，推三关 100 次，揉外劳宫 50 次；开天门 30 次，推坎宫 30 次，揉太阳 100 次，摩囟门 1 分钟；揉膻中 50 次，揉中脘 50 次；捏脊 3～5 遍，按揉肺俞 100 次。

　　【保健作用】补肺益气，增强卫外功能。适宜肺气虚弱致机体抗病能力较弱、反复呼吸道感染的小儿。

### 二、健脾和胃法

　　【基本处方】补脾经 300 次，揉板门 50 次，运内八卦 100 次，运水入土 50 次；揉中脘

50 次，摩腹 3 分钟；捏脊 3~5 遍，按揉脾俞、胃俞、足三里各 50 次。

【保健作用】健脾和胃，消积导滞。能增强食欲，促进消化吸收，提高小儿身体素质，增强抵抗疾病的能力。适宜脾胃虚弱致食欲不振、消化不良的小儿。

### 三、健脑益智法

【基本处方】开大天门 50 次，摩囟门 2 分钟，振囟门 1 分钟，按揉百会 50 次，拿头部五经、拿颈项、拿肩井各 3 遍；补脾经 300 次，补肾经 300 次；摩脐 2 分钟，摩丹田 3 分钟；捏脊 3~5 遍，按揉脾俞、肾俞各 50 次，横擦腰骶部，以热为度；捻十指及十趾并拔伸 3~5 遍。

【保健作用】补肾益精，健脑益智。能增强记忆力，促进小儿的智力发育，尤适宜 3 岁以下肾精亏虚所致生长发育缓慢、反应较为迟钝的小儿。

### 四、养心安神法

【基本处方】清心经 100 次，清肝经 100 次，揉神门 100 次，揉小天心 50 次；开天门 30 次，推坎宫 30 次，揉太阳 50 次，摩囟门 1 分钟；自上而下直推脊柱 3~5 遍，摩脊柱 3~5 遍。

【保健作用】养心安神，清热除烦。可改善睡眠，调节小儿的精神情志，使之能耐受和适应外界环境的变化。对心气不足、心虚胆怯、肝阳偏亢所致烦躁不安、易受惊吓、睡时易惊的小儿尤为适宜。

### 五、强身健体法

【基本处方】摩囟门 2 分钟，拿头部五经、拿颈项、拿肩井各 3~5 遍；摩腹 3 分钟，揉脐及丹田 2 分钟；捏脊 3~5 遍，按脊 3~5 遍，按揉足三里 100 次，运动四肢 30 次。

【保健作用】调阴阳，理气血，和脏腑，通经络，培元气。能调节全身各脏腑器官的功能状态，增强机体的抗病能力。适宜因先天不足或后天失养导致五脏六腑亏虚，对各种疾病具有较强易感性的小儿。

小儿辨证保健推拿既可由医生按基本处方操作，有些较为简单的操作法也可教会家长施术，一般宜在清晨、饭前或浴后进行，每天操作 1 次，10 次为 1 疗程，休息 3 天后，可继续进行第 2 个疗程。另外，在实施过程中，还应注意以下几点：

1. 注意调神。术者一定要态度和蔼，耐心细心，并设法让患儿以愉悦的心情及舒适自然的坐卧姿势接受推拿，才能保证较好的效果。

2. 术者须将指甲剪平，手法操作轻重适宜，用力均匀。

3. 饱食后不宜立即做保健推拿，急性传染病期间可暂停，待愈后再继续进行。

4. 室内空气流通，安静整洁，注意局部保暖。

## 第二节　分部保健推拿

小儿在生长发育过程中，由于发育具有一定的阶段性，各系统及器官的发育不平衡，运动发育遵循由上到下、由近到远、由粗到细、由低级到高级、由简单到复杂的规律，且个体在生长发育过程中还具有差异性。故小儿分部保健推拿根据个体发育情况及病证虚实的不同，遵循"整体调理与局部保健相结合"的原则，通过重点调整局部组织的生理功能和相应的病理状态，从而达到相应的保健目的。常用的分部保健推拿分头部、眼部、鼻部、耳部、颈项部、上肢部、胸部、腹部、腰背部和下肢部保健推拿法等。

## 一、头部保健推拿

【基本处方】开天门 30 次，推坎宫 30 次，揉太阳 50 次，推囟门 100 次，轮刮眼眶 30 次，分推前额 30 次；拿头部五经、拿颈项、拿肩井各 3 ~ 5 遍；扫散头部颞侧 10 遍；点按承浆、人中、山根、印堂、百会、风池、风府、天柱、耳后高骨、大杼、肺俞等穴，以得气为度；拿桥弓 3~5 遍，抹桥弓自上而下 3~5 遍。

【保健作用】舒经通络，行气活血。能加速头部血液循环，改善新陈代谢，促进智力发育，增强记忆力，预防因先天不足或后天失养等原因引起的头痛、头昏等头部疾患。头为诸阳之会，与全身脏腑经脉关系密切，故头部保健还能激发人体潜能，提高机体的整体抗病能力。

## 二、眼部保健推拿

【基本处方】开天门 50 次，推坎宫 50 次，揉太阳 50 次；按揉睛明、攒竹、鱼腰、丝竹空、阳白、承泣、四白、下关、人中、翳风、风池、风府等穴，以得气为度；拿风池、拿颈项、拿肩井、拿桥弓各 3 ~ 5 遍；分推前额 30 次，轮刮眼眶 30 次，振印堂 1 分钟，熨眼 3 ~ 5 分钟。

【保健作用】舒经活血，醒脑明目。能改善眼部血液循环及神经营养，加强眼部肌肉的调节能力，从而达到消除眼部疲劳、保护视力、预防近视的目的。

## 三、鼻部保健推拿

【基本处方】开天门 30 次，推坎宫 30 次，揉太阳 50 次；补肺经 300 次，按揉合谷、肩井、缺盆、人中、迎香、山根、印堂、百会、风池、风府等穴，以得气为度；黄蜂入洞 50 次；拿头部五经，拿风池、肩井、桥弓各 3 ~ 5 遍；摩囟门 2 分钟，搓擦鼻部 20 次。

【保健作用】开肺窍，通鼻息。能改善鼻部血液循环及神经营养，增强鼻腔的生理功能和机体抵御外邪的能力，从而起到缓解各种原因所致的鼻塞、流涕等鼻部症状，预防其他肺系疾病的作用。

## 四、耳部保健推拿

【基本处方】搓揉耳轮自上而下 8 ~ 10 遍，提捏耳垂 20 次；按揉印堂、百会、风池、耳后高骨、角孙、耳门、听宫、听会、翳风等穴，以得气为度；拿头部五经、拿风池、拿桥弓各 3 ~ 5 遍，扫散头部颞侧 10 ~ 15 遍；搓擦耳根前后 15 ~ 20 次。

【保健作用】滋肾填精，聪耳明目。能改善耳部血液循环及神经营养，促进耳的发育，有利于保护和提高听力，预防耳鸣、耳聋、内耳炎症和外耳冻伤等耳部疾病。根据生物全息论的观点，可将耳轮视为人体的"第二心脏"，从耳轮可测知各脏腑器官的功能状况，故可通过对耳不同部位的刺激治疗相应的疾病，所以耳部保健推拿还可有效调节脏腑功能，增强记忆，强身健体。

### 五、颈项部保健推拿

【基本处方】推抹桥弓自上而下 3 ~ 5 遍，拿头部五经、拿风池、拿颈项、拿肩井、拿桥弓各 3 ~ 5 遍；按揉风池、风府、天柱、大杼、耳后高骨、翳风、肩井、缺盆等穴，以得气为度；按揉天突 50 次，抹膻中 100 次，按揉廉泉 50 次，揉人迎 50 次；做颈项部前屈、后伸、左右侧屈及旋转的被动运动，每个方向 3 ~ 5 遍。

【保健作用】舒经通络，清利咽喉。能改善头面及颈项部血液循环，消除因长时间低头读书、写字或其他原因引起的颈项部肌肉疲劳，预防外感疾病及由各种原因引起的咽喉不利。

### 六、上肢部保健推拿

【基本处方】搓揉肩及上肢部自上而下 3 ~ 5 遍，按揉风池、天柱、缺盆、肩井、肩髃、曲池、手三里、合谷等穴，以得气为度；揉板门 50 次，运内八卦 100 次；摇肩关节、肘关节、腕关节各 5 ~ 8 次；搓擦手掌及手背，以局部发热为度。捻五指各 3 ~ 5 遍，抖上肢半分钟。

【保健作用】舒经通络，滑利关节。能改善上肢部血液循环，促进上肢的生长发育，防治各种原因引起的上肢肌肉疲劳及关节运动不利诸证。"小儿百脉皆汇于掌"，上肢部的保健还有助于调整小儿各脏脏的机能状态，促进小儿整体的生长发育。

### 七、胸部保健推拿

【基本处方】揉天突 50 次，按揉中脘 50 次，开璇玑 30 次，按弦走搓摩 20 次；被动扩胸运动 20 ~ 30 次。

【保健作用】宽胸理气，消积化痰。能增强脏脏功能，改善胸腹部脏器的新陈代谢，促进胸部肌肉发育，增大肺活量。预防厌食、积滞、咳嗽等儿科常见疾病及鸡胸等胸腹部发育畸形。

### 八、腹部保健推拿

【基本处方】按揉中脘 50 次，顺时针方向摩腹 2 分钟；揉脐及天枢 30 次，揉丹田 50 次，揉气海 100 次；搓摩脐部 1 分钟，振腹 1 分钟；按揉足三里 100 次。

【保健作用】健脾和胃，消食导滞。能促进胃肠蠕动、增进食欲，预防厌食、积滞、泄泻、便秘等儿科常见的消化系统病证。腹部正中为"总任一身之阴"的任脉通过，两侧分别依次有足少阴肾经、足阳明胃经、足太阴脾经、足厥阴肝经等经脉经过，故腹部保健还能通调任脉及全身经脉之经气，有效调节各相应脏腑的生理功能，起到强身健体的保健作用。

### 九、腰背部保健推拿

【基本处方】摩脊柱自上而下 3～5 遍，按揉身柱、至阳、风门、肺俞、脾俞、胃俞、命门、肾俞、大肠俞各 30～50 次；按揉脊柱自大椎至龟尾 3～5 遍，捏脊自下而上 3～5 遍；直擦脊柱、横擦腰骶部，以热为度。揉龟尾 50 次，推上七节骨 50 次。

【保健作用】调阴阳，理气血，和脏腑，通经络，培元气。能促进腰背部的血液循环，预防腰背部肌肉损伤及各种脊柱畸形的发生。脊柱正中为"总督一身之阳"的督脉经过，故腰背部保健还能通调督脉及全身阳经之经气，调节腑脏功能，增强机体的免疫能力，促进小儿的生长发育。

### 十、下肢部保健推拿

【基本处方】搓揉下肢部自上而下 3～5 遍，按揉环跳、承扶、殷门、百虫、膝眼、阳陵泉、委中、足三里、丰隆、承山、三阴交、昆仑等穴，以得气为度；推箕门自上而下 5～8 遍，推涌泉 50 次；摇髋关节、膝关节、踝关节各 5～8 次；搓擦足掌、足背及涌泉，以发热为度；捻足趾各 3～5 遍，抖下肢半分钟。

【保健作用】舒经通络，强健筋骨。能改善下肢血液循环，促进小儿的生长发育，使小儿步态稳健，还可预防生长痛以及各种原因引起的下肢畸形。

小儿分部保健推拿操作较为简单，故通常由家长或保育员操作，胸部、腹部及腰背部的保健推拿一般宜在清晨、饭前或浴后进行，其他部位的保健推拿时间不限，每天操作 1～2 次，10 次为 1 疗程，休息 3 天后，可继续进行第 2 个疗程。其他注意事项可参照本章第一节辨证保健推拿。

## 第三节　体质分型保健推拿

"体"指身体，"质"为性质、本质。体质即是指机体因为脏腑、经络、气血、阴阳等的盛衰偏颇而形成的素质特征。体质的形成受先天禀赋、年龄、性别、精神状态、生活及饮食条件、地理环境、疾病、体育锻炼、社会等众多因素的影响，其中先天禀赋是基础，在后天的生长发育过程中形成结构、功能和代谢上的个体特殊性。个体体质的不同，表现为在生理状态下对外界刺激的反应和适应上的某些差异性，以及发病过程中对某些致病因子的易感性和疾病发展的倾向性。

关于体质，有很多分类，如《灵枢·阴阳二十五人》根据阴阳五行学说，将体质类型分为二十五种。目前，以体态观察、形神结合、舌脉合参、性格类型和饮食习惯为依据，分为平和质、气虚质、阳虚质、阴虚质、痰湿质、湿热质、血瘀质、气郁质和特禀质九型；以临床所见宏观形证、脉色特征为依据，以临床机能为主，分为正常质、晦涩质、腻滞质、燥热质、迟冷质、倦㿠质六型；根据脏腑气血阴阳的功能状态以及邪气的有无，分为正常体质与异常体质两大类，异常体质又可按邪正盛衰分为虚性体质与实性体质或复合性体质三类。

小儿为稚阴稚阳之体，生理上具有肺脾肾常不足，病理上具有易寒易热等特点，故小儿的体质分型较为简单，即主张将小儿体质分为正常和异常两类。对正常体质的小儿，采用简单的保健推拿操作法可进一步促进小儿的生长发育。异常体质者遵循"扶正祛邪"的原则，通过"补虚泻实，平衡阴阳"的方法，达到相应的保健目的。

## 一、正常体质保健推拿

【体质特点】身体健康无寒热偏盛的体质。形体肥瘦匀称，身高、体重符合小儿各年龄段正常标准，头发浓密而黑，面色红润，肤色红黄隐隐，明润含蓄，目光有神，鼻色明润，胃纳佳，二便调，四肢轻劲有力，舌质淡红、润泽，苔薄白，指纹淡紫隐隐或脉象均匀和缓。此类型体质阴阳无明显偏颇。

【基本处方】开天门30次，摩囟门1分钟，拿风池5～10次；顺时针方向摩腹1分钟，揉脐及天枢50次；捏脊1～3遍，按揉肺俞、脾俞、肾俞各50次，横擦腰骶部，以热为度；捻十指及十趾并拔伸3～5遍。

【保健作用】舒经通络，行气和血。对全身各脏腑器官的功能状态具有双向调节作用，能增强机体的抗病能力，进一步促进小儿正常的体格和智能发育。

## 二、虚性体质保健推拿

【体质特点】以脏腑亏虚、气血不足、阴阳偏衰为主要特征的体质状态。其中，气虚体质以毛发不华，面色偏黄或白，目光少神，鼻部色淡黄，唇色少华，肢体疲乏无力，纳呆，大便正常或便秘，小便正常或偏多，舌淡红，边有齿印，指纹淡红或脉虚缓为特点；血虚体质主要以面色萎黄或苍白，毛发枯燥，精神不振，疲乏少力，肌肤不泽，唇舌色淡，大便秘结，指纹淡红或脉细弱为特点；阴虚体质者体形瘦长，面色多偏红或颧红，肤色赤，两眼干涩，眵多，口燥咽干，多喜饮冷，唇红微干，手足心热，大便偏干或秘结，小便短赤，舌红少苔或无苔，脉细弦或数；阳虚体质多见形体肥胖，面色少华，肤色柔白，口唇色淡红，形寒肢冷，倦怠，喜偏热食物，大便溏薄，小便清长，舌质淡胖，边有齿印等证候。此类型体质属阴阳偏衰。

【基本处方】补肺经200次，补脾经300次，补肾经300次；开天门30次，推坎宫30次，揉太阳100次，摩囟门1分钟；揉中脘50次，顺时针方向摩腹3分钟；捏脊3～5遍，按揉肺俞、脾俞、胃俞、肾俞、足三里各50次；横擦腰骶部，以热为度。

【保健作用】补肺益气，健脾和胃，滋肾养精。小儿素有"肺、脾、肾常不足"的生理特点，虚性体质者所表现出的气、血、阴、阳偏衰常集中体现为肺气虚弱，气虚体质，机体抗病能力较差，易发生外感疾病；脾虚运化不足，气血化生无源致血虚体质，易发生积滞、疳证等内伤疾病；肾精不足，易致肺肾阴虚或脾肾阳虚，阴虚或阳虚体质，影响小儿正常的生长发育。保健推拿通过调整肺、脾、肾的功能，增强卫外功能、促进消化吸收、提高机体的抗病能力，促进虚性体质向正常体质转换，达到"阴阳平衡"的健康状态。

## 三、实性体质保健推拿

【体质特点】以痰、瘀等邪气内结所形成的邪气有余，体内阴阳偏盛为主要特征的体质状态。其中，阴寒体质以形体壮实，肌肉紧缩，皮肤紫黑，多静少动，喜热恶寒，舌质淡，苔薄白，指纹滞红或脉紧实为主要特点；阳热体质主要以体格较强健，面色潮红或红黑，有油光，目睛充血多目眵，口唇暗红或紫红，舌质红或暗红，苔薄黄或黄腻，指纹紫滞或脉紧实有力为特点；痰湿体质者多体形肥胖，面色淡黄而暗，肤色白滑，鼻部色微黑，口中黏腻不爽，四肢沉重，恣食肥甘，大便正常或不实，小便不多或微浑，舌质淡胖，苔腻，脉濡或滑；瘀血体质多见于体形偏瘦者，常见毛发易脱落，面色黧黑或面颊部见红丝赤缕，肤色偏暗滞，或见红斑、斑痕，或有眼眶暗黑，或白珠见青紫，红筋浮起，鼻部暗滞，口干但欲漱口不欲咽，口唇淡暗或紫，脉弦或沉、细涩或结代，舌质青紫或暗，或舌边青，伴点状或片状瘀点，舌下静脉曲张等证候特征；气郁体质多见于成人女性，小儿有但较少，该型特点是少言寡语，性格内向，多愁善感，叹息嗳气，胸胁胀满，脘腹胀闷，或多易怒急躁，口干苦等。此类型体质属阴阳偏盛。

【基本处方】揉板门200次，清肝经100次，清心经100次，运内八卦50次，清大肠100次，清小肠100次；开天门50次，摩囟门1分钟，拿风池5~8次，拿肩井5~8次；开璇玑50次，搓胁肋50次；按揉脊柱自上而下3~5遍，捏脊柱自下而上3~5遍，按揉心俞、肝俞、脾俞、胃俞、足三里各50次；揉龟尾100次，推下七节骨100次；运动四肢30次。

【保健作用】消食导滞，清肝泻火，活血通络。小儿素有"心肝常有余、阳常有余"的生理特点，实性体质者所表现出的气、血、阴、阳偏盛常集中体现在心肝火旺，阳热体质较多，易发生高热、便秘等实热病证；气郁及痰瘀互结，常表现出阴寒、痰湿、瘀血体质，影响脏腑、经络的气血运行，容易引起积滞、癥瘕及各种痛证。保健推拿通过调整心、肝、脾、胃的功能，使积滞、瘀血等有形之邪得消，心肝阳盛之火得降，促进实性体质向正常体质转换，达到"阴阳平衡"的健康状态。

## 四、复杂体质保健推拿

【体质特点】兼具两种或两种以上不正常身体素质特征的体质状态。如气虚与痰湿体质混见，多见于肥胖之人；气虚与瘀血、阳虚与阴寒、气郁与痰湿、气郁与阴虚体质混见等。此类型体质多属本虚标实，阴虚阳盛。

【基本处方】补脾经200次，补肾经200次，清胃经100次，清肝经100次，清大肠100次；拿风池5~8次，拿肩井5~8次；顺时针方向摩腹3分钟，揉脐及天枢100次；捏脊自下而上3~5遍，按揉心俞、肝俞、脾俞、胃俞、足三里各50次；揉龟尾100次，推下七节骨100次；运动四肢30次。

【保健作用】健脾益气，祛瘀消结，调和阴阳。脾胃为"后天之本"，为"气血生化之源"，复杂体质者常表现出脾虚运化水谷和运化水液功能失常，痰、湿、瘀等有形之邪互结，易发生脾虚湿盛、阴虚火旺等本虚标实之证。保健推拿通过"补五脏、泻六腑"，补虚泻实，调节全身各脏腑器官的功能状态，标本同治，使脏气实、腑气通，促进复杂体质向正常体质转换，达到"阴阳平衡"的健康状态。

小儿的体质分型是根据四诊资料进行简单分型的一种方法，故该型的保健推拿通常由家长或保育员操作。正常体质的保健推拿一般宜在清晨空腹进行，其他类型可在清晨和睡前各操作 1 次，10 次为 1 疗程，休息 3 天后，可继续进行第 2 个疗程。其他注意事项可参照本章第一节辨证保健推拿。

# 第四节　婴儿期保健推拿

婴儿期是脑发育的关键时期，对相应部位的皮肤进行有次序的、较为简单的推拿操作，对促进婴儿的脑细胞和神经系统的发育具有重要意义。这种特殊时期的保健推拿在使用英语的国家称"Touch"，故按译音又称为婴儿抚触。从某种意义上说，人类自然分娩的过程即是胎儿接受母亲产道收缩这一特殊抚触的过程。

研究表明，抚触可使胃肠蠕动增加，胃肠道内分泌激素活力增强，增进食物的吸收和利用，改善睡眠，增加免疫力，使头围、身长、体重增长明显加速，促进婴儿健康成长。同时能增进父母与孩子之间的感情交流，促进其心理健康。

婴儿抚触的操作法较多，根据小儿生长发育的需要，通常分脸部抚触、手部抚触、胸部抚触、腹部抚触、腿部抚触和背部抚触等步骤顺序操作。

## 一、脸部抚触

【基本操作】

**1. 前额**　取适量的婴儿油或婴儿润肤乳液，用双手拇指指腹自婴儿前额中心轻柔向外平推至太阳穴，划出一个微笑状。

**2. 眉头**　用双手拇指指腹往外推压，划出一个微笑状。

**3. 眼窝**　用双手拇指指腹往外推压，划出一个微笑状。

**4. 人中**　用双手拇指指腹往外推压，划出一个微笑状。

**5. 下巴**　用双手拇指指腹从婴儿下巴处沿着脸的轮廓向外推压，至耳垂处停止。

**6. 耳朵**　用拇指和食指轻轻按压耳朵，从最上面按到耳垂处，并反复向下轻轻拉扯，然后再不断揉捏。

【保健作用】舒筋通络。舒缓脸部因吸吮、啼哭所造成的紧绷感。

## 二、手部抚触

【基本操作】

1. 轻轻挤捏婴儿的手臂，从上臂到手腕，反复 3～4 次。

2. 把婴儿两臂左右分开，掌心向上。

3. 用手指划小圈型按揉婴儿手腕，用拇指抚摩婴儿的手掌，使婴儿的小手张开。

4. 让婴儿抓住拇指，用其余四指按揉婴儿手背。

5. 一手托住婴儿手腕，用另一手拇指和食指轻轻捏住婴儿手指，从小指开始依次捻揉、牵拉每个手指。

【保健作用】行气活血。增强上肢的运动协调能力。

### 三、胸部抚触

【基本操作】双手掌置于婴儿两侧肋缘，先用右手自下向上摩至婴儿右肩，复原。换左手向上摩至婴儿左肩，复原。重复 3～4 次。

【保健作用】宽胸理气。顺畅呼吸，促进胸廓发育。

### 四、腹部抚触

【基本操作】

1. 用右手掌面顺时针方向轻柔和缓地抚摩婴儿腹部。注意在脐痂未脱落前不能离肚脐太近或者不要按摩该区域。

2. 右手从婴儿腹部的右下侧摩向右上腹（似 I 型）。

3. 右手从婴儿腹部的右上侧水平摩向左上腹，再摩向左下腹（似 L 型）。

4. 右手从婴儿腹部的右下侧摩向右上腹，再水平摩向左上腹，再摩向左下腹（似 U 型）。

【保健作用】消食导滞。促进婴儿的消化吸收及排泄功能。

### 五、腿部抚触

【基本操作】

1. 用拇指、食指和中指轻轻揉捏婴儿腿部肌群，从膝盖至尾椎骨端，往返 2～3 遍。

2. 用一手握住婴儿足踝部，另一手拇指向外握住婴儿小腿，并沿膝盖向下揉捏至足踝。

3. 用一手托住婴儿足踝，另一手四指聚拢于婴儿足背，用大拇指指腹轻揉足底，从足尖到足跟，反复 3～4 遍。

【保健作用】理筋通络。增强下肢的运动协调能力。

### 六、背部抚触

【基本操作】

1. 婴儿俯卧位，双手拇指置放于其脊柱两侧，其他手指并在一起扶住胁肋部，用拇指指腹自中央向两侧轻轻抚摩，从肩部移至尾椎骨端，反复 3～4 遍。

2. 五指并拢，用全掌置放于婴儿背部，手背微微拱起，力度均匀地交替从婴儿颈项部抚摩至臀部，左右各反复 3～4 遍。

【保健作用】行气活血，舒筋通络。舒缓背部肌肉，促进婴儿骨骼及神经系统的生长发育。

婴儿抚触操作简单，不需要分型，但最好配合音乐，在患儿心情愉快的情景中进行，故通常由家长或保育员操作，一般宜在沐浴后或两餐之间进行，过饱、过饥或过度疲劳状态禁忌操作；手法力度从轻开始，循序渐进，慢慢增加，以婴儿舒适合作，且皮肤微微发红为佳；时间由 5 分钟开始，可逐渐延长到 15～20 分钟，每天 1～2 次；操作顺序可以按小儿的喜好调整，可边操作边与婴儿说话，进行情感交流，以确保其心情愉快，增强抚触效果。其他注意事项可参照本章第一节辨证保健推拿。

第十章

# 小儿保健推拿文献摘录

　　小儿保健推拿历史悠久，很多医家在医疗临床中也很重视"治未病"的思想，并记录了相应的保健方法，为方便学习者拓展思路，本章选列部分文献，供学习中参考。

　　1.《诸病源候论·难乳候》："凡小儿初产，看产人见儿出，急以手料拭儿嘴，无令恶血得入儿口，则儿腹内调和，无有疾病，若料拭不及时，则恶血秽露，儿咽入腹，令儿心腹痞满短气，儿不能饮乳，谓之难乳。"

　　2.《千金要方》："乳母乳儿，当先极将，散其热气，勿令汁奔出，令儿噎，辄夺其乳，令得息，息已，复乳之，如是十迫五近，视儿饥饱节度……儿若卧，乳母当以臂枕之令乳与儿头平乃乳之，令儿不噎，母欲寐则夺其乳，恐填口鼻不知饥饱也。"

　　《千金要方》："小儿初生，先以绵裹指拭儿口及舌上青泥恶血……若不急拭，啼声一发，即入腹成百疾矣。"

　　《千金要方》："儿生三日，宜用桃根汤浴，桃根李根梅根各二两，枝亦得咬咀之，以水三斗煮二十沸，去滓，浴儿，良，去不祥，令儿终身无疮疥，治小儿惊辟恶气。"

　　《千金要方·少小婴孺方》："治少小新生，肌肤幼弱，喜为风邪所中，身体壮热，或中大风，手足惊掣，五物干草生摩膏方：……炙手以摩儿百过，寒者更热，热者更寒。小儿虽无病，早起常以膏摩囟上及手足心，甚辟寒风。"

　　3.《小儿按摩经》："掐脾土，屈指左转为补，直推之为泻。饮食不进，人瘦弱肚、起青筋、面黄、四肢无力用之。"

　　《小儿按摩经》："推四横纹，和上下之气血，人事瘦弱，奶乳不思，手足常掣，头偏左右，肠胃湿热，眼目翻白者用之。"

　　4.《小儿推拿方脉活婴秘旨全书·小儿无患歌》："孩童常体貌，情志自殊然，鼻内无干涕，喉中绝无涎。头如青黛染，唇如朱点鲜，脸若花映竹，颊绽水浮莲。喜引方才笑，非时手不掀，纵哭无多哭，虽眠未久眠。意同波浪静，性若镜中天，此候俱安吉，何悉疾病缠。"

　　5.《幼科铁镜》："肩井穴是大关津，掐此能通血气行，各处推完将此掐，不愁气血不周身。"

　　6.《理瀹骈文》："后天之本在脾，调中者摩腹……内伤调补之法，淡食并摩腹……脾肾双补膏苍术、熟地各一斤，五味、茯苓各半斤，干姜一两，川椒五钱。"

　　《理瀹骈文》："小儿初生三四日内，以手指蘸鸡蛋清，自脑后风门骨节即颈窝处高拱骨是，至尾间骨即脊骨尽处是，男左旋，女右旋，按脊骨逐骨轻揉，周而复始，不可由下擦上，有黑毛出如发，愈揉愈出；另要揉尽，可以稀痘、免惊风；六七日再揉，并揉前心、手足心，肩头有窝处以手平抬窝即是……此方预免惊风甚妙。"

7.《保赤推拿法》："运外八卦穴法，此穴在手背，对手心内八卦处，运之能通一身气血，开五脏六腑之闭结。"

8.《幼科推拿秘书》："天门入虎口重揉肘肘穴，此顺气生血之法也。天门即神门，乃乾宫也。肘肘，膀膊下肘后一团骨也。其法以我左手托小儿肘肘，复以我右手大指叉入虎口，又以我将指管定天门，是一手拿两穴，两手三穴并做也。然必屈小儿手揉之，庶肘肘处得力，天门虎口处又省力也。"

9.《厘正按摩要术》："一推面而于主治之穴，从而按摩之，自能除风痰，其在适脏腑，行气血，活经络，庶无寒而不通之病。"

《厘正按摩要术》："周于蕃曰：揉以和之。揉法以手腕转回环宜轻宜缓，绕于其上也，是从摩法生出者。可以和气血，可以活筋络，而脏腑无闭塞之虞矣。"

10.《推拿仙术》："唇白气血虚，补脾土为主。"

《推拿仙术》："眼不开，气血虚，推肾水为主。"

# 附 录

## 一、小儿推拿常用歌诀选读

### （一）治法捷要歌

> 人间发汗如何说，只在三关用手诀，
> 再掐心经与劳宫，热汗立止何愁雪，
> 不然重掐二扇门，大汗如雨便休歇。
> 若推痢疾并水泻，重推大肠经一节，
> 侧推虎口见功夫，再推阴阳分寒热。
> 若问男女咳嗽诀，多推肺经是法则，
> 八卦离起到乾宫，中间宜乎轻些些。
> 凡运八卦开胸膈，四横纹掐和气血，
> 五脏六腑气候闭，运动五经开其塞。
> 饮食不进儿着吓，推动脾土就吃得，
> 饮食若进人事瘦，屈指补脾何须怯。
> 若还小便兼赤涩，小横纹与肾水节，
> 往上推去为之清，往下退来为补诀。
> 小儿若着风火吓，多推五指指之节，
> 大便闭塞久不通，盖因六腑有积热，
> 小横肚角要施工，更掐肾水下一节。
> 口出臭气心经热，只要天河水清切，
> 上入洪池下入掌，万病之中多去得。
> 若是遍身不退热，外劳宫上多揉擦，
> 不问大热与大炎，更有水里捞明月。
> 天门虎口肘肘诀，重揉顺气又生血，
> 黄蜂入洞医阴证，冷气冷痰俱治得，
> 阳池穴掐止头痛，一窝风掐肚痛绝。
> 威灵总心救暴亡，精宁穴治打逆咽，
> 男女眼若往上撑，重重多揉小心穴，
> 二人上马补肾经，即时下来就醒豁。
> 男左三关推发热，退下六腑冷如铁，
> 女右三关退下凉，推上六腑又是热。

病症虚实在眼功，面部详观声与色，
寒者温之热者清，虚者补之实者泻。
仙人传下救孩童，后学殷勤当切切。
古谓痘科治法难，唯有望闻并问切。
我今校订无差讹，穴道手法细分别，
画图字眼用心详，参究其中真实说。
非我多言若叮咛，总欲精详保婴诀，
更述一篇于末简，愿人熟诵为口诀，
诸人留意免哭儿，医士用心有阴德。

（出自《秘传推拿妙诀》）

【按】《小儿推拿广义》"拿法"同此歌；《幼科推拿秘书》"推拿小儿总诀歌"同此诀。

## （二）小儿无患歌

孩童常体貌，情志自殊然，
鼻内干无涕，喉中绝没涎。
头如青黛染，唇似点朱鲜，
脸若花映竹，颊绽水浮莲。
喜引方才笑，非时手不掀，
纵哭无多哭，虽眠未久眠。
意同波浪静，性若镜中天，
此候俱安吉，何愁疾病缠。

（出自《小儿推拿方脉活婴秘旨全书》）

【按】《秘传推拿妙诀》中"看小儿无患歌"同此。

## （三）认色歌

眼内赤者心实热，淡红色者虚之说，
青者肝热浅淡虚，黄者脾热无他说，
目无精光肾虚诀。
儿子人中青，多因果子生，
色若人中紫，果食积为痞。
人中现黄色，宿乳蓄胃成，
龙角青筋起，皆因四足惊。
若然虎角黑，水扑是其形，
赤色印堂上，其惊必是人。
眉间赤黑紫，急救莫沉吟，
红赤眉毛下，分明死不生。

（出自《按摩经》）

### （四）面部五位歌

面上之症额为心，鼻为脾土是其真，

左腮为肝右为肺，承浆属肾居下唇。

（出自《按摩经》）

### （五）命门部位歌

中庭与天庭，司空及印堂，

额角方广处，有病定存亡。

青黑惊风恶，体和润泽光，

不可陷兼损，唇黑最难当。

青甚须忧急，昏暗亦堪伤，

此是命门地，医师妙较量。

面眼青肝病，赤心、黄脾、白肺、黑肾病也。

（出自《按摩经》）

### （六）面色图歌

印堂、山根：

额红大热燥，青色有肝风，印堂青色见，人惊火则红。山根青隐隐，惊遭是两重，若还斯处赤，泻燥定相攻。

年寿：

年上微黄为正色，若平更陷夭难禁，急因痢疾黑危候，霍乱吐泻黄色深。

鼻准、人中：

鼻准微黄赤白平，深黄燥黑死难生，人中短缩吐因病，唇口黑候蛔必倾。

正口：

正口常红号曰平，燥干脾热积黄生，白主失血黑绕口，青黑惊风尽死形。

承浆、两眉：

承浆青色食时惊，黄多吐逆痢红形，烦躁夜啼青色吉，久病眉红死症真。

两眼：

白睛赤色有肝风，若是黄时有积攻，或见黑睛黄色现，伤寒病症此其踪。

风池、气池、两颐：

风气二池黄吐逆，躁烦啼叫色鲜红，更有两颐胚样赤，肺家客热此非空。

两太阳：

太阳青色惊方始，红色赤淋萌蘖起，要知死症死何如，青色从兹生入身。

两脸：

两脸黄为痰色咽，青色客忤红风热，伤寒赤色红主淋，二色请详分两颊。

两颐、金匮、风门：

吐虫青色滞颐黄，一色颐间两自详，风门黑疝青惊水，纹青金匮主惊狂。

辨小儿五色受病症：

面黄青者，痛也。色红者，热也。色黄者，脾气弱也。色白者，寒也。色黑者，肾气败也。

哭者，病在肝也。汗者主心，哭者主脾而多痰，啼者主肺有风，睡者主肾有亏。

（出自《按摩经》）

## （七）汤氏歌

山根若见脉横青，此病明知两度惊，
赤黑因疲时吐泻，色红啼夜不曾停。
青脉生于左太阳，须惊一度见推详，
赤是伤寒微燥热，黑青知是乳多伤。
右边赤脉不须多，有则频惊怎奈何？
红赤为风抽眼目，黑沉三日见阎罗。
指甲青兼黑暗多，唇青恶逆病将瘥，
忽惊鸦声心气急，此病端的命难过。
蛔虫出口有三般，口鼻中来大不堪，
如或白虫兼黑色，此病端的命难延。
四肢疮痛不为详，下气冲心兼滑肠，
气喘汗流身不热，手拿胸膈定遭殃。

（出自《按摩经》）

## （八）基本手术歌

上下挤动是为推，揉唯旋转不须离，
搓为来往摩无异，摇是将头与手医，
刮则挨皮稍用力，运须由此往彼移，
掐入贵轻朝后出，拿宜抑下穴上皮，
唯分两手分开划，和字为分反面题。

（出自《推拿指南》）

## （九）取温凉汗吐泻秘旨

凡身热重者，但捞明月。或揉涌泉，引热下行，或揉脐及鸠尾。方用芽茶嚼烂，贴内间使穴上。又方用靛搽手足四心。又用水粉乳调搽太阳四心。即热退矣。

凡身凉重者，揉外劳宫、板门穴，揉二扇门、推三关、揉阳位。方用蕲艾揉细，火烘敷脐。立热。

凡要取汗，推三关，揉二扇门，黄蜂入洞为妙。

凡要止汗者，退六腑，补肺经。如不止方用浮小麦煎汤灌之，立效。至无疾自汗乃小儿常事，不可过疑。

　　凡取吐泄者，外劳推至大陵位，取吐方知为第一，大陵反转至劳宫，泄泻心火无止息，左转三来右一摩，此是神仙真妙诀。

　　凡止吐泄者，呕吐乳食真可怜，板门来至横纹中，横纹若转板门去，吐泄童子得平安，其间口诀无多记，往者俱重过者轻。

　　此合上外劳二法，俱圆推，男左转女右转，去重回轻，此一节须详究。

（出自《幼科推拿秘书》）

## （十）各穴用法总歌

心经一掐外劳宫，三关之上慢从容，<br>
汗若不来揉二扇，黄蜂入洞有奇功。<br>
肝经有病人多痹，推补脾土病即除，<br>
八卦大肠应有用，飞金走气也相随。<br>
咳嗽痰涎呕吐时，一掐清肺次掐离，<br>
离宫推至乾宫止，二头重实中轻虚。<br>
饮食不进补脾土，人事瘦弱可为之，<br>
屈为补兮直为泻，妙中之妙有玄机。<br>
小水赤黄亦可清，但推肾水掐横纹，<br>
短少之时宜用补，赤热清之得安宁。<br>
大肠有病泄泻多，侧推大肠久按摩，<br>
分理阴阳皆顺息，补脾方得远沉疴。<br>
小肠有病气来攻，横纹板门推可通，<br>
用心记取精灵穴，管叫却病快如风。<br>
命门有病元气亏，脾土大肠八卦为，<br>
侧推三关真火足，天门肘肘免灾危。<br>
三焦有病生寒热，天河六腑神仙诀，<br>
能知取水解炎蒸，分别阴阳掐指节。<br>
膀胱有病作淋疴，补水八卦运天河，<br>
胆经有病口作苦，重推脾土莫蹉跎。<br>
肾经有病小便涩，推动肾水即清澈，<br>
肾脉经传小指侧，依方推掐无差忒。<br>
胃经有病食不消，脾土大肠八卦调，<br>
胃口凉时心作哕，板门温热始为高。<br>
心经有热发痴迷，天河水过作洪池，<br>
心若有病补上膈，三关离火莫推迟。<br>
肝经有病人闭目，推动脾土效即速，<br>
脾若热时食不进，再加六腑病除速。<br>

（出自《幼科推拿秘书》）

## （十一）手法治病歌

水底明月最为凉，清心止热此为强。
飞金走气能行气，赤凤摇头助气良。
黄蜂入洞最为热，阴证白痢并水泻。
发汗不出后用之，顿教孔窍皆通泄。
大肠侧推到虎口，止吐止泻断根源。
疟痢羸瘦并水泻，心胸痞满也能痊。
掐肺经络节与离，推离往乾中要轻。
冒风咳嗽并吐逆，此筋推掐抵千金。
肾水一纹是后溪，推下为补上为清。
小便闭塞清之妙，肾经虚损补为能。
六腑专治脏腑热，遍身潮热大便结。
人事昏沉总可推，去火浑如汤泼雪。
总筋天水皆除热，口中热气并刮舌。
心惊积热火眼攻，推之即好真妙诀。
五经运通脏腑塞，八卦开通化痰逆。
胸膈痞满最为先，不是知音莫与泄。
四横纹和上下气，吼气肚痛掐可止。
二人上马清补肾，小肠诸病俱能理。
阴阳能除寒与热，二便不通并水泻。
诸病医家先下手，带绕天心坎水诀。
人事昏迷痢疾攻，疾忙急救要口诀。
天门双掐到虎口，肘肘重揉又生血。
一掐五指节与离，有风被喝要须知。
小天心能生肾水，肾水虚少推莫迟。
板门专治气促攻，扇门发汗热宣通。
一窝风能治肚痛，阳池穴上治头疼。
外劳治泻亦可用，拿此又可止头痛。
精灵穴能医吼气，威灵促死能回生。

（出自《幼科推拿秘书》）

## （十二）推五脏虚实病源治法歌

心实叫哭兼发热，饮水惊搐唇破裂，
天河六腑并阴阳，飞金水底捞明月；
虚则困卧睡不安，补脾便是神仙诀，

左转心经与劳宫，再分阴阳三五百。

肝实顿闷并呵欠，目直项急叫多惊，

右转心经推六腑，天河明月两相亲；

虚则咬牙迷多欠，补肾三关掐大陵，

揉按中指单展翅，再把阴阳着力分。

脾实困睡频频饮，身中有热觉沉疴，

推脾推肺推六腑，运水入土并天河；

虚则有伤多吐泻，左转心经热气疴，

赤凤摇头并运卦，阴阳外间便宜多。

肺实闷乱兼喘促，或饮不饮或啼哭，

泻肺阴阳六腑河，八卦飞金与合骨；

虚则气短喘必多，哽气长出气来速，

补脾运卦分阴阳，离轻乾重三百足。

肾主瞳人目畏明，又无光彩少精神，

解颅死症头下窜，白睛多过黑瞳睛；

面皮㿠白宜推肺，肾脾兼补要均匀，

重耳中诸揉百次，尿黄清肾却通淋。

（出自《幼科推拿秘书》）

## （十三）手法同异多寡宜忌辨明秘旨歌

小儿周身穴道，推拿左右相同，

三关六腑要通融，上下男女变通。

脾土男左为补，女补右转为功，

阴阳各别见天工，除此俱该同用。

急惊推拿宜泻，痰火一时相攻，

自内而外莫从容，攻去痰火有用。

慢惊推拿须补，自外而内相从，

一切补泻法皆同，男女关腑异弄。

法虽一定不易，变通总在人心，

本缓标急重与轻，虚实参乎病症。

初生轻指点穴，二三用力方凭，

五七十岁推渐深，医家次第神明。

一岁定须三百，二周六百何疑，

月家赤子轻为之，寒火多寡再议。

年逾二八长大，推拿费力支持，

七日十日病方离，虚诳医家谁治。

禁用三关手法，足热二便难通，

渴甚腮赤眼珠红，脉数气喘舌弄。

忌用六腑手法，泻青面皖白容，

脉微吐呕腹膨空，足冷眼青休用。

小儿可下病症，实热面赤眼红，

腹膨胁满积难通，浮肿疟腮疼痛。

小便赤黄壮热，气喘食积宜攻，

遍身疮疥血淋漓，腹硬肚痛合用。

不可下有数症，凶陷肢冷无神，

不时自汗泄频频，气虚干呕难忍。

面白食不消化，虚疾潮热肠鸣，

毛焦神困脉微沉，烦躁鼻塞咳甚。

（出自《幼科推拿秘书》）

## （十四）推拿代药赋

前人忽略推拿，卓溪今来一赋。寒热温平，药之四性；推拿揉掐，性与药同。用推即是用药，不明何可乱推。推上三关，代却麻黄肉桂；退下六腑，替来滑石羚羊。水底捞月，便是黄连犀角；天河引水，还同芩柏连翘。大指脾面旋推，味似人参白术，泻之则为灶土石膏；大肠侧推虎口，何殊诃子炮姜，反之则为大黄枳实。涌泉右转不揉，朴硝何异；一推一揉右转，参术无差。无名指泻肺，功并桑皮桔梗；旋推止嗽，效争五味冬花。精威拿紧，岂羡牛黄贝母；肺俞重揉，慢夸半夏南星。黄蜂入洞，超出防风羌活；捧耳摇头，远过生地木香。五指节上轮揉，乃祛风之苍术；足拿大敦鞋带，实定掣之钩藤。后溪推上，不减猪苓泽泻。小指补肾，焉差杜仲地黄。涌泉左揉，类夫砂仁藿叶。重揉手背，同乎白芍川芎。脐风灯火十三，恩符再造。定惊元宵十五，不啻仙丹。病知表里虚实，推合重症能生，不谙推拿揉掐，乱用便添一死。代药五十八言，自古无人道及，虽无格致之功，却亦透宗之赋。

（出自《幼科铁镜》）

## （十五）推拿代药骈言

推拿纯凭手法，施治须查病情。宜按宜摩，寓有寒热温平之妙；或揉或运，同一攻补汗下之功。推上三关，温能发表；退下六腑，凉可除烦。推五经则补泻兼施，运八卦则水火既济。开气机以防气闭，丹凤摇头；止寒嗽而涤寒痰，黄蜂入洞。术施神阙，宛然导滞温脾；水取天河，不亚清心凉膈。往来寒热，分阴阳则汤代柴胡；消化迟延，运脾土则功逾术附。飞经走气，重在流通；按弦搓摩，何愁结滞。主持温性，传双凤展翅之神；驱逐寒邪，作二龙戏珠之势。急惊者，肝风暴动，掐揉合谷，自无痰壅气促之虞；慢惊者，脾土延虚，推运昆仑，致免肢冷腹疼之苦。虽牙关紧闭，推横纹便气血宣通；纵人事昏沉，掐指节而神经活泼。宜左宜右，能重能轻，举手之劳，可回春于顷刻；得心之处，调气息于临时。与其用药有偏，或益此而损彼；何如按经施术，俾兼顾而并筹。既无虑肌肉筋骨之伤，便可免针灸刀圭之险。可以平厥逆，定抽搐，原凭手上功夫。非唯止吐，醒昏迷，不费囊中药石。运土入水而泄泻止，运水入土而痢疾瘳。一掐一揉，自称妙诀，百发百中，尤胜仙丹。莫谓不抵千金，视为小道；果尔能参三昧，定是知音。

（出自《推拿捷径》）

## （十六）推拿三字经

小婴儿，看印堂，五色纹，细心详。
色红者，心肺恙，俱热证，清则良，
清何处，心肺当，退六腑，即去恙。
色青者，肝风张，清则补，自无恙，
平肝木，补肾脏。色黑者，风肾寒，
揉二马，清补良，列缺穴，亦相当。
色白者，肺有痰，揉二马，合阴阳，
天河水，立愈恙。色黄者，脾胃伤，
若泻肚，推大肠，一穴愈，来往忙。
言五色，兼脾良，屈大指，补脾方，
内推补，外泻详。大便闭，外泻良，
泻大肠，立去恙，兼补脾，愈无恙。
若腹疼，窝风良，数在万，立无恙。
流清涕，风感伤，蜂入洞，鼻孔强。
若洗皂，鼻两旁，向下推，和五脏，
女不用，八卦良。若泻痢，推大肠，
食指侧，上即上，来回推，数万良。
牙疼者，骨髓伤，揉二马，补肾水，
推二穴，数万良。治伤寒，拿列缺，
出大汗，立无恙。受惊吓，拿此良，
不醒事，亦此方。或感冒，急慢恙，
非此穴，不能良。凡出汗，忌风扬，
霍乱病，暑秋伤。若止吐，清胃良，
大指根，震艮连，黄白皮，真穴详。
凡吐者，俱此方，向外推，立愈恙。
倘肚泻，仍大肠。吐并泻，板门良，
揉数万，立愈恙，进饮食，亦称良。
瘟疫者，肿脖项，上午重，六腑当，
下午重，二马良，兼六腑，立消亡。
分男女，左右手，男六腑，女三关，
此二穴，俱属凉，男女逆，左右详。
脱肛者，肺虚恙，补脾土，二马良，

补肾水，推大肠，来回推，久去恙。
或疹痘，肿脖项，仍照上，午别恙。
诸疮肿，明此详，虚喘嗽，二马良，
兼清肺，兼脾良。小便闭，清膀胱。
补肾水，清小肠，食指侧，推大肠，
尤来回，轻重当。倘生疮，辨阴阳，
阴者补，阳清当。紫陷阴，红高阳，
虚歉者，先补强，诸疮症，兼清良。
疮初起，揉患上，左右旋，立消亡。
胸膈闷，八卦详，男女逆，左右手，
运八卦，离宫轻。痰壅喘，横纹上，
左右揉，久去恙。治歉症，并痨伤，
歉弱者，气血伤。辨此症，在衣裳，
人着裕，伊着棉，亦咳嗽，名七伤，
补要多，清少良。人穿裕，他穿单，
名五痨，肾水伤，分何脏，清补良，
在学者，细心详。眼翻者，上下僵，
揉二马，捣天心，翻上者，捣下良，
翻下者，捣上强，左捣右，右捣左。
阳池穴，头痛良，风头痛，蜂入洞，
左旋右，立无恙。天河水，口生疮，
遍身热，多推良。中气风，男左逆，
右六腑，男用良，左三关，女用强。
独穴疗，数三万，多穴推，约三万，
遵此法，无不良。遍身潮，拿列缺，
汗出良。五经穴，肚胀良。水入土，
不化谷。土入水，肝木旺。小腹寒，
外劳宫，左右旋，久揉良。嘴唇裂，
脾火伤，眼泡肿，脾胃恙，清补脾，
俱去恙，向内补，向外清，来回推，
清补双。天门口，顺气血，五指节，
惊吓伤，不计次，揉必良。腹痞积，
时摄良，一百日，即无恙。上有火，
下有寒，外劳宫，下寒良。六腑穴，
去火良，左三关，去寒恙，右六腑，
亦去恙。虚补母，实泻子，日五行，
生克当。生我母，我生子，穴不误，

治无恙。古推书，身手足，执治婴，
无老方，皆气血，何两样，数多寡，
轻重当。吾载穴，不相商，老少女，
无不当。遵古推，男女分，俱左手，
男女同，余尝试，并去恙。凡学者，
意会方，加减推，身歉肚，病新久，
细思详，推应症，无苦恙。

（出自《推拿三字经》）

## （十七）推拿独穴抵汤头歌

分阴阳，为水火两治汤。推三关，为参附汤。退六腑，为清凉散。天河水，为安心丹。运八卦，为调中益气汤。内劳宫，为高丽清心丸。补脾土，为六君子汤。揉板门，为阴阳霍乱汤。清胃穴，为清胃汤。平肝，为逍遥散。泻大肠，为承气汤。清补大肠，为五苓散。清补心，为天王补心丹。清肺，为养肺救燥汤。补肾水，为六味地黄丸。外劳宫，为逐寒返魂汤。拿列缺，为回生散。天门入虎口，为顺气丸。阳池穴，为四神丸。五经穴，为大圣散。四横纹，为顺气和中汤。后溪穴，为人参利肠丸。男左六腑，为八味顺气散。女三关，为苏合香丸。

（出自《推拿三字经》）

## （十八）保婴赋

人禀天地，全而最灵，原无夭礼，善养则存。
始生为幼，三四为小，七龆八龀，九童十稚。
惊痫疳癖，伤食中寒，汤剂为难，推拿较易。
以其手足，联络脏腑，内应外通，察识详备。
男左女右，为主看之，先辨形色，次观虚实。
认定标本，手法祛之，寒热温凉，取效指掌。
四十余穴，有阴有阳，十三手法，至微至妙。
审症欲明，认穴欲确，百治百灵，万不失一。

（出自《幼科推拿秘书》）

## （十九）面部推拿次第歌

第一先推是坎宫，次推攒竹法相同。
太阳穴与耳背骨，三四全凭运动工。
还有非推非运法，掐来以爪代针锋。
承浆为五颊车六，聪会太阳七八逢。
九至眉心均一掐，循循第十到人中。
再将两耳提三下，此是推拿不易功。

（出自《推拿捷径》）

## （二十）诊脉歌

小儿有病须凭脉，一指三关定其息，
浮洪风盛数多惊，虚冷沉迟实有积。
小儿一岁至三岁，呼吸须将八至看，
九至不安十至困，短长大小有邪干。
小儿脉紧是风痫，沉脉须至气化难，
腹痛紧弦牢实秘，沉而数者骨中寒。
小儿脉大多风热，沉重原因乳食结，
弦长多是胆肝风，紧数惊风四指掣。
浮洪胃口似火烧，浮紧腹中痛不竭，
虚濡有气更兼惊，脉乱多痢大便血。
前大后小童脉顺，前小后大必气咽，
四至洪来若烦满，沉细腹中痛切切。
滑主露湿冷所伤，弦长客忤分明说，
五至夜深浮大昼，六至夜细浮昼别，
息数中和八九至，此是仙人留妙诀。

（出自《按摩经》）

## （二十一）病症生死歌

手足皆符脾胃气，眼睛却与肾通神，
两耳均匀牵得匀，要知上下理分明。
孩儿立醒方无事，中指将来掌内寻，
悠悠青气人依旧，口关眼光命难当。
口眼㖞斜人易救，四肢无应不须忙，
天心一点掣膀胱，膀胱气馁痛难当。
丹田斯若绝肾气，闭涩其童命不长，
天河水边清水好，眼下休交黑白冲。
掌内如寒难救兆，四肢麻冷定人亡，
阴硬气冷决昏沉，紫上筋纹指上寻，
阴硬气粗或大小，眼黄指冷要调停。
肾经肝胆肾相连，寒暑交加作楚煎，
脐轮上下全凭火，眼翻手掣霎时安。
口中气出热难当，吓得旁人叹可伤，
筋过横纹人易救，若居坎离定人亡。
吐泻皆因筋上转，横门四板火来提，
天心穴上分高下，再把螺蛳骨上煨。

鼻连肺经不知多，惊死孩儿脸上过，
火盛伤经心上刺，牙黄口白命门疴。
口溢心拽并气喘，故知死兆采人绿，
鼻水口黑筋无脉，命在南柯大梦边。

（出自《按摩经》）

## （二十二）认筋法歌

囟门八字甚非常，筋透三关命必亡，
初关乍入或进退，次部相侵亦何妨。
赤筋只是因膈食，筋青端被水风伤，
筋连大指是阴证，筋若生花定不祥。
筋带悬针立吐泻，筋纹关外命难当，
四肢痰染腹膨胀，吐乳却因乳食伤。
鱼口鸦声并气急，犬吠人吓自惊张，
诸风惊症宜推早，如若推迟命必亡，
神仙留下真奇法，后字能通第一强。

（出自《按摩经》）

## （二十三）面上诸穴歌

心属火兮居额上，肝主左颊肺右向，
肾水在下颏所思，脾唇上下准头相。
肝青心赤肺病白，肾黑脾黄不须惑，
参之元气实与虚，补泻分明称神术。
额上青纹因受惊，忽然灰白命远巡，
何如早早求灵药，莫使根源渐渐深。
印堂青色受人惊，红白皆由水火侵，
若要安然无疾病，镇惊清热即安宁。
年寿微黄为正色，若平更陷夭难禁，
忽然痢疾黑危候，霍乱吐泻黄色泻。
鼻头无病要微黄，黄甚长忧入死乡，
黑色必当烦躁死，灵丹何必救其殃。
两眉青者斯为吉，霍乱才生黄有余，
烦躁夜啼红色见，紫由风热赤还殂。
两眼根源本属肝，黑瞳黄色是伤寒，
珠黄痰积红为热，黑白分明仔细看。
太阳青色始方惊，赤主伤寒红主淋，
要识小儿疾病笃，青筋直向耳中生。

风气二池黄吐逆，若还青色定为风，
惊啼烦躁红为脸，两手如莲客热攻。
两颊赤色心肝热，多哭多啼无休歇，
明医见此不须忧，一服清凉便怡悦。
两颧微红虚热生，红赤热甚痰积停，
色青脾受风邪证，青黑脾风药不灵。
两腮青色作虫医，黄色须知是滞颐，
金匮之纹青若见，遭惊多次不须疑。
承浆黄色食时惊，赤主惊风所感形，
吐逆食黄红则痢，要须仔细与推寻。

（出自《小儿推拿广意》）

## （二十四）卓溪家传秘诀

婴儿十指冷如冰，便是惊风体不安，
十指稍头热似火，定是夹食又伤寒。
以吾三指按儿额，感受风邪三指热，
三指按兮三指冷，内伤饮食风邪感。
一年之气二十四，开额天门亦此义。
自古阴阳数有九，额上分推义无异，
天庭逐掐至承浆，以掐代针行血气。
伤寒推法上三关，脏腑未推六腑间，
六腑推三关应一，三关推十腑应三。
推多应少为调变，血气之中始不偏。
啼哭声从肺里来，无声肺绝实哀哉，
若因痰蔽声难出，此在医家出妙裁。
病在膏肓不可攻，我知肺俞穴能通，
不愁痰浊无声息，艾灸通神胜化工。
百会由来在顶心，此中一穴管通身。
扑前仰后歪斜痫，艾灸三九抵万金，
腹痛难禁还泻血，亦将灸法此中寻。
张口摇头并反折，速将艾条鬼眼穴，
更把脐中壮一艾，却是神仙最妙诀。
井肩穴是大关津，掐此开通血气行，
各处推完将此掐，不愁气血不周身。
病在脾家食不进，重揉艮宫妙似圣，
再加大指面旋推，脾若初伤推即应。
头痛肚痛外劳宫，揉外劳宫即见功，

疼痛医家何处识，眉头蹙匕哭声雄。

心经热盛作痴迷，天河引水上洪池，
掌中水底捞明月，六腑生凉那怕痴。

婴儿脏腑有寒风，试问医人何处攻，
揉动外劳将指屈，此曰黄蜂入洞中。

揉掐五指爪节时，有风惊吓必须知，
若还人事难苏醒，精威二穴对拿之。

胆经有病口作苦，只将妙法推脾土，
口苦医人何处知，合口频频左右扭。

大肠侧推到虎口，止泻止痢断根源。

不从指面斜推入，任教骨碎与皮穿，
揉脐兼要揉龟尾，更用推揉到涌泉。

肾水小指与后溪，上为清之下补之，
小便闭赤清之妙，肾虚便少补为宜。

小儿初诞月中啼，气滞盘肠不用疑，
脐轮胸口宜灯火，木香用下不迟疑。

白睛青色有肝火，鼻破生疮肺热攻，
祛风却用祛风散，指头泻肺效相同。

鼻准微黄紫庶几，奇红带燥热居脾，
大指面将脾土泻，灶土煎汤却亦宜。

太阳发汗来如雨，身弱兼揉太阴止，
太阴发汗女儿家，太阳止汗单属女。

眼翻即掐小天心，望上须将下陷平，
若是双眸低看地，天心上掐即回睛。

口眼相邀扯右边，用风动极赶风章。

若还口眼频牵左，定是脾家动却痰，
肾水居唇之上下，风来焉不作波澜。

双眸原属肝家木，枝动因风理必然，
右扯将儿左耳坠，左去扯回右耳边。

三朝七日眼边黄，便是脐风肝受伤，
急将灯火十三点，此是医仙第一方。

效见推拿是病轻，重时莫道药无灵，
疗惊定要元宵火，非火何能定得惊。

若用推拿须下午，推拿切莫在侵晨，
任君能火还能药，烧热常多退五更。

叮咛寄语无他意，恐笑先生诀不真。

（出自《幼科铁镜》）

## （二十五）手法歌

心经有热作痰迷，天河水过作洪池。
肝经有病儿多闷，推动脾土病即除。
脾经有病食不进，推动脾土效必应。
肺经受风咳嗽多，即在肺经久按摩。
肾经有病小便涩，推动肾水即救得。
小肠有病气来攻，板门横门推可通。
用心记此精宁穴，看来危症快如风。
胆经有病口作苦，好将妙法推脾土。
大肠有病泄泻多，脾土大肠久搓摩。
膀胱有病作淋疴，肾水八卦运天河。
胃经有病呕逆多，脾土肺经推即和。
三焦有病寒热魔，天河过水莫蹉跎。
命门有病元气亏，脾土大肠八卦推。
仙师授我真口诀，愿把婴儿寿命培。
五脏六腑受病源，须凭手法推即痊。
俱有下数不可乱，肺经病掐肺经边，
心经病掐天河水，泻掐大肠脾土全，
呕掐肺经推三关，目昏须掐肾水添。
再有横纹数十次，天河兼之功必完。
头痛推取三关穴，再掐横纹天河连，
又将天心揉数次，其功效在片时间。
齿痛须揉肾水穴，颊车推之自然安。
鼻塞伤风天心穴，总筋脾土推七百。
耳聋多因肾水亏，掐取肾水天河穴。
阳池兼行九百功，后掐耳珠旁下侧。
咳嗽频频受风寒，先要汗出沾手边，
次掐肺经横纹内，乾位须要运周环。
心经有热运天河，六腑有热推本科。
饮食不进推脾土，小水短少掐肾多。
大肠作泻运多移，大肠脾土病即除。
次取天门入虎口，揉脐龟尾七百奇。
肚痛多因寒气攻，多推三关运横纹，
脐中可揉数十下，天门虎口法皆同。
一去火眼推三关，一百二十数相连，
六腑退之四百下，再推肾水四百完，

兼取天河五百遍，终补脾土一百全。
口传笔记推摩诀，付与人间用意参。

（出自《按摩经》）

## （二十六）要诀

三关出汗行经络，发汗行气此为先，
倒推大肠到虎口，止泻止痢断根源。
脾土屈补直为推，饮食不进此为魁，
疟痢疲羸并水泻，心胸痞痛也能祛。
掐肺一节与离经，推离往乾中间轻，
冒风咳嗽与吐逆，此经神效抵千金。
肾水一纹是后溪，推下为补上清之，
小便秘涩清之妙，肾虚便补为经奇。
六筋专治脾肺热，遍身湿热大便结，
人事昏沉总可推，去病浑如汤泼雪。
总经天河水除热，口中热气并拉舌，
心经积热火眼攻，推之方知真妙诀。
四横纹和上下气，吼气腹痛皆可止，
五经纹动脏腑气，八卦开胸化痰最。
阴阳能除寒与热，二便不通并水泻，
人事昏沉痢疾攻，救人要诀须当竭。
天门虎口揉肘肘，生血顺气皆妙手，
一掐五指爪节时，有风被吓宜须究。
小天心能生肾水，肾水虚少须用意，
板门专治气促攻，扇门发热汗宜通。
一窝风能除肚痛，阳池专一止头疼，
精宁穴能治气吼，小肠诸病快如风。

（出自《按摩经》）

## （二十七）急慢惊风歌

急惊推拿宜泻，痰火一时相攻，自上而下莫从容，攻去痰火有用；推拿慢惊须补，自下而上相从，一切补泻法相同，男女关腑异弄。急惊父母惶恐，慢惊医家担心，不语口闭眼翻睛，下手便掐威灵；大指两手齐掐，儿嫩隔绢为轻，一声叫醒得欢忻，不醒还须法应。口鼻业已无气，心窝尚觉微温，人中一烛四肢心，后烛承山有准；囟陷不跳必死，开而跳者还生，再掐中冲要知音，知痛声音动听。大溪眼可掐动，肾头掐亦苏醒，两乳穴下探生死，舍此何须又论。慢因吐泻已久，食积脾伤而成，先止吐泄补脾经，莫使慢惊成症；脾虚饮食不消，胃冷饮食难进，眼转气虚吐弱甚，慢脾惊候一定。面上已无气色，痰又满在咽喉，慢惊风症使人愁，补脾清痰速效；慢惊诸法无效，用艾米粒为形，百会三壮烛醒醒，久咳又烛乳根。

（出自《幼科推拿秘书》）

### （二十八）掌背穴治病歌

掌背三节驱风水，"靠山"剿疟"少商"同。

内外"间使"兼三穴，"一窝风"止头疼功。

头疼肚痛"外劳宫"，潮热孩啼不出声。

单掐"阳池"头痛止，"威灵"穴掐死还生。

一掐"精灵"穴便甦，口喎气喘疾皆除。

内外"间使"平吐泻，外揉"八卦"遍身舒。

（出自《小儿推拿方脉活婴秘旨全书》）

### （二十九）杂症推拿手法歌

肚痛三关推一十，补脾二十掐窝风，

运卦分阴并补肾，揉脐入虎口中心。

各加五十掐指节，月朏当揉二十工，

艾敷小肚须臾止，虎口推完忌乳风。

火眼三关把肺清，五经入土捞明月，

各加二十肘肘十，清河退腑阴阳穴，

五十横文十戏珠，两次天河五指节。

气肿天门是本宗，横文水肿次详阅，

虚肿肚膨用补脾，此是神仙真妙诀。

黄肿三关并走磨，补肾皆将二十加，

补土横文皆五十，精灵一掐服山楂，

推时须用葱姜水，殷勤脐上麝香搽。

走马疳从关上推，赤凤阴阳一十归，

清河运卦兼捞月，各加五十麝香推，

烧过焙子同炉底，等分黄连作一堆。

头痛一十向三关，清土分阴并运卦，

横文及肾天河水，太阳各按五十下，

阳池一掐用葱姜，取汗艾叶敷顶上。

痰疟来时多战盛，不知人事极昏沉，

阴阳清肾并脾土，五十麝香水可寻，

走磨横文各二十，桃叶将来敷脚心。

食疟原因人瘦弱，不思饮食后门开，

一十三关兼走磨，补土横文五十回，

肕肘一十威灵掐，上马天门数次归。
邪疟无时早晚间，不调饮食致脾寒，
上马三关归一十，补脾补肾掐横文。
五十推之加肕肘，威灵三次劝君看，
阴阳二关须详审，走气天门数次攒。
白痢推关兼补脾，各加五十掌揉脐，
阴阳虎口仍揉肘，二十清肠取汗微，
葱姜少用揉龟尾，肚痛军姜贴肚皮。
赤痢三关推一十，分阴退腑及天河，
横文五十皆相等，揉掌清肠龟尾摩，
半百各加姜水抹，黄连甘草起沉疴。
痢兼赤白抹三关，阴阳八卦四横纹，
龟尾大肠揉掌心，揉脐五十各相安，
葱姜推罢忌生冷，起死回生力不难。
痞痢推关补脾土，五节横纹二十连，
退腑一百盐揉否，螺蛳艾叶及车前，
细研敷向丹田上，白及将同牛肉煎。
热泻退肠退六腑，八卦横纹及掌心，
揉脐五十同清肾，姜水推之立便轻。
伤寒潮热抹三关，六腑阴阳八卦看，
清肾天河加五十，数次天门入虎钻，
五指节当施五次，葱姜推罢立时安。
泄泻天河捞明月，数番六腑五指节，
螺蛳苤苢贴丹田，大泻大肠真妙诀，
小便不通用蜜葱，作饼敷囊淋自泄，
若将捣烂贴丹田，此法能通大便结。

（出自《小儿推拿方脉活婴秘旨全书》）

## （三十）推拿头面各穴歌

百会由来在顶巅，一身有此穴该全，
掐时记取三十六，寒热风寒一律捐。
轻轻两手托儿头，向里摇来廿四休，
顺气通关风热退，急惊用此不难瘳。
太阳发汗意淋淋，欲止须揉在太阳，
唯有女儿偏反是，太阴发汗太阴停。
穴自天庭与印堂，循循逐掐至承浆，
周身血脉皆流动，百病能疗法最良。

风门不是为疗风，穴在耳前缺陷中，
跪按全凭大指骨，黄蜂入洞气旋通。
耳背骨兮原属肾，推来水足自神清，
任凭抽搐惊风急，顷刻痰消厥逆平。
口眼㖞斜左右边，都缘木动趁风牵，
若还口眼专偏左，一样扯将耳坠旋。
牙关穴在两牙腮，耳下方逢莫漫猜，
指用大中相对按，牙关紧闭即使开。

（出自《推拿捷径》）

## （三十一）推拿指掌肢体各穴歌

推到五经五指尖，开通脏腑便安然，
运时左右分明记，补泻凭君妙转旋。
五指尖头即十王，穴从指甲侧边量，
小儿身热如何退，逐掐尤逾服药凉。
掐指尖头救急惊，老龙穴是在无名，
女原尚右男须左，掐要无声切莫鸣。
端正当寻中指端，须从两侧细盘桓，
掐从左侧能停泻，左侧当如定吐丸。
四肢中间四横纹，认明二节莫淆纷，
气和上下清烦热，一掐尤能止腹疼。
小儿水泻有何虞，肚痛澎澎是土虚，
重掐大肠经一节，侧推虎口用工夫。
肝经有病目难开，宜把婴儿大指推，
大指端为脾土穴，宜清宜补费心裁。
脾经有病若忘餐，脾土推来病即安，
神识昏迷人瘦弱，屈儿大指再推看。
肺经欲绝哭无声，因感风寒哭声成，
鼻塞不通痰上壅，无名指上细推寻。
肾经有病溺全无，小指推来自不虞，
脏腑一清除积热，畅行小便在须臾。
大便如何久不通，只因六腑热重重，
须将肾水揉根节，小横纹间用手功。
胃经有病食难消，吐乳吞酸不易疗，
脾土大肠推得速，小儿胸腹自通调。
胆经有病口多苦，左右频频扭便知，
此腑与肝相表里，宜推脾土莫迟迟。

小肠有病溺多红，心火炎炎热下攻，
若把板门推过后，横纹推去气疏通。
板门专治气相攻，喘促能平快若风，
大指认明鱼际上，揉时胀痛总消融。
大肠有病久调和，饮食难消泄泻多，
记取大中拈食指，用心运动与推摩。
分别三关风气命，风寅气卯命为辰，
任凭食指分三节，推去能疗内外因。
掌心即是内劳宫，发汗揉之即见功，
唯虑过揉心火盛，除需发汗莫轻从。
凉水如珠滴内劳，手扬七下火全消，
此名水底捞明月，大热能平与大潮。
八卦原来分内外，掌心掌背须辨清，
三回九转除胸满，起自乾宫至兑停。
命门有病本元亏，调理阴阳八卦推，
九转功成水火济，推临乾位病无危。
握拳四指后纹缝，此穴名之曰后溪，
小便不通清泻妙，肾经虚弱补为宜。
掌根穴是小天心，一掐偏能活众经，
百病何愁无法治，管教顷刻即更生。
眼翻宜掐小天心，望上须知下掐平，
若是双眸低看地，天心上掐即回睛。
掌后留心辨总经，掐之身热立时清，
若能掐过天河水，火熄风清抽搐平。
认得总经在掌根，横纹之后穴斯存，
合将手背时时按，暴卒惊风亡返魂。
阴阳分作两地看，人事昏沉二便难，
任尔腹疼红白痢，分来有法即平安。
骨交原因两骨交，穴探掌后记须牢，
大中两指相交接，急慢惊风总易疗。
三焦有病多寒热，一气流行竟不行，
悟到水多能制火，天河六腑共经营。
心经有热半癫痴，水取天河切莫迟，
补法必须疗上膈，三关离火共推之。
六腑推来性主凉，婴儿发热势猖狂，
曲池推至总经止，利便清心法最良。
二扇门兮两穴同，务居中指两边空，

掐来复以揉相继，左右歪斜即定风。

二人上马从何觅，小指无名骨界间，
性气沉和能补肾，神清气爽保元还。

小儿脏腑有寒风，治法如何速见功，
揉外劳宫将指屈，黄蜂入洞妙无穷。

眉头频蹙哭声洪，知是头疼腹痛凶，
疼痛医家何法止，轻揉百遍外劳宫。

甘载原从掌后揉，相离合谷才零三，
掐时立救危亡疾，鬼祟能除若指南。

穴寻掌背有精宁，一掐能教喘逆平，
任尔多痰和痞积，再加揉法病除清。

一厥而亡是急惊，苏醒有法掐威灵，
化痰开窍犹余事，先辨无声与有声。

穴名唤着一窝风，掌背于根尽处逢，
先掐后揉相继续，即能开窍复祛风。

穴曰阳池臂上逢，寻来却后一窝风，
眼翻白色头疼痛，掐散风寒二便通。

间使穴原分内外，阳池以后外居之，
掐来专主温和性，吐泻转筋治莫迟。

伤寒推法上三关，脏热专推六腑间，
六腑推三关应一，三关推十腑推三。

男左三关推发汗，退回六腑便为寒，
女推六腑前为冷，后推三关作热看。

肘肘先将运法施，纯凭左手右相持，
频摇儿指能消痞，摆尾苍龙意在斯。

小儿肩井大关津，按此能教气血行，
各处推完将此按，任他呕吐立时停。

胁分左右掌心摩，往复胸旁若织梭，
须记数符八十一，何愁食滞与痰多。

奶旁即是乳头旁，呕逆痰多气上呛，
大指按来分左右，宜轻宜重别温凉。

神厥分明是肚脐，掌心轻按软如泥，
专疗便结腹疼痛，左右推揉各法齐。

小儿脐下有丹田，气壮声洪百病捐，
若是澎澎觥腹大，搓摩百次到胸前。

穴称肚角在脐旁，痛泻都缘乳食伤，
善把掌心轻重按，止疼止泻是良方。

膝上寻来有百虫，按摩此穴治惊风，

小儿抽搐如何止，指屈推时屈若弓。

膝后从何觅委中，弯时纹现穴相逢，

向前跌仆神经乱，一掐居然血气通。

穴名龟尾即臀尖，揉法全凭在转旋，

不仅善疗红白痢，纵然泄泻亦安然。

三阴交在内踝尖，血脉能通按在先，

须记急惊从上起，慢惊由下上推前。

涌泉穴在足之心，妙手轻揉力年禁，

吐泻立时能制止，左旋右转孰知音。

足根有穴是昆仑，临灸全凭穴认真，

急慢惊风须一截，半身不遂总回春。

（出自《推拿捷径》）

## 二、7 岁以下儿童体重、身高、头围、胸围正常值

附表 -1　　　　中国城区 7 岁以下正常儿童体格发育均值（1995 年）

| 年　龄 | 体　重（kg） | | 身　高（cm） | | 头　围（cm） | | 胸　围（cm） | |
|---|---|---|---|---|---|---|---|---|
| | 男 | 女 | 男 | 女 | 男 | 女 | 男 | 女 |
| 初生 | 3.30 | 3.20 | 50.4 | 49.8 | 34.3 | 33.9 | 32.7 | 32.6 |
| 1 个月 ~ | 5.10 | 4.81 | 56.9 | 56.1 | 38.1 | 37.4 | 37.6 | 36.9 |
| 2 个月 ~ | 6.16 | 5.74 | 60.4 | 59.2 | 39.7 | 38.9 | 39.8 | 38.9 |
| 3 个月 ~ | 6.98 | 6.42 | 63.0 | 61.6 | 41.0 | 40.1 | 41.4 | 40.2 |
| 4 个月 ~ | 7.56 | 7.01 | 65.1 | 63.8 | 42.1 | 41.2 | 42.3 | 41.3 |
| 5 个月 ~ | 8.02 | 7.53 | 67.0 | 65.5 | 43.0 | 42.1 | 43.0 | 42.1 |
| 6 个月 ~ | 8.62 | 8.00 | 69.2 | 67.6 | 44.1 | 43.0 | 44.0 | 42.9 |
| 8 个月 ~ | 9.19 | 8.65 | 72.0 | 70.6 | 45.1 | 44.1 | 44.8 | 43.9 |
| 10 个月 ~ | 9.65 | 9.09 | 74.6 | 73.3 | 45.8 | 44.8 | 45.5 | 44.5 |
| 12 个月 ~ | 10.16 | 9.52 | 77.3 | 75.9 | 46.5 | 45.4 | 46.3 | 45.2 |
| 15 个月 ~ | 10.70 | 10.09 | 80.3 | 78.9 | 47.1 | 46.0 | 47.2 | 46.1 |
| 18 个月 ~ | 11.25 | 10.65 | 82.7 | 81.6 | 47.6 | 46.5 | 48.0 | 46.8 |
| 21 个月 ~ | 11.83 | 11.25 | 85.6 | 84.5 | 48.1 | 46.9 | 48.6 | 47.4 |
| 2.0 岁 ~ | 12.57 | 12.04 | 89.1 | 88.1 | 48.4 | 47.4 | 49.4 | 48.2 |
| 2.5 岁 ~ | 13.65 | 12.97 | 93.3 | 92.0 | 49.0 | 48.0 | 50.3 | 49.2 |
| 3.0 岁 ~ | 14.42 | 14.01 | 96.8 | 95.9 | 49.4 | 48.4 | 50.9 | 49.9 |
| 3.5 岁 ~ | 15.37 | 14.94 | 100.2 | 99.2 | 49.8 | 48.8 | 51.7 | 50.7 |

续表

| 年 龄 | 体 重（kg） | | 身 高（cm） | | 头 围（cm） | | 胸 围（cm） | |
|---|---|---|---|---|---|---|---|---|
| | 男 | 女 | 男 | 女 | 男 | 女 | 男 | 女 |
| 4.0 岁 ~ | 16.23 | 15.81 | 103.7 | 102.8 | 50.1 | 49.1 | 52.4 | 51.3 |
| 4.5 岁 ~ | 17.24 | 16.80 | 107.1 | 106.2 | 50.4 | 49.4 | 53.3 | 52.1 |
| 5.0 岁 ~ | 18.34 | 17.84 | 110.5 | 109.8 | 50.7 | 49.7 | 54.2 | 52.9 |
| 5.5 岁 ~ | 19.38 | 18.80 | 113.7 | 112.9 | 50.9 | 50.0 | 55.0 | 53.6 |
| 6.0 岁 ~ | 20.97 | 20.36 | 117.9 | 117.1 | 51.3 | 50.3 | 56.3 | 54.9 |
| 7.0 岁 ~ | 23.35 | 22.32 | 123.9 | 122.7 | — | — | 58.6 | 56.7 |

附表－2　　　　　中国乡村7岁以下正常儿童体格发育均值（1995 年）

| 年 龄 | 体 重（kg） | | 身 高（cm） | | 头 围（cm） | | 胸 围（cm） | |
|---|---|---|---|---|---|---|---|---|
| | 男 | 女 | 男 | 女 | 男 | 女 | 男 | 女 |
| 初生 | 3.27 | 3.18 | 50.3 | 49.7 | 34.2 | 33.9 | 32.7 | 32.5 |
| 1 个月 ~ | 5.08 | 4.78 | 56.5 | 55.7 | 38.0 | 37.3 | 37.5 | 36.7 |
| 2 个月 ~ | 6.20 | 5.73 | 60.0 | 59.0 | 39.7 | 39.0 | 39.6 | 38.7 |
| 3 个月 ~ | 6.93 | 6.40 | 62.5 | 61.3 | 40.9 | 40.0 | 41.1 | 40.0 |
| 4 个月 ~ | 7.45 | 6.97 | 64.4 | 63.0 | 41.9 | 41.0 | 41.9 | 40.9 |
| 5 个月 ~ | 7.91 | 7.37 | 66.2 | 64.8 | 42.9 | 41.9 | 42.8 | 41.6 |
| 6 个月 ~ | 8.34 | 7.81 | 68.3 | 66.8 | 43.9 | 42.8 | 43.5 | 42.5 |
| 8 个月 ~ | 8.89 | 8.37 | 71.0 | 69.4 | 44.7 | 43.7 | 44.3 | 43.4 |
| 10 个月 ~ | 9.29 | 8.72 | 73.4 | 72.1 | 45.5 | 44.4 | 44.9 | 44.0 |
| 12 个月 ~ | 9.72 | 9.23 | 76.1 | 75.0 | 46.0 | 45.0 | 45.6 | 44.7 |
| 15 个月 ~ | 10.17 | 9.60 | 78.7 | 77.3 | 46.5 | 45.5 | 46.5 | 45.4 |
| 18 个月 ~ | 10.72 | 10.14 | 81.3 | 79.9 | 47.1 | 46.1 | 47.3 | 46.3 |
| 21 个月 ~ | 11.27 | 10.70 | 83.8 | 82.6 | 47.5 | 46.5 | 48.0 | 47.1 |
| 2.0 岁 ~ | 12.00 | 11.49 | 87.0 | 85.9 | 48.0 | 47.0 | 48.9 | 47.9 |
| 2.5 岁 ~ | 12.98 | 12.49 | 90.9 | 89.7 | 48.5 | 47.5 | 49.8 | 48.9 |
| 3.0 岁 ~ | 13.85 | 13.39 | 94.3 | 93.5 | 48.9 | 48.0 | 50.5 | 49.5 |
| 3.5 岁 ~ | 14.67 | 14.18 | 97.6 | 96.6 | 49.2 | 48.3 | 51.3 | 50.1 |

续表

| 年 龄 | 体 重（kg） | | 身 高（cm） | | 头 围（cm） | | 胸 围（cm） | |
|---|---|---|---|---|---|---|---|---|
| | 男 | 女 | 男 | 女 | 男 | 女 | 男 | 女 |
| 4.0 岁 ~ | 15.51 | 14.94 | 101.0 | 99.9 | 49.5 | 48.5 | 51.9 | 50.6 |
| 4.5 岁 ~ | 16.29 | 15.84 | 104.2 | 103.2 | 49.8 | 48.8 | 52.7 | 51.5 |
| 5.0 岁 ~ | 17.17 | 16.70 | 107.5 | 106.5 | 50.0 | 49.1 | 53.4 | 52.1 |
| 5.5 岁 ~ | 17.99 | 17.53 | 110.4 | 109.5 | 50.3 | 49.4 | 54.1 | 52.8 |
| 6.0 岁 ~ | 19.33 | 18.74 | 114.3 | 113.5 | 50.5 | 49.6 | 55.3 | 53.8 |
| 7.0 岁 ~ | 21.51 | 20.78 | 120.7 | 119.8 | — | — | 57.4 | 55.7 |

## 三、计划免疫程序

附表 - 3 　　　　　　　　　　　计划免疫实施程序表

| 预防疾病 | 免疫原 | 接种方法及每次剂量 | 初种和复种时间 | 反应及处理 | 注意事项 |
|---|---|---|---|---|---|
| 结核病 | 卡 介 苗（减毒活结核菌混悬液） | 皮内注射0.1ml | 生后 2 ~ 3 天到 2 个月内 | 接种后 4 ~ 6 周局部有小溃疡，保护创口不受感染。腋下或锁骨上淋巴结肿大或化脓时的处理：肿大用热敷；化脓用干针筒抽出脓液；溃破涂 5% 异烟肼软膏或 20% PAS 软膏 | |
| 脊髓灰质炎 | 脊髓灰质炎减毒丸活疫苗 | 口服1 丸三型混合糖丸疫苗 | 2 个月以上小儿：第一次 2 个月，第二次 3 个月，第三次 4 个月，4 岁复种 | 一般无特殊反应，有时可有低热或轻泻 | 冷开水送服或含服，服后 1 小时内禁用热开水 |
| 麻疹 | 麻疹减毒活疫苗 | 皮下注射0.2ml | 8 个月以上易感儿7 岁复种 | 部分小儿接种后 9 ~ 12 天，有发热及卡他症状，一般持续 2 ~ 3 天，也有个别小儿出现散在皮疹或麻疹黏膜斑 | 接种前 1 个月及接种后 2 周避免用胎盘球蛋白、丙种球蛋白制剂 |

续表

| 预防疾病 | 免疫原 | 接种方法及每次剂量 | 初种和复种时间 | 反应及处理 | 注意事项 |
|---|---|---|---|---|---|
| 百日咳、白喉、破伤风 | 百日咳菌液、白喉类毒素、破伤风类毒素的混合制剂 | 皮下注射 0.2~0.5ml | 3个月以上小儿第一次3个月，第二次4个月，第三次5个月，1.5~2岁、7岁用白破二联类毒素复种 | 一般无反应，有时可有轻度发热。个别局部轻度红肿、疼痛，发痒处理：多饮开水，很快消退。有硬块时可逐渐吸收 | 掌握间隔期，避免无效注射 |
| 乙型肝炎 | 乙肝疫苗 | 肌内注射 5μg | 第一次出生时，第二次1个月，第三次6个月 | 一般无反应，个别局部红肿、疼痛 | |

附表－4 　　　　　　　　　　　小儿血液一般检测正常参考值

| 项　目 | 正常值 | |
|---|---|---|
| | 法定单位 | 旧制单位 |
| 红细胞（RBC） | | |
| 　新生儿 | $(5.2~6.4) \times 10^{12}/L$ | $(5.2~6.4) \times 10^6/mm^3$ |
| 　婴儿 | $(4.0~4.3) \times 10^{12}/L$ | $(4.0~4.3) \times 10^6/mm^3$ |
| 　儿童 | $(4.0~4.5) \times 10^{12}/L$ | $(4.0~4.5) \times 10^6/mm^3$ |
| 血红蛋白（Hb） | | |
| 　新生儿 | 180~190g/L | 18~19g/dl |
| 　婴儿 | 110~120g/L | 11~12g/dl |
| 　儿童 | 120~140g/L | 12~14g/dl |
| 红细胞压积 | 0.37~0.50 | 37%~50% |
| 红细胞平均体积（MCV） | 80~94fl | $80~94\mu m^3$ |
| 红细胞平均血红蛋白浓度（MCHC） | 0.32~0.36 | 32%~36% |
| 白细胞（WBC） | | |
| 　新生儿 | $20 \times 10^9/L$ | $20000/mm^3$ |
| 　婴儿 | $(11~12) \times 10^9/L$ | $11000~12000/mm^3$ |
| 　儿童 | $(8~10) \times 10^9/L$ | $8000~10000/mm^3$ |
| 白细胞分类 | | |
| 中性粒细胞比例（P） | 0.50~0.70（新生儿至婴儿期0.31~0.40） | 50%~70%（31%~40%） |
| 淋巴细胞比例（L） | 0.20~0.40（新生儿至婴儿期0.40~0.60） | 20%~40%（40%~60%） |

续表

| 项　目 | 正常值 | |
| --- | --- | --- |
| | 法定单位 | 旧制单位 |
| 单核细胞比例（M） | 0.01~0.08<br>（生后2~7天0.12） | 1%~8%<br>（12%） |
| 嗜酸粒细胞比例（EO） | 0.005~0.05 | 0.5%~5% |
| 嗜碱粒细胞比例（Bas） | 0.0~0.0075 | 0~0.75% |
| 嗜酸粒细胞数目 | (50~300)×$10^6$/L | 50~300/$mm^3$ |
| 网织红细胞比例 | | |
| 　新生儿 | 0.03~0.06 | 3%~6% |
| 　儿　童 | 0.005~0.015 | 0.5%~1.5% |
| 血小板（Plt） | (100~300)×$10^9$/L | (100~300)×$10^3$/$mm^3$ |

## 四、儿科常用临床检验正常值

附表-5　　　　　　　　　小儿尿液一般检测正常参考值

| 项目 | 正常值 | 项目 | 正常值 |
| --- | --- | --- | --- |
| 蛋白 | 阴性（定量<40mg/24h） | 酮体 | 阴性 |
| 糖 | 阴性 | 亚硝酸盐 | 阴性 |
| 比重 | 1.015~1.025 | 尿沉渣检查 | |
| 酸度（pH） | 5~7 | 白细胞 | <5个/高倍视野 |
| 潜血 | 阴性 | 红细胞 | <3个/高倍视野 |
| 尿胆原 | 1:20以上稀释阴性 | 管型 | 无或偶见 |
| 尿胆素 | 阴性 | | |

附表-6　　　　　　　　　脑脊液正常参考值

| 项　目 | 正常值 | |
| --- | --- | --- |
| | 法定单位 | 旧制单位 |
| 总量 | | |
| 　新生儿 | 5ml | |
| 　儿童 | 100~150ml | |

续表

| 项 目 | 正常值 | |
| --- | --- | --- |
| | 法定单位 | 旧制单位 |
| 压力 | | |
| 　新生儿 | $0.29 \sim 0.78$ kPa | $30 \sim 80$ mmH$_2$O |
| 　儿童 | $0.69 \sim 1.96$ kPa | $70 \sim 200$ mmH$_2$O |
| 细胞数 | | |
| 　新生儿 | $(0 \sim 34) \times 10^6$/L | $0 \sim 34$/mm$^3$ |
| 　婴儿 | $(0 \sim 20) \times 10^6$/L | $0 \sim 20$/mm$^3$ |
| 　儿童 | $(0 \sim 10) \times 10^6$/L | $0 \sim 10$/mm$^3$ |
| 蛋白总量 | | |
| 　新生儿 | $0.2 \sim 1.2$ g/L | $20 \sim 120$ mg/dl |
| 　儿童 | $0.2 \sim 0.4$ g/L | $20 \sim 40$ mg/dl |
| 糖 | | |
| 　婴儿 | $3.9 \sim 5.0$ mmol/L | $70 \sim 90$ mg/dl |
| 　儿童 | $2.8 \sim 4.5$ mmol/L | $50 \sim 80$ mg/dl |
| 氯化物 | | |
| 　婴儿 | $110 \sim 122$ mmol/L | $650 \sim 720$ mg/dl |
| 　儿童 | $117 \sim 127$ mmol/L | $690 \sim 750$ mg/dl |
| 比重 | $1.005 \sim 1.009$ | |